The Power of When

Discover Your Chronotype

— and the Best Time to Eat Lunch, Ask for a Raise, Have Sex, Write a Novel, Take Your Meds, and More

マイケル・ブレウス
Michael Breus, PhD
長谷川 圭 訳

最良の効果を得る

タイミング

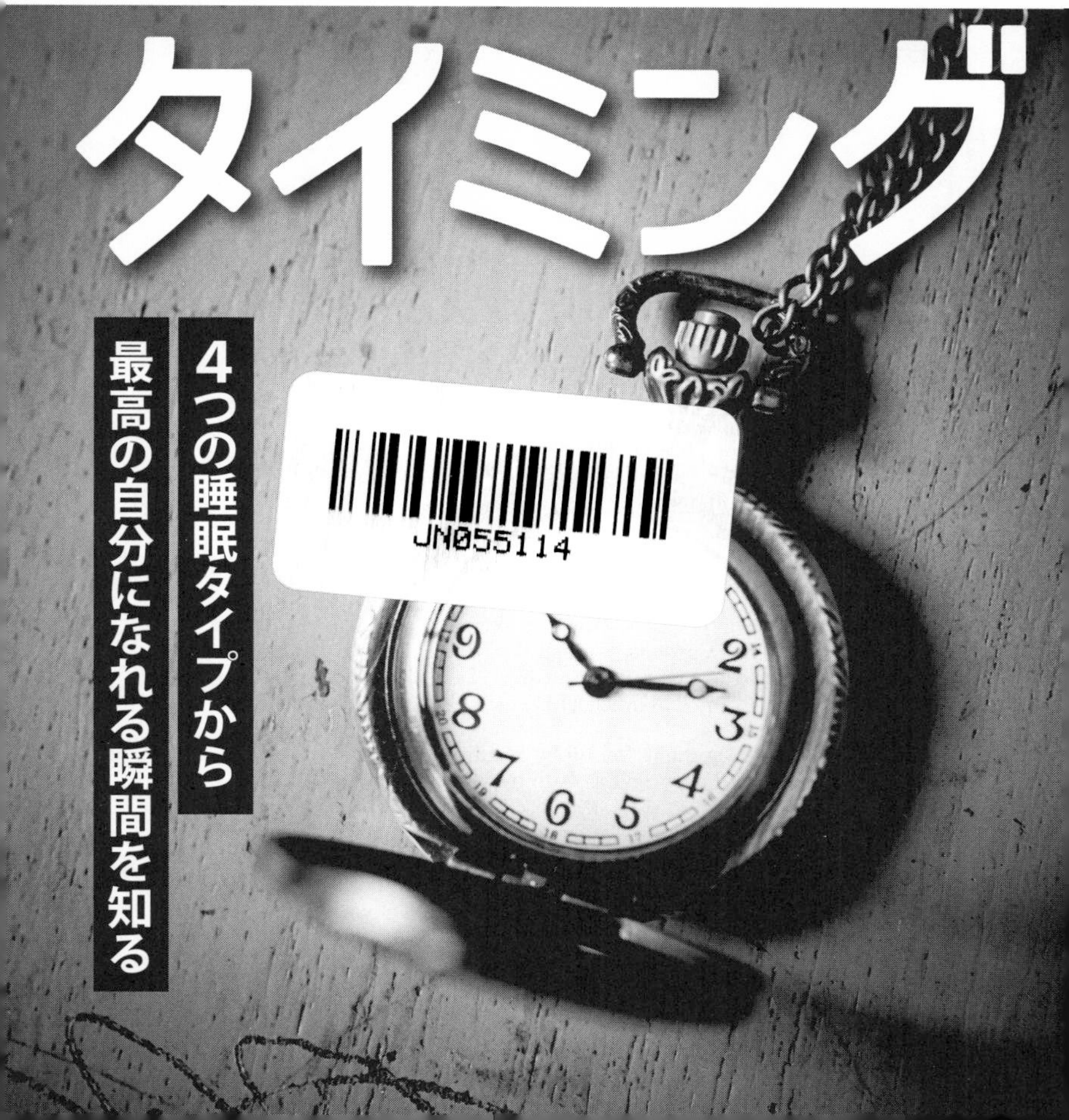

4つの睡眠タイプから
最高の自分になれる瞬間を知る

「この本をすばらしい我が子と妻に捧げる」って書いてね、と娘が言った。まさにそのとおりにしようと思う。
　本書を私の家族――ローレン、クーパー、カーソン、そして４本足の子供たち、モンティ、スパーキー、シュガー・ベアに捧げる。また、この20年にわたり、私のもとを訪れたすべての患者さんたちにも感謝したい。あなた方から多くを学ばせてもらった。

The Power of When:
Discover Your Chronotype—and the Best Time to Eat Lunch,
Ask for a Raise, Have Sex, Write a Novel, Take Your Meds, and More
by Michael Breus, PhD

Japanese translation rights arranged with
MINDWORKS, INC. F/S/O MICHAEL BREUS
c/o Glass Literary Management, New York
through Tuttle-Mori Agency, Inc., Tokyo

目次

第2部　活動別に見る最適なタイミング……153

*原書中、日本の慣習、実情等にそぐわない内容は、著者の承諾を得たうえで一部割愛した。

序文

メーメット・C・オズ医学博士

ブレウス博士は、私がテレビ番組の司会を始めて以来の友人であり、仕事仲間だ。学習意欲が旺盛で、啓蒙活動にも熱心な彼は、睡眠および睡眠障害の研究の第一人者であり、私の数々の活動の中核をなす専門家である。

ブレウス博士と話したとき、私は二四時間周期のリズム、いわゆる概日リズムがもつ癒やしの力に興味を覚えた。私たちは睡眠医学の将来について話し合い、アメリカにおいて最も過小評価されている健康問題は睡眠不足だ、という点で意見が一致した。私は、睡眠問題における次の大きなトピックは何か、と問いかけた。

博士は一般に体内時計と呼ばれる概日システムが、がん細胞の増殖から免疫系の働きまで、身体機能のすべてに影響すると説明した。話を聞くうちに、このテーマに関する研究は進んでいるのに、その成果が一般の人にじゅうぶんに伝えられていないことが明らかになった。研究成果について人々にもっとよく知ってもらい、健康に役立ててもらいたい。そう考えた私は、ブレウス博士に本書を執筆するよう勧めたのである。

本書で非常にわかりやすく説明される概日リズムとその乱れについて多くを知れば知るほど、あなたの人生はよりよいものになっていくだろう。例えば、内臓にはもとから二四時間リズムのペースメーカーが備わっている。内臓の体内時計にずれが生じれば、ホルモンの分泌が乱れて炎症が悪化したり代謝効率が悪くなったりするだけでなく、さらには薬の効き目すら弱まることもあるのだ。

本書32ページからの質問に答えることで、読者は自分が四つのクロノリズムのどのタイプに当てはまるか知ることができる。ライオン、クマ、オオカミ、イルカのどのタイプに属するかを知れば、自分にとって日常的な活動を〝いつ〟行うのが最適かわかるようになる。

私は規則的な排便が非常に重要だと考え、そのことを番組のなかでも強調してきた。だから、排便に適した〝時間〟を説明した節が、本書のなかでもお気に入りだ。いつトイレに行くのがいいか教えてくれるのだから、これほど容易なことはない！　いつ薬を服用するのがいいかを説明した節にも強い関心を覚えた。薬を効果的に服用する時間を知るだけで、あなたの人生は一夜にして改善する可能性があるのだ。では、体を動かすことについては？　ブレウス博士は一章を割いて、運動から最大限の健康と喜びを得るための〝タイミング〟を教えてくれている。

今後、概日科学は医療を進歩させるだろう。採血などの時間を記録し、さらに時間を基準に結果を比較することで、検査はより正確になるに違いない。臨床医はより精密な結果を得ることができる。例えば、甲状腺機能を調べるために採血するとき、朝と夜で結果に違いがあるのだろうか？　どうやら答えは「イエス」のようだ。体内時計について知るだけで、私たちは自分自身の能力を最大限に発揮し、さらに、恋愛、イベントの計画、子供たちとの会話などという重要な人間関係から最善を引き出せる〝タイミング〟を知ることができる。それらの領域で改善が現れれば、健康面でも、人生そのものも、予想もしなかったほど向上するだろう。

もちろん、仕事を忘れるわけにはいかない。何しろ、仕事が私たちの時間のかなりの部分を占めるのだから。自分や周囲の人が〝いつ〟最高の能力を発揮できるかを知れば、優れたアイデアを提案し、最高にクリエイティブに働き、苦もなく指示を受け入れることができるようになる。さまざまな側面において最高の自分になれる瞬間を、本書が教えてくれる。

私も本書の質問に答え、自分がライオン型であることを知った。ライオンの特徴に、私はおおむね一致していると思う。そして、多くの点で、私は知らず知らずのうちにライオンに最適なスケジュールにのっとって活動していることに気づいた。それでも睡眠をより効率的にとるために、昼寝の時間を変えてみることにした。そして、この小さな変化が私の健康に大きな影響を与えたことに驚いたのである。だから、本書のために序文を書くのは、私にとって大きな喜びだ。この本はあなたや家族、仕事、そして健康の大きな助けとなるだろう。

まえがき

タイミングがすべて

あなたは幸せになりたいだろうか？　回り道せずに成功する方法が知りたい？　答えはもちろん「イエス」だろう。守れない約束をするな、と思うかもしれないが、その方法は実在する。

きっとあなたも、成功するために「何」を「どのように」すればいいかという助言やヒントを何度も目にしてきただろう。

ダイエットする方法。
プレゼンテーションのやり方。
子供の育て方。
何を食べればいいか。
トレーニングの方法。

パートナーを性的に喜ばせる方法。

どうやって夢を見るか。

「何」と「どう」を問うのはすばらしいことだし不可欠でもある。しかし、迅速で、劇的で、しかも長続きする改善を生活全般にもたらすために、もう一つ決して見落としてはならない問いがある。

「いつ」という問いだ。

「いつ」こそが人生を劇的に変える〝鍵〟である。

「いつ」を知れば、「何」と「どう」から最大限を引き出すことができるようになるのだ。〝何〟を〝どう〟するかをまったく変えないまま、〝いつ〟をほんの少し調整するだけで、より健康に、より幸せに、より生産的になれる……今すぐに。

一日のスケジュール――最初のコーヒーを飲む時間、メールに返信するタイミング、昼寝の時間など――を少し調整して一日のリズムを体のリズムに合わせるだけで、何もかもがとても簡単に、そして自然に感じられるようになる。

では、ここで言う「体のリズム」とは何のことだろうか?

あなたは逆の主張を聞いたことがあるかもしれないが、何をするにも完璧な時間は実際に存在する。そして**最適なタイミング**とは自分で選ぶものでも、考え出すものでもない。体のなか

図表1　概日リズム——いわゆる体内時計

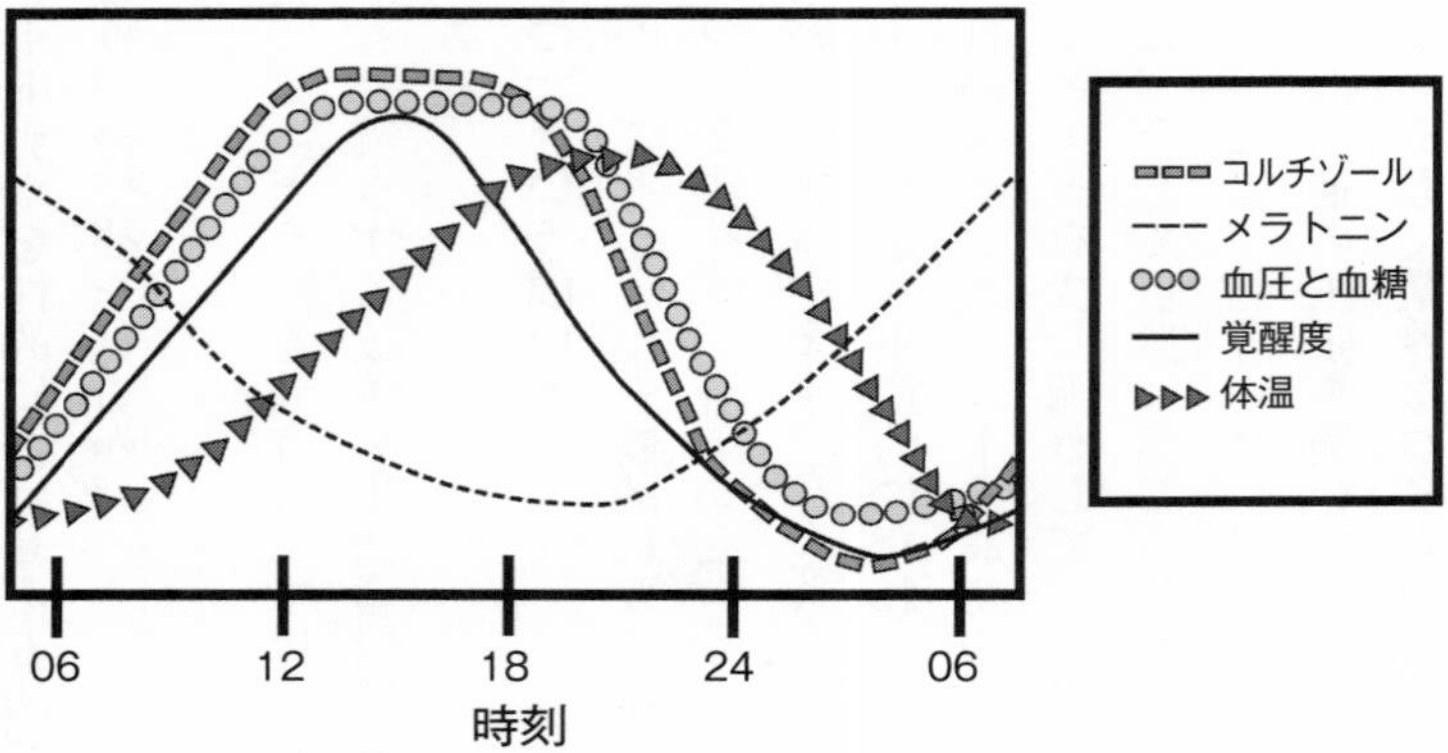

これは概日リズムのほんの一例に過ぎないが、“まさに今”あなたのなかで起こっていること！

にすでに存在するものだ。朝の目覚めから夜眠りに落ちる時間まで、分刻みでＤＮＡに書き込まれているのである。体内時計は生後三カ月からずっと完璧な時を刻んでいる。

　この精密なタイムキーパーは概日ペースメーカーあるいは**生物時計**と呼ばれることもある。具体的には、脳の下垂体のすぐ上の視床下部にある視交叉上核（ＳＣＮ）という神経群を指している。

　朝、目に入った日光が視神経を通ってＳＣＮを刺激すると、その日の概日リズムが始まる。ＳＣＮが親時計《マスタークロック》となり、体内に存在するたくさんのほかの時計を制御する。一日の時間の経過とともに、数多くの体内時計が深部体温、血圧、認知能力、ホルモンの流れ、覚醒度、エネルギー、消化、空腹、代謝、創造性、社会性、身体能力、さらには治癒能力、記憶、睡眠などといった機能を支配し、変動させている。そのことに気づいているかどうかに関わりなく、あなたができること、またはやりたいと思うことのすべてが、生理的なリズムにコントロールされているのである。

体内時計を壊したエジソンの発明

五万年ものあいだ、私たち人類の祖先は体内時計のリズムに合わせて生活してきた。最適なバイオ時間（生物学的時間）に食事をとり、狩りをし、木の実を集め、仲間と過ごし、起き、休み、子を産み、病やけがを癒やした。古代や中世の生活がすばらしかったと言いたいのではない。しかし、生物としての人類は日の出とともに起床し、日中の大半を戸外で過ごし、夜の闇が訪れれば眠ることで繁栄してきたのだ。一方で人類は文明を築き、驚異の進歩を遂げたが、皮肉なことに、精密に進化してきた体内時計にとても効果的に敵対するようにもなった。

バイオ時間にとって最も破壊的な出来事は、一八七九年一二月三一日に起こった。ニュージャージー州メンロパークの研究室で、トーマス・エジソンが長持ちする白熱電球を発明したのである。彼がそのときに言った「金持ちしかろうそくを燃やさなくなるほど、電気を安くしよう」という言葉はあまりにも有名だ。それから一〇年のあいだに、あらゆる観点から、夜は〝オプション〟になった。日の出とともに目を覚まし、夜が来たら眠るという生活を、人は捨てしまった。かつて人類は日の出から夕暮れまで活動し、日没時の薄明かりのなかでその日最後の食事をとった。しかし、活動と夕食の時間がどんどん遅くなっていった。**屋内で人工の光に照らされて過ごす時間が増え、外で太陽の光を浴びる時間が減った。**

一八八九年、『サイエンティフィック・アメリカン』誌のインタビューに答えて、エジソンは「一日に四時間以上眠ることはめったにない。そんな生活を一年は続けることができる」[注1]と語った。一九一四年の白熱電球の発明から三五周年の記念日には、彼は睡眠を「悪い習慣」と決めつけた。そしてアメリカ人に対して睡眠時間を減らすことを提案し、眠りのない未来を予言したうえで、「睡眠時間の合計が減れば、人の能力の合計が増える。実際、寝る理由など存在しない。未来の人間はベッドで過ごす時間がはるかに少なくなるだろう」と述べた。[注2]

バイオ時間に乱れが生じた二番目の理由は**交通手段の進歩**だ。自動車と飛行機のおかげで、人は短時間で長距離を移動できるようになった。体は一時間の時差に慣れるのに一日を必要とするが、馬に乗るか馬車でそれだけの移動をするのに、およそ一日かかっていた。しかし二〇世紀の半ばから、わずか数時間で——昔の人からすれば瞬《まばた》きするほどの短時間で——私たちは複数の時間帯《タイムゾーン》*を越えることができるようになった。バイオ時間がついてきていないのを無視して。

さらにコンピュータ技術の発展が私たちをスマートフォン文化へと導いた。そこでは週七日、二四時間夜が訪れない。いわば永遠に続く夕暮れのなかで、私たちは働き、遊び、食べつづけるのである。

五万年をかけて完璧なものに仕上げてきたバイオ時間の維持機構が、わずか一二五年で書き換えられてしまったのだから、体のほうが技術の発展についていけないのも当然のことだろう。結果として、私たちは「いつ」を完全に見失ってしまった。

バイオ時間との同期がうまくいかなくなると、身体にも、精神にも、感情にも、問題が生じる。この現象は**クロノ不整合**と呼べるだろう（「クロノ」とは時間のこと）。過去一五年、学者の多くがいわゆる文明病（気分障害、心臓病、糖尿病、がん、肥満）をクロノ不整合の観点から研究してきた。その症状には不眠症や睡眠不足も含まれる。それらがうつ病や不安症、あるいは事故を引き起こす。疲労困憊して弱り切った心が、人間関係やキャリア、あるいは健康に悪影響を及ぼすのは言うまでもない。午後6時にすべてのスクリーンとライトを消す生活を送らないかぎり、何らかのクロノ不整合が生じると考えて間違いない。それらが目覚めの悪さや体重の増加、ストレス、能力の低下などを引き起こすのだ（もちろん、夕暮れ時にすべての電源を切るのは現実的ではないことはわかっている。しかし、今までより少し早くスクリーンを消し、夜が更けるとともにあかりを暗くすることはできるはずだ）。

ツバメは朝9時にコーヒー片手に渋滞のなかを出勤したりしない。サケは深夜コンサートを聴きに行かない。シカは週末に連続ドラマを一気見したりしない。社会が決めた時間に従って昼寝し、遊び、毛づくろいをするネコを想像できるだろうか？　動物は彼ら独自の体内時計に従って生きている。大きくて優れた脳をもつ人間は、**体内時計をわざと無視し、概日リズムを「社会のリズム」に合わせる**。その結果、体が求める時間に求めることをしなくなったのだ。

タイミングの大切さに気づいた瞬間

一五年前、ちょうど私が臨床睡眠医学の分野で医師資格を得たころ、同分野において時間生物学《クロノバイオロジー》（概日リズムの研究）に注目が集まりはじめた。人間の概日リズムの研究は一九六〇年代まで存在しないも同然で、いまだにこの分野が一般に浸透しているとは言いがたい。なぜだろうか？　そもそも、普通の人が体調を崩したときに最初に訪れる開業医のほとんどが、時間生物学という学問の存在を知らないのである。医学部では特殊な睡眠障害の数例を除き、この学問が教えられていないのだ。体内時計とのずれを正す効果が公認されている薬もない（例外は地球上で最も乱用されている物質、そう、カフェインだけだ！）。その一方で、バイオ時間に悪影響を及ぼす薬品や栄養補助食品はいくらでも存在する（そのような薬品については第8章を参照）。

私のもとを訪れた患者の多くに通常の不眠症治療が効かなかったため、私は時間生物学に興味をもつようになり、次第にこの学問に魅了されていった。私は患者たちを救うために試行錯誤を繰り返したすえ、クロノセラピー《時間療法》を始めたのである。決まった時間に光を浴びる、寝室の電球を〝睡眠を妨げないモデル〟に換える、概日サイクルの特定の時間に「睡眠ホルモン」ことメラトニンを服用する、などがクロノセラピーの例だが、これがうまくいった。

しかし私はそれだけでは満足せず、もし患者たちの一日のスケジュールが自然なバイオ時間に近づけば、治療の効果がもっと上がるのではないかと考えた。そこで、食事や運動をしたり、友人と過ごしたり、テレビを見たり人工光を浴びたりする時間を少し変えるよう促したところ、患者たちの睡眠だけでなく、総合的な健康や気分、記憶や集中力、身体機能、さらには体重にも、明らかな改善が見られたのである。**タイミングを正しいものに変えることで〝誰もが〟人生そのものをあらゆる面でよりよくすることができる**、そう私は確信した。

私は医学雑誌にバイオ時間との同期による恩恵に関する記事を探しては、片っ端から夢中で読みあさった。すでに述べたように、この分野への関心は急激に高まっていたため、最新の情報を吸収しつづけるのは大変な作業だった。ここで、過去数年で発表された概日リズム関連の画期的な研究成果をいくつか紹介しよう。

- **がんのような病でもバイオ時間に合わせて治療することで命を救うことができる。**二〇〇九年、ノースカロライナ大学医学部の研究者はマウスを用いて実験を行い、投薬時間を変えると、DNAが損傷した細胞を修復するスピードに変化が生じるかどうかを調べた。数回にわたってマウスの脳のサンプルを抽出したところ、ある特定の酵素の一日における増加と減少のレベルに応じて、夜に投薬した場合に**DNAの修復が七倍速くなる**ことがわかった。その結果を踏まえて、副作用を抑えて効果を最大限にするために、患者にとって最も細胞修復が盛んになる時間に合わせて抗がん剤を投与するべきだ、と研究者は結論づけた。

- **バイオ時間を利用すると、人はより賢く、より創造的になれる。**二〇一一年、ミシガン州立大学とアルビオン大学の心理学者たちが、さまざまな時間を設定したうえで、被験者にいくつかの問題を解くよう求めた。問題には分析能力を試すものと、洞察力を試すものが含まれていた。被験者は**疲れて散漫になっていたときに創造性を問われる問題**を解くことができた。一方、**頭がすっきりして集中できる時間には、分析力が必要な問題**を解くことができた。研究チームは創造性および分析能力はバイオ時間に左右されると結論づけた。つまり、特定のタイプの問題を解くときは、それに適した特定の時間を利用すべきなのだ。
- **バイオ時間に合わせて食事をすると体重を管理しやすい。**二〇一三年、スペインのムルシア大学の実験では、過体重*および肥満の男女四二〇人に、二〇週間にわたって一日に一四〇〇キロカロリーを摂取するよう求めた。被験者の半数は「早組」として午後3時より前に、残りの半数は「遅組」として午後3時以降に、一日で最大の食事をとってもらった。両グループとも同じ量の同じものを食べ、同じ強度と頻度で運動をしてもらい、同じ時間睡眠をとった。食欲ホルモンも遺伝子機能も大差はなかった。さて、どちらのグループのほうが体重が減っただろうか？　**早組が平均して約一〇キロ、遅組は約七・七キロやせた。**

ちなみに、遅組の被験者は朝食を抜くことも多かった。

- **バイオ時間を生活に取り入れれば幸せになれる。**二〇一五年、デンマークのコペンハーゲン大学病院の研究者が重度のうつ病患者七五人を二つのグループに分け、一方のグループにはクロノセラピー（明るい光の照射と定時の起床）を、もう一方のグループには運動療法を施した。**クロノセラピーを受けた患者の六二パーセントが六カ月で回復した。**運動療法のグループでは三八パーセントに過ぎなかった。
- **バイオ時間に合わせれば速く走れるようになる。**二〇一五年、イギリスのバーミンガム大学の研究者が、アスリートのパフォーマンスが個人の生活リズム、つまり朝型（朝に冴えていて行動的）か夜型（夕方以降に冴えていて行動的）かの違いとどの程度関係しているかを調べた。そして実際に朝型・夜型の違いがパフォーマンスに関係していることがわかった。**ランナーの起床時間とレース時間の間隔が、成績に大いに影響したのである。**例えば、起床時間が遅い者が夜に走ると、朝に走る場合よりも明らかにいい結果が出た。その差はとても大きく、最大で二六パーセントにも及ぶ。

本書では、このような研究を数多く紹介する。そのどれもが、バイオ時間を守ることの大切さと、それを無視したときのリスクを教えてくれる。時間を賢く使えば、人生は時計のように堅実に前に進むのである。

体内時計とのずれを放置するのは、自分の体を敵に回すのと同じこと。それがいい結果につながるだろうか？

私はエジソンが嫌いなわけではない。スマホを捨てて洞穴で生活しろ、と言いたいわけでもない。科学や技術がなければ、健康と生産性にバイオ時間がどれほど深く関わっているか証明することもできないのだから。科学や技術のおかげで、私たちは可能な限りバイオ時間を守りながら、社会的なスケジュールに合わせた生活を営むこともできる。タイミングの力を活かすのに、生活を全面的に見直す必要はない。これは大きな利点だ。ちょっとばかりスケジュールを調節して、スマホのアラームを設定し直すだけで、人生がよりすばらしくなるのである。

本書に登場するキーワード

バイオ時間　個人の体内時計または体内スケジュール。一日二四時間におけるホルモンと酵素量の変動、および循環活動の変化。「概日リズム」と同じ意味で用いる。
時間生物学　概日リズム、ならびに人の健康に対する概日リズムの影響の研究。
クロノ不整合　社会的スケジュールと体内スケジュールの差が広がり、健康や集中力やエネルギーに悪影響が出る状態。
クロノセラピー《時間療法》　光やホルモン剤を利用して不眠症や気分障害の患者の生活の質と健康を改善す

る治療法。

クロノタイプ　体内時計の分類。

クロノリズム　現代のせわしない生活において、日々の活動を行うのに生理的に最適な時間。成功のための日々のリズムがクロノリズム。

概日リズム　個人の体内時計または体内スケジュール。一日二四時間におけるホルモンと酵素量の変動、および循環活動の変化。

社会的時差ぼけ《ソーシャル・ジェットラグ》　社会的スケジュールと体内スケジュールに差が出たときのもうろうとした感覚。

社会的スケジュール・社会的リズム　一日の諸活動――起床、食事、エクササイズ、仕事、人々との交流――のこと。

時間を賢く使うためのヒントやコツ　社会的スケジュールと体内スケジュールを同期させるための方法。

＊タイムゾーンとは、地球規模で見て同じ時間を共有する地域を指す。タイムゾーンの異なる地域間には時差が生じる。

＊過体重とは、ＷＨＯの基準でＢＭＩ25以上30未満とされる。30以上が肥満と定義されている。アジア人の場合、ＢＭＩ30未満でも糖尿病などのリスクが高くなることなどから、日本では25以上を肥満としている。

第 1 部

四つのクロノタイプを知る

第1章 あなたのクロノタイプは？

人は誰でも脳のなかに体内時計の親時計を一つもっている。さらに全身には子時計が散らばっている。

しかし、人によって体内時計が刻む時間は違っている。あなたの友人の体内時計は、あなたの時計とは違うペースで進んでいるかもしれない。あなたのパートナーも、子供もそう。朝早く起きる人もいれば、あなたとはまったく違う時間におなかがすく人もいる。あなたが疲れてぼうっとする時間に元気はつらつな人も。そのような特徴を、朝型か夜型かという大ざっぱな基準にもとづいて分類したのが「クロノタイプ」で、どのクロノタイプに属するかは人それぞれだ。

昔ながらの考えにもとづいて、これまで三つのクロノタイプが想定されてきた。

1　朝型の**ヒバリ**
2　朝型でも夜型でもない**ハチドリ**
3　夜型の**フクロウ**

心理学者や睡眠専門医は一般に「朝型・夜型アンケート（MEQ）」と呼ばれるものを使って個人のクロノタイプを特定してきた。しかし、この分野で一五年間研究を続けながら患者に接してきた私は、この三つのタイプ、さらにはその分類方法に満足できずにいた。個人の睡眠・起床・活動の傾向を調べるだけのMEQは、私のもとを訪れる実際の患者に適していないと思えたのだ。

MEQでは、睡眠の二段階システムにかかわる尺度が考慮されていない。起床時間に好みがあるのと同じように、人には〝睡眠欲〟というものが存在する。睡眠への欲求のことだ。普通より強い性欲をもつ人物がいるのと同じで、睡眠欲の強さも人それぞれなのである。

睡眠欲は遺伝によって決まり、睡眠の量や深さを左右する。

睡眠欲が弱い人（低睡眠欲）はあまり長く眠る必要がないので、夜が長く感じられる。ささいな音や光で目を覚まし、目覚めてもあまりすっきりした気分を味わえない。

睡眠欲が強い人（高睡眠欲）は長い睡眠時間を欲するので夜を短く感じる。深く眠るが、どれだけ寝ても目覚めたときにはあまりすっきりしていない。

睡眠欲が中程度の人（中睡眠欲）はある程度深く眠り、連続して七時間も眠れば満足してすっきりとした目覚めを迎える。

「朝型・夜型」ではない新しい分類とは？

ＭＥＱは患者の性格を考慮に入れていない。しかし、性格こそがクロノタイプの分類で最も重視されるべきなのだ。例えば、朝型の人は健康意識が高い傾向がある一方で、夜型の人は衝動的になりやすい。どちらでもない人は気楽なタイプだ。このことは数多くの研究で確認されている。個人がどのクロノタイプに属するかを総合的に見極めるために、性格は無視できないのである。

ＭＥＱのもう一つの問題点は、私の患者に合っていなかったということだ。ＭＥＱは総人口の一〇パーセント以上を占める不眠症患者を除外してしまうのだ。よく眠れないという人は、朝型にも夜型にも中間タイプにも存在するが、本当の不眠症患者——入眠あるいは睡眠の継続ができず、通常一日の睡眠時間が六時間未満の人——はどのタイプにも当てはまらない。彼らの起床・就寝の好みや睡眠欲、あるいは性格の特徴は従来の三つのカテゴリーのどれとも違っている。

そこで私は重要な要素をすべて含むアンケートを自分で作成し、分類を見直すことにした。ついでに、クロノタイプの名称も変えた。人間は鳥ではなく哺乳類。行動もほかの哺乳動物に似ている。だから、クロノタイプの命名にも哺乳類の名前を使った。私は四つのタイプを見いだし、各タイプの特徴に見合った動物を選んで名づけた。

1 **イルカ型** イルカが眠っているとき、実際に休んでいるのは大脳の半分だけ（そのためイルカは半球睡眠動物と呼ばれることがある）。残りの半分は起きていて、泳ぎや周囲の敵の観察を続けている。いわば眠りが浅い、知的で神経質な低睡眠欲者。不眠症患者の特徴と一致している。

2 **ライオン型** ライオンは食物連鎖の頂点に君臨する朝型のハンターだ。朝型で中睡眠欲の楽観主義者が典型的なライオン型になる。

3 **クマ型** クマは自分を環境に合わせるのが得意で、よく眠り、時間に関係なく獲物を追う。睡眠欲が高く、昼間に活動的になる、明るく外向的な人をクマ型とみなすことができる。

4 **オオカミ型** オオカミは夜に狩りをする。夜型で社交的、中睡眠欲の創造性豊かな人がオオカミ型だ。

これだけの説明では、自分がどのタイプかよくわからないかもしれないが、それでも両親の一人がどのタイプに当てはまるかは見当がつくのではないだろうか。繰り返すが、クロノタイプは遺伝で決まる。そのときに主要な役割を果たすのがPER3と呼ばれる遺伝子で、PER3遺伝子が長い人は少なくとも七時間の深い眠りを必要とする。早起きである可能性も高い。PER3が短ければ、浅いあるいは短い睡眠でもやっていける。遅起きの人が多い。可能性として、あなたの両親の少なくとも一人があなたと同じクロノタイプだと考えられる。

では、なぜ四つのタイプなのだろうか？　そもそもどうして人間は全員が同じタイプではないのだろう？　人類の誕生以来、さまざまなクロノタイプが存在することが、種の存続に欠かせない仕組みだったのである。各タイプにはそれぞれ存在意義があり、それぞれが種の存続に貢献してきたと考えられる。種の多くが長い夜を安全に過ごすために、バイオ時間は多様でなければならなかった。今の私たちは洞窟の入り口を監視する必要はないが、その必要があった時代から遺伝構造にあまり大きな変化はなかったのだ。以下、各タイプの比率を紹介するが、これも先史時代とほとんど変わっていない。

- **人口のおよそ一〇パーセントがイルカ型に数えられる。**眠りが浅く、ごく小さな物音で目を覚ましては、仲間に危険を伝える。
- **人口の一五〜二〇パーセントがライオン型だ。**早朝に目を覚まし、朝番として獰猛な外敵に目を光らせる。

・**クマ型が五〇パーセントを占める。**彼らは太陽とともに生活し、日中に狩りや採集を行う。
・**残りの一五～二〇パーセントがオオカミ型だ。**オオカミが遅番を務めて仲間を守る。オオカミが眠りに就くのは、ライオンのなかでも特に早起きな者が目覚めるころだ。

当然ながら、これら四つのタイプはそれぞれバイオ時間が異なっている。例えば、ライオンの代謝はオオカミのそれとはまったく異なる。だからライオンがオオカミのスケジュールに合わせても意味がない。**最適な健康とパフォーマンスを維持するために、各タイプが独自の日々のスケジュール、つまりクロノリズムを発展させてきた。**次章以降で、各タイプのクロノリズムについて詳しく説明する。

大ざっぱに言って、イルカとライオンとオオカミはもとから社会的な規範と異なるクロノリズムをもっている。クマのバイオ時間が社会的な規範に最も近い。クマが最大のグループなのだから、彼らが社会的規範を決める際の主役だったとみなせるだろう。しかし、だからといって、クマがほかのタイプよりも簡単に創造的、職業的、個人的な目標を達成できるというわけではない。クマも現代をよりよく生きるためにクロノリズムを調整する必要がある。

あなたもそろそろ自分がどのクロノタイプに入るか、見当がついてきたのではないだろうか。次に紹介するバイオ時間クイズ（ＢＴＱ）に答えて、自分のタイプを確認してみよう。ＢＴＱは、睡眠・起床・活動の好みや個性など、すべての重要な要素を考慮したうえで、私自身が患者の観察を通じて得たちょっとした行動の違いなどを加味してつくったものだ。多くの人――患者、一般人、友人、同僚――を対象に、何度もテストと修正を繰り返してできあがった。クロノタイプを測定する最も精緻なツールだと自負している。

ＢＴＱは二つのパートで構成されている。パート１は一〇の質問からなり、各質問に対して「はい」か「いいえ」で答える。パート２では、二〇の質問に対し、選択肢のなかから最も当てはまるものを選ぶ。間違った答えや正解は存在しないので、できるだけ正直に、客観的に回答しよう。

バイオ時間クイズ（ＢＴＱ）

◉パート１

次の一〇の項目に当てはまるかどうか、「はい」か「いいえ」で答えてください。

１　ささいな音や光で眠れなかったり、目を覚ましたりする。
　はい／いいえ

２　食べ物に特に強い関心はない。

はい／いいえ

3　目覚ましが鳴る前に起きることが多い。

はい／いいえ

4　アイマスクや耳栓をしても、飛行機のなかでは眠れない。

はい／いいえ

5　疲れるといらいらすることが多い。

はい／いいえ

6　細かいことが気になってしかたがない。

はい／いいえ

7　医師の診断で、あるいは自己診断で、不眠症の結果が出たことがある。

はい／いいえ

8　学校に通っていたころ、成績のことが心配だった。

はい／いいえ

9　過去の出来事や将来のことを考えると眠れない。

はい／いいえ

10　私は完璧主義者だ。

はい／いいえ

七つ以上が「はい」だったあなたは**イルカ**。パート2を飛ばして、次節へ進もう。

それ以外の人はパート2へ……。

◉ パート2

選択肢から答えを選び、選んだ答えの末尾にある括弧内の数字を合計してください。

1 翌日何も予定がないので、好きなだけ寝ることができます。あなたは何時に起きますか？
a 午前6時半より前。（1）
b 午前6時半と8時45分のあいだ。（2）
c 午前8時46分以降。（3）

2 決まった時間に起きなければならないとき、目覚まし時計を使いますか？
a 必要ない。ちょうどいい時間に自分で起きられる。（1）
b 目覚ましを使うが、スヌーズ機能は使わないか使うとしても一回だけ。（2）
c 目覚まし一つだけでなく、予備の目覚ましも使い、スヌーズも何度も繰り返す。（3）

3 週末はいつ起きますか？
a 平日と同じ時間。（1）
b 平日の起床時間から四五分から九〇分以内。（2）

c　平日の起床時間から九〇分以上あと。（3）

4　時差ぼけはありますか？

a　時差ぼけにはいつも悩まされる。（1）

b　四八時間以内に解消する。（2）

c　時差ぼけから回復するのが――特に西へ旅したときは――早い。（3）

5　どの食事が好きですか？（食事の内容ではなく時間の点で）

a　朝食。（1）

b　昼食。（2）

c　夕食。（3）

6　学生時代に戻り、もう一度大学入試を受けるとします。試験開始がどの時間帯なら、（合格するかどうかではなく）最高に集中できると思いますか？

a　早朝。（1）

b　昼過ぎ。（2）

c　午後の半ば。（3）

7　激しい運動をするなら、どの時間がいいですか？

a　午前8時より前。（1）

b　午前8時から午後4時のあいだ。（2）

c　午後4時よりあと。(3)

8　どの時間に頭がいちばん冴えていますか?

a　起きてから一時間から二時間後。(1)

b　起きてから二時間から四時間後。(2)

c　起きてから四時間から六時間後。(3)

9　一日に五時間だけ働くとしたら、次のどの時間帯を選びますか?

a　午前4時から9時まで。(1)

b　午前9時から午後2時まで。(2)

c　午後4時から午後9時まで。(3)

10　自分はどのタイプだと思いますか?

a　戦略・分析的に考える左脳型。(1)

b　バランス型。(2)

c　創造的・洞察的な右脳型。(3)

11　昼寝をしますか?

a　しない。(1)

b　週末にはときどきする。(2)

c　昼寝をしたら夜眠れなくなる。(3)

12　家具を動かす、薪を割るなどの重労働を二時間しなければならないとしたら、（できるかできないかではなく）どの時間がいちばん効率がよく、けがもしにくいと思いますか？

a　午前8時から10時まで。（1）

b　午前11時から午後1時まで。（2）

c　午後6時から8時まで。（3）

13　健康管理について、どの言葉がいちばんよく当てはまりますか？

a　「ほとんどいつも健康に役立つ選択をする」（1）

b　「ときどき健康的な選択をする」（2）

c　「健康に役立つ選択がなかなかできない」（3）

14　どの程度のリスクなら負うことに前向きになれますか？

a　低リスク。（1）

b　中リスク。（2）

c　高リスク。（3）

15　自分はどのタイプだと思いますか？

a　大きな計画と明確な目標をもつ未来志向タイプ。（1）

b　過去から学び、未来に希望を託しながら、今を生きることに力を尽くす。（2）

c　今が大事。今やりたいことをやる。（3）

16 学生としての自分をどう評価しますか?
a 優等生。(1)
b 堅実。(2)
c 怠け者。(3)

17 朝起きたばかりのあなたは?
a スッキリ。(1)
b ぼうっとするが混乱はしない。(2)
c 目が開かない。もうろうとする。(3)

18 起きてから三〇分以内の空腹度は?
a とても空腹。(1)
b 空腹。(2)
c まったく空腹を感じない。(3)

19 不眠症状で悩まされる頻度は?
a めったにない。時差ぼけのときぐらい。(1)
b ストレスが強いときや苦しい経験をしたときなどにときどき。(2)
c いつも。不眠の波がある。(3)

20 自分の人生の満足度は?

a　高い。（0）
b　そこそこ満足。（2）
c　低い。（4）

◉ **合計点**
19〜32　**ライオン**
33〜47　**クマ**
48〜61　**オオカミ**

ハイブリッドは存在するか？

ときどき、質問にも答えて説明も読んだけれど、いまだに自分がどのタイプなのかわからない、と言う人がいる。当然、主要タイプ（ライオンとクマとオオカミ）にも振り幅がある。しかし、たとえあるクマがほかのクマよりも早起きするとしても、クマはクマ。ライオンにはならない。

もしあなたも、自分がライオンかクマか、またはオオカミかクマかで悩んでいるとしたら、クマだと考えればいい。クマが人口の大半を占めるのだから。

タイプ決めの結果にさらに磨きをかけるために、ブラジルの研究チーム[注1]が考案した小さな、それでもほかの評価法と同じぐらい役に立つ質問に答えてみよう。

1　自分の朝のエネルギーを1点（とても低い）から5点（とても高い）までで採点してください。

2　自分の晩のエネルギーを1点から5点までで採点してください。

点をつけたら問1の数字から問2の数字を引いてみる。例えば、朝のエネルギーが最高の5で、晩のエネルギーが最低の1なら、結果は4になる。逆に朝のエネルギーが最低の1で、晩のエネルギーが最高の5なら、結果はマイナス4。

◉ **結果**

4、3、2　**ライオン**
1、0、-1　**クマ**
-4、-3、-2　**オオカミ**

クロノタイプでいちばんの問題は、**不眠症**をどう理解するかという点にある。不眠症患者は全員イルカ型なのだろうか？　必ずしもそうとは言えない。どのタイプにもよく眠れない人はいるし、イルカの特徴のいくつかをもっている人もいる。極端なライオン型の人のなかには午前3時に目を覚まし、それからもう眠れない人がいる。そういう人たちのことを医師は「早期覚醒不眠」と診断する。ライオンはイルカと同じで、誠実で、目的意識が強く、リスクを避けようとする。極端なオオカミは夜中の3時でもまだ眠れない。医師が「入眠障害」と呼ぶ状態だ。オオカミ型の人は内向的で、創造性に富み、心配性だという点でイルカと共通している。クマ型のなかにもいらいらしやすい人や疲れやすい者もいる。このように共通点はあるが、それでも大きな違いもある。

もしあなたがパート1で「はい」と答えた質問が六つ以下なのに、自分はやっぱりイルカなのではないかと疑っているなら、次の質問に答えてみよう。

◉あなたはライオン？　それともイルカ？

次の文が自分に当てはまるときは「はい」、当てはまらないときは「いいえ」で答えてください。

1　起きたときあまり空腹ではない。
はい／いいえ

2　睡眠が浅く、連続して眠れない。
はい／いいえ

3　ボス（人の上に立つ者）になることに関心がない。
はい／いいえ

二つ以上「はい」と答えた人はイルカ。

◉あなたはクマ？　それともイルカ？

次の文が自分に当てはまるときは「はい」、当てはまらないときは「いいえ」で答えてください。

1　食べ物のことに本当に関心がない。
はい／いいえ

2　一晩で六時間眠れるならとてもうれしい。
はい／いいえ

3　あなたはチームプレーヤーではない。
はい／いいえ

二つ以上「はい」と答えた人はイルカ。

◉あなたはオオカミ？　それともイルカ？

次の文が自分に当てはまるときは「はい」、当てはまらないときは「いいえ」で答えてください。

1　パーティーがあるとき、だいたい最後まで居残る。
はい／いいえ

2　大きな買い物や休暇の計画のとき、あまり悩まずに直感的な決断をする。
はい／いいえ

3　朝、二回以上スヌーズボタンを押す。
はい／いいえ

二つ以上「いいえ」と答えた人はイルカ。

クマの真実

自分がクマ型だとわかった人は、よかったと思っていることだろう。クマの一日は太陽とともにあるので、バイオ時間に合わせるために修正しなければならないスケジュール項目も少ないに違いない――そう思ったのでは？

残念！　それは勘違い。

ここでクマの皆さんに質問。あなたは今のスケジュールで最大の能力が発揮できていますか？　エネルギーに満ち、質の高い眠りをとれていますか？　おなかのまわりに余分な肉がありませんか？　満足のいくセックスができていますか？　人とのコミュニケーションを楽しんでいますか？　風邪やインフルエンザを予防できていますか？　思うように集中できますか？

睡眠・覚醒サイクルがバイオ時間に一致しているからといって、体内のすべての時計にずれが生じていないとは限らない。日常の社会的スケジュール――勤務時間、夕食、就寝時間など――が自動的にクマの時間生物学と一致するわけではないのだ。

実際のところ、クマといえども多くの点で日常のスケジュールを調整する必要がある。しかし、努力は報われる。仕事中ずっと頭が冴えていれば、夜遅くに冷蔵庫をあさることがなくなれば、朝スッキリと目覚めることができれば、目覚めるために コーヒーの力を、眠るためにアルコールの助けを借りる必要がなくなれば、毎日健康に生きていると実感できれば、すばらしいことではないだろうか？　私が提案するようにスケジュールを調整すれば、あなたは運命を支配し、本来の自分になることができるだろう。

ライオンがうらやましい

私の親しい友人がクロノタイプ診断をやって、「僕はクマだ」と言った。友人は、週末は家でゴロゴロしているし、食べるのが大好きだし、友達もたくさんいる人気者だったので（それに太り気味でもあったので）、私はその結果に驚かなかった。でも、友人は納得できないようだ。

「クマなんかやだよ！」と言う。「ライオンがよかった！」

確かに、その友人にはライオンの特徴と一致する点もあった。彼は自ら起業し、自分のことを野心的で積極的なやり手とみなしていた。ビジネスで成功することが彼のやる気の源だった。私からクロノタイプの話を聞いた友人は、自分の性格ならライオンに違いないと考えたのだった。

あなたも、自分は食物連鎖の頂点に立つ存在なのにライオン以外の結果が出た、とがっかりしているかもしれない。あるいは戦略的な思考に長けた、エネルギーにあふれる早起き人間になりたいと望んでいるかもしれない。だが、ライオンをうらやましがる必要はない。どのクロノタイプにも、職業から人間関係、果ては身体的な健康まで、あらゆる点で長所もあれば短所もある。長所と思えることが、裏を返せば短所であることも少なくない。ライオンは出世の階段を上り詰め、ボスになるかもしれない。しかし同時に創造性に乏しく、外交的ではない側面もある。ライオンは私たちのほとんどが一日かけてもできない仕事を朝食前にやり遂げることができるかもしれないが、疲れて早い時間に眠くなるので、パーティーなど社交の場で苦労する。

クロノタイプでも、隣の芝生は青く見えるのである。ほかのタイプをうらやむのではなく、自分のタイプに合ったバイオ時間のパターンを理解することに集中しよう。

「**クロノタイプを変えることはできるのか？**」という質問をよく受けるが、クロノタイプは遺伝で決まる。ＤＮＡに刻み込まれているのだ。身長や瞳の色を変えられないのと同じように、クロノタイプを変えることはできない。ただし、どのタイプもバイオ時間が許す範囲で、一時間から二時間、自分なりにスケジュールを動かすことはできる。もちろん、ライオンとして生まれた者が、オオカミのように夜遅くまで起きて活動するのは不自然なので避けたほうがいい。しかし、食事や運動、カフェイン、人工光や自然光を浴びる時間などをむりのない範囲内で調整すれば、どのクロノタイプでも健康、エネルギー、生産性などの点で大きな改善が見られるだろう。クマはエネルギーに満ち、余分な体重が落ち、必要なだけ眠れるようになる。ライオンは寝る時間が少し遅くなり、人づきあいを楽しめるようになる。逆にオオカミは寝る時間が早くなり、午前中と午後早い時間の生産性が上がるだろう。イルカは眠りの質が向上し、不安が和らぎ、一日のもっと早い時間に生産的になれる。

つまり、「クロノタイプを変えることはできるのか?」という問いに対する答えは「ノー」だ。

一方、クロノタイプはあなたが何もしなくても、年齢に応じてひとりでに変わっていく（詳しくは第16章を参照）。幼児はライオンの比率が高い。ティーンエイジャーはオオカミになりがちだ。成人はクマ。高齢者はライオンとイルカが多い。つまり、一生ずっと同じクロノタイプでありつづけることはほとんどない。そうは言っても、二一歳（一〇代のころオオカミだった若者の大部分がクマの成人に変わるころ）から六五歳（クマの大人がイルカやライオンに変わるころ）までの四〇年余りを人生の本番とみなすなら、その大切な時期にクロノタイプは変わらない。だからあなたがどのクロノタイプであろうと、まさに今のバイオ時間のずれをなくしたほうがいいのである。

クロノタイプのプロフィール

研究を行うとき、学者は割合から結果を導き出す。一例を挙げると、ドイツのハイデルベルク教育大学の生物学部が二〇一四年に五六四人の学生のクロノタイプと性格を調べたが、その際、夜型の学生の大半が「衝動的」である一方で、朝型の学生のほとんどは「行動的」であるという結果が出た。しかしこれはオオカミ全員が刺激を求める人々であり、どのライオンもやり手であるという意味ではない。ただ、「その割合が高い」というだけである。

二〇一二年、フィンランドはヘルシンキの国立健康福祉研究所が、朝型の人は夜型よりも魚と野菜と全粒食品をよく食べ、夜型の人はソフトドリンクやチョコレートを多く口にするという結果を発表した。しかし、ライオン型でもコーラが大好きかもしれないし、クマ型なのにスシばかり食べていてもおかしくない。各クロノタイプの特徴や好みがあなたの性格と一致しないことはじゅうぶんにありうる。それでも、全体としての特徴はおおよそ一致しているはずだ。私のもとでテストをした数百人の言葉を信じるなら、クロノタイプのプロフィールの精度は八〇パーセントから一〇〇パーセントだと言える。

この分野の研究はとても盛んで、私は世界中から研究結果を集めて、プロフィールを完成させた。クロノタイプと気分の関係はポーランドの大学の研究結果を参考にした。[注2] 夜型と衝動性に関する情報は、韓国の延世大学校医学部から得た。[注3] ロンドンとブダペストとコーク（アイルランド）の研究者たちは協力して、健康に関する自覚とクロノタイプの関係を研究している。[注4] シカゴとバンコク、[注5] マドリード、[注6] パドヴァからのデータも参考にした。[注7] 自慢するために言っているのではない。クロノタイプは全世界共通だ、ということを示したいのだ。ニューヨークだろうが香港だろうが、ライオンはライオンだ。スコッツデールでもコルカタでも、クマはクマ。

世界のどこへ行こうと、あなたの仲間がいる。クロノタイプは世界の共通語だ！

イルカのプロフィール

・四つのおもな特徴　用心深い、内向的、神経質、知的。

・四つのおもな行動　リスクを避ける、完璧を求める、強迫観念をもちやすい、細部にこだわる。

・睡眠・覚醒パターン　イルカはスッキリと目覚めることが少なく、夕方遅くまで疲れを感じるが、夜になると調子が出てくる。夜遅くに最も覚醒。一日を通じて生産的。寝不足を補うために昼寝しようとするが、まれにしかできない。

本物のイルカは半球睡眠動物で、眠っているときも脳の半分だけが休み、残りの半分は溺れたり敵に襲われたりしないように覚醒している。摂食パターンは柔軟で、代謝も速い。**イルカ型の人間は眠りが浅く、ちょっとした音や妨害で目を覚ます。睡眠欲が弱く、夜中に何度も覚醒する。**眠りが浅く睡眠欲も乏しいことが原因で、不安になり不眠症になることが多い。夜中も起きているので、イルカは日中に犯したミスについてあれこれ考えてしまうことがある。どうすれば失敗を取り返すことができるだろうか、これからどうすればいいだろうか、こんなに少ない休息で何かをやり遂げることができるだろうか、と心配になるのだ。眠れたとしてもとても浅いので、本当に寝たのかどうか自分でもよくわからないと感じることも多い。

ベッドの外でも、イルカは不安を覚えやすい。心理学で言うところのタイプA人格――神経質、短気、心配性――の傾向が強い一方で、とても知的だ。細部へのこだわりが強く完璧主義者なので、緻密な作業――編集、プログラミング、エンジニアリング、化学、作曲、演奏など――に向いている。同じ理由からチームワークには向いていない。イルカは一人で仕事ができれば幸せで（少なくともいらいらしない）、やるべきことをきちんとこなす。細部にこだわるあまり、ほとんどあるいはまったく仕事が進まなくなることもある。

人間関係では彼らのガードも弱まり、人の気持ちをよく理解するし（聞き上手）、問題の修復力にも、洞察力にも優れている（何が起こっているのか正しく理解する）。対立を嫌うので議論を避けようとするが、睡眠不足のいらいらから夫婦げんかに発展することがある。感情的な緊張が長引くと、口げんかなどよりもやっかいな問題になるので、絶対に避けるべきだ。医師としての私の経験から、クマとライオンにとってイルカは扱いにくい相手ではあるが、同時に気配りと思いやりのある献身的なパートナーになれる存在でもある。私の見るところ、イルカとオオカミはとても相性のよい組み合わせのようだ。

健康面から見た場合、イルカの大半は生きるに必要なだけ食べられればそれでじゅうぶんと考えるタイプで、生まれつき代謝に優れている。なかには極端な運動好きもいるが、ほとんどのイルカは健康にあまり気を配らず、やせるための運動も必要としない。彼らの大多数は肥満度を示すＢＭＩ値が平均以下だからだ。不眠や心気症を抑えるためならどんな処方薬でも市販薬でも試そうとする一方で、食べ物や飲み物、購入する商品については神経質なほど慎重に検討する。人生の満足度はおおむね低い。同時に、自分の不満を人に話せば気分が晴れる。イルカにとって理想的な一日のスケジュールは第２章で紹介する。

ライオンのプロフィール

- **四つのおもな特徴**　誠実、安定、現実的、楽観的。
- **四つのおもな行動**　頑張り屋、心身の健康を優先、有益な相互関係を求める、戦略を重視。
- **睡眠・覚醒パターン**　ライオンは夜明けとともに、あるいはその前に目を覚まし、午後遅くには疲れを感じ、眠りに落ちやすい。最も覚醒しているのは正午ごろ。朝に最も生産的になる。ライオンはめったに昼寝をしない。その時間があれば、何か有益なことをしようとする。

自然界のライオンは夜明け前に起きて獲物を探す。一日の最初の光を見るころには、行動を起こしたくて――そして空腹で――うずうずしている。獲物がまだ寝ぼけまなこでぼんやりしている時間に活動的になれるのは、とても好都合な習性だ。ライオンは「群れ」のなかで最高の地位に登り詰めようとする。**ライオン型の人は日の出前にベッドを出て、空腹を満たすためにがっつりと朝食をとり、自分の目標を目指して一日の活動を開始する。**ライオンは目的を達成するためにエネルギーを燃やす。猪突猛進なところが、彼らの最大の特徴と呼べるかもしれない。はっきりとした目的意識と達成のための戦略をもって、どんな障害にも真正面から挑む。彼らにとって、人生は一直線なのだ。A地点からB地点へ進み、さらにC、D、Eへと歩みつづける。よく整理された分析的な考え方をするので、誘惑に負けることも、大きなリスクを冒すことも少ない。いや、不必要な危険ややっかいな状況は徹底的に避けようとする。

ライオンはグループのリーダー的役割を担う。ただし内向的な資質があるので、トップの地位で孤独を感じることもある。計画や仕事を成し遂げることで、大きな達成感を得る。状況が悪化すると、ライオンはすぐさま撤退し、落ち着いて戦略を立て直してから、また攻勢に転じる。ビジネスでは、リスクを前もって計算する。利益に目がくらんで向こう見ずな行動をとることはない。新事業を始める場合、ライオンは綿密なビジネスプランを立てる。彼らの事業が成功することが多いのも、当然だろう。起業家やCEOの大半はライオンだ。

ライオンは人といっしょにいるのを好むが、早い時間に眠くなるので――朝からエネルギー全開だったのでどうしようもない――夜遅くまで友人などと過ごすことは少ない。だからパーティーでも、明日の早朝から会議があるとか、マラソン大会のためにトレーニングしているとか言い訳しながら最初に帰っていく。人間関係においては、ライオンはポジティブな面を強調する。問題が生じれば、くよくよ考えずに、解決するための調停役を率先して務めようとする。ライオンは健康意識が高いので、ジャンクフードや酒に溺れることは少ない。ただし、気分を落ち着かせるために、そのようなものに手を出すことはある。一般にライオンは、脂肪分の少ないタンパク質や繊維が豊富な穀物、果物、野菜など、健康的な食品を好む。ライオンの大半は、目的の達成には運動も大切だと考え、積極的にエクササイズをこなす。彼らはジョギングやジム通いにとても熱心だ。傾向として、ライオンはＢＭＩ値が低く、人生の満足度はとても高い。ライオンにとっての理想的な一日のスケジュールは第３章で紹介する。

クマのプロフィール

- **四つのおもな特徴**　用心深い、外向的、友好的で親しみやすい、心が広い。
- **四つのおもな行動**　衝突を避ける、健康を望む、幸せを優先する、身近な人に慰めを求める。
- **睡眠・覚醒パターン**　クマは一回か二回スヌーズボタンを押したあとむくりと起き上がり、夕方遅くから夜にかけて疲れを感じはじめる。眠りは深いが、望むほど長く寝ることはない。最も覚醒しているのは午前の半ばから午後の早い時間にかけて。最も生産的なのは午前遅く。週末はソファで昼寝する。

冬眠していないときの自然界のクマは昼行性なので、昼間に活動して夜は眠る。一日中食べ物を探し、見つけたものはいつでも――さっきサケを食べたばかりでも――口にする。遊び好きで家族愛が強く、家族以外の仲間にも愛情いっぱいに接する。

クマ型の人間の睡眠覚醒パターンは太陽の周期に一致している。睡眠欲が強いので、少なくとも一日八時間は眠ろうとする。なのに、朝起きてから二、三時間は調子が出ない。目覚めたときにはすでに空腹であることが多い。というか、四六時中おなかがすいているのかもしれない。食べ物が手の届くところにあれば、食事やおやつの時間でなくても、ついつい手を出してしまう。彼らの食事行動はよくも悪くもないと言える。同じように、運動もしたりしなかったりだ。クマは自分では健康だと言う。ダイエットやエクササイズをする気になることはあっても、長続きせず、結果もまちまちだ。クマのBMI値は高くなる傾向がある。

職業の点では、クマはチームプレーヤーで、バランスの取れた考え方をもち、働き者で対人スキルに優れた中間管理職タイプだ。愛想のよいB型人格の持ち主で、劇的なことをあまり好まない。同僚の役職を奪おうとすることもほとんどないし、他人のミスを責めることもあまりない。学校で培ってきた「やればできる」という考えを、職場にも持ち込む。堅実に仕事をこなし、家に帰ってリラックスするのを何よりも望む。職場でもプライベートでも、絶対に勝てる見込みがない限り、あるいは何かよっぽどのことが起こらない限り、リスクを避ける。

クマは人といっしょにいることを好み、長時間一人でいると退屈したり不安になったりする。パーティー会場でバーを占拠したりグリルの肉をひっくり返したりしている社交的な人物がいたら、その人はおそらくクマ。個人的な人間関係では、クマは無頓着なため失敗しやすい。感情のもつれの修復（問題解決能力）や明晰さ（何が起こっているのかを見極める力）を軽視する傾向がある。パートナー、特に洞察の鋭いオオカミと心配性のイルカにとっては悩みの種だ。

クマは感情の起伏があまり大きくない。彼らが感情的に深く落ち込んでいるときは、実際に何か大きな問題に直面していると考えて間違いない。問題が解決すれば、彼らの不安や落ち込みも消えてなくなる。彼らの人生の満足度は総じて高い。クマにとって理想的な一日のスケジュールは第４章で紹介する。

オオカミのプロフィール

- **四つのおもな特徴**　衝動的、悲観的、創造性が豊か、怒りっぽい。
- **四つのおもな行動**　リスクに前向き、楽しみを優先する、新しいものを求める、感情的に反応する。
- **睡眠・覚醒パターン**　オオカミは午前９時より前に起きることが難しい（起きたとしても

機嫌が悪い）。正午ごろまでぐったりしていて、真夜中を過ぎてから眠気を感じる。最も覚醒しているのは午後7時ごろで、生産的になるのは昼近くと夜遅い時間帯だ。昼寝に心をそそられることもあるが、昼寝をすると夜に眠れなくなる。そのため、オオカミにとって昼寝は有意義とは言えない。

自然界のオオカミは、日が沈むと活動的になる。夜に獲物を追い、群れで狩りをするオオカミは、創造的で、獰猛で、ずる賢い。暗闇のなかでも、すべてのものが見えている。

オオカミ型の人間は、自らの大胆さに自信をもっていることが多い。すべてのクロノタイプのなかで、最も衝動的で突発的な行動に出るため、高いリスクを冒すことにも前向きだ。新しい経験や感覚をつねに求めるため、生涯を通じて平均以上の数の相手と性的な関係を結ぶことが多い。朝はまったく空腹を覚えないが、夜になると飢えに襲われる。ソフトドリンクやアルコールを好む傾向が強く、脂肪や糖分の多い食べ物が大好きだ。当然ながら、オオカミの平均ＢＭＩは高い。食事の内容や時間がよくないため、オオカミはクマと同じように、糖尿病など肥満が引き起こす病気にかかりやすい。

オオカミは一人でいても平気なので、他人に冷たい印象を与えるかもしれない。しかし、実際には外向的になることもできて、楽しいパーティーが大好きだ。気分ののったときは注目的になることもある。多くの場合、最後まで会場に残っている。

しかし、いいことばかりではない。オオカミは気分のむらが激しく、自分の気持ちを抑えることが苦手なため、感情を爆発させることもある。家族や友人、そしてオオカミ自身にとっても、やっかいな特性と言えるだろう。

オオカミは洞察力に優れ、直感的に考える。右脳派のオオカミは人が思いつかない独創的な方法で点と点を結びつける。創造性を必要とする分野――芸術、医学、出版、技術など――で働けば成功する可能性が高い。しかしながら、独創性は必ずしも学力とは一致しないようだ。学校では、オオカミは劣等生だったケースが多い。通信簿に先生から「才能を活かしきっていない」と書かれるタイプだ。

オオカミは規則やしきたりを毛嫌いする。彼らのクロノリズムは人口の残りの八〇パーセントのそれと一致していない。ほかの人々に合わせられないストレス、そして「怠け者」とみなされることへのいらだちが、もとより激しいオオカミの感情をさらに悪化させるのだ。オオカミは気分障害に悩まされることが多く、ほかのどのタイプよりもうつ病や不安症に陥りやすい。暗い気分を吹き飛ばすために、加えて新しいもの好きの性格から、薬物やアルコールにのめり込む可能性も高い。その証拠に、ほかのどのタイプよりも依存症になりやすいのがオオカミだ。彼らが自己申告する人生の満足度は総じて低いが、例外はオオカミがオオカミと結婚したケースで、この場合は満足度が高くなることもある。オオカミにとって理想的な一日のスケジュールは第5章で紹介する。

体温テスト

いまだに自分のクロノタイプがよくわからない？　それなら、体温テストを紹介しよう。少しの根気とデジタル体温計があれば、誰にでもできる方法だ。脳の視床下部が体温を調節するが、その範囲は摂氏三六度～三八度と、とても狭い。夜になると、「外殻温度」（皮膚と筋肉の温度）よりも「深部体温」（内臓の温度）のほうが低くなるが、これは体が眠気を感じていることの合図だ。逆に目覚めの時間が近づいてくると、その合図として深部体温が上がる。どの時間に体温が高くなり、どの時間に低くなるかを調べれば、クロノタイプを知ることができる。そのために、午後5時から就寝までの体温を一時間おきに測ってみよう。何時に体温が上がりはじめたか？　下がりはじめたのは何時か？　体温の変動幅はとても小さく、普通はコンマ数度でしかない（だからデジタルの体温計を使う必要がある）。計測を三日続ければ、結論が出るだろう。

ただし、**イルカにこの方法は通用しない**。イルカはほかのタイプとは少し違っていて、夜になると深部体温が上がるのだ。これも、イルカが眠りに入りにくい原因の一つになっている。

ライオンは**午後7時**に体温が下がりはじめる。

クマは**午後9時**に体温が下がりはじめる。

オオカミは**午後10時**に体温が下がりはじめる。

自分のクロノタイプがまだわからない？　それなら、自分の時間の八〇パーセントに一致すると思えるクロノタイプを選んでから、あなたのパートナー、両親、親友などに尋ねてみればいい（自分のことは自分ではよくわからないものだ）。そしてその人が言ったことを、とりあえず受け入れてみよう。そして、次章以降に紹介する各クロノタイプの日々のスケジュールを、自分に応用してみる。一週間後には、選んだタイプが自分に合っているかいないか、わかるはずだ。そうすれば、自分が本当はどのタイプか、必ずわかるだろう。

個別のスケジュールについて論じる前に、ここでいくつかの注意事項を示しておく。

- **紹介するのは理想的なスケジュール。**必ずしも実行できるとは限らない。スケジュールの一部があなたのふだんの生活と衝突して実現できなくても、心配は無用だ。できることから始めて、その恩恵を受けよう。完璧なバイオ時間に近づくための変化は、必ずポジティブな結果をもたらす。
- **紹介するのは生物学的なスケジュール。**つまり、あなたの体が欲しているものということだ。あなたの頭が同じものを欲しているとは限らない。多くの人は、そもそもスケジュールという考え方を嫌う。私たちの精神は自由を求め、スケジュールのような制限を受け入れようとしない。そこで、提案するスケジュールを〝制限〟とみなすのではなくて、可能性を無限に広げるために必要な手段、と考えてほしい。無限のエネルギー、無駄な体重をなくすこと、よりよい人間関係、強力な免疫系――これらこそが、本当の自由だということを忘れないでいただきたい。夕食の時間を一時間ほど早めるか遅らせるかするだけで、エクササイズの時間を少しずらすだけで、自由が手に入るのなら、スケジュールを決めるぐらいの面倒は苦にならないのではないだろうか。

第2章
イルカにとって理想的な一日のスケジュール

ニューヨークで教師を務めるステファニー[注1]は五三歳。大学生の息子が一人いる。私の診察予約時間より早く到着した。偶然、私はロビーで待つ彼女を観察する機会があった。メールをチェックしたり本を読んだりして時間をつぶす代わりに、ステファニーはロビーをうろうろと歩き回っている。ステファニーのようなイルカ型の人は慢性的な疲れがあるのに、落ち着きなく興奮していることが多い。

ステファニーという人物をひとことで表すなら、**「疲れているのに気が立っている人」**がいちばんしっくりくるだろう。診察の際、彼女は疲れ切っていると言った。ペンをいじったり、何度も座り直したり、とにかく落ち着きがない。私は一日平均何時間ぐらい寝るか尋ねた。「六時間も寝られたらうれしいんですけど、普通はだいたい四時間か五時間ぐらいです」が答えだった。「でも、よくわかりません。夜中に何度も目を覚まして、次にいつ眠りに入ったのか、そもそも眠れたのか、わからないからです」。では、ステファニーは何回ぐらい目を覚ますのだろうか？　「五回か六回だと思うのですが、はっきりしたことはわかりません。夫のほうが詳しいかもしれません」

ステファニーが診察を受ける気になったのは、夫のためだった。「私は子供のころからよく眠れなかったのですが、閉経してからはさらに悪くなってしまって。私が何度も体をもぞもぞ動かしたり寝返りを打ったりするので、夫のほうが耐えられなくなってしまったんです。彼のほうが精神的にまいってしまいそうです」。そして彼女は夫婦の絆の強さについて話した。「夫は私にとって最高の伴侶です。息子を除けば、私を本当に理解しているのは彼だけです」。イルカは神経質で、心を閉ざす傾向が強い。しかしいったん心の壁が破れれば本当の自分をさらけだし、とても親密で誠実な人間関係を結ぶことができる。

◉食事の優先順位は高くない

ステファニーはふだんどんな生活を送っているのか、私に話してくれた。「だいたい朝の6時ごろ、ときにはもっと早い時間に寝るのをあきらめます。もう少し眠れるかと期待して、しばらくベッドにとどまるんですが、やっぱり眠れません。だから起き上がって、シャワーを浴びて、朝食をとります。朝食は量が多くて、スライスしたバナナとミルクを加えたシリアルをボウル一杯、それからベーグルを半分に切ったものにクリームチーズを塗って食べます。そしてマフィンとか甘いものとコーヒーも」

シリアルにベーグルにマフィン――炭水化物が中心で八〇〇キロカロリーを超える朝食――を毎日食べるのだから、ステファニーは太っていると思うかもしれない。しかし実際の彼女は針金のようにやせていて、イルカに典型的な体形をしている。

私は昼食と夕食はどうかと尋ねた。彼女の答えはこうだ。「私は中学校で数学を教えていて、昼休みに生徒との面談時間を設けています。そのため、時間がたつのを忘れて、昼食をとらないことがよくあります。夕食はだいたい夫といっしょに軽く済ますのですが、学校からの帰り道で何かを買って食べることもあります」。つまり、ステファニーにとって、食事の優先順位はあまり高くないということだ。朝食は別として、彼女にとって食事とはほかの用事の合間にするついでの作業でしかない。その一方で、イルカは一日を通してつまみ食いをする。おそらく、つまみ食いが彼らにとって瞑想（自分を落ち着かせるため）の手段なのだ。食べることで安らぎを覚え、セロトニンが（炭水化物のおかげで）増えるのだろう。

◉生化学活性が逆転している

イルカにはスロースターターが多い。だから私は集中力や注意力について質問してみた。「午前中はとても疲れていて集中するのが難しいのですが、午後は調子が上がってきます。午後の1時か2時になってやっと一日が始まる感じです。夜にテストの採点をしたり家計簿をつけたりするのですが、そのときは本当に集中できます。すべてが終わる夜の8時か9時ごろ、私はいちばん目が冴えています」と、彼女は答えた。

続けて私は、夜に目が冴えて興奮しているとき、何をしているのかきいてみた。「メール、フェイスブック、オンラインショッピングですね。スナックも食べます。映画やテレビ番組を見てしまうこともあるし、気づいたら夜の11時にクローゼットの整理や洗濯を始めていることもありました。やり残しの家事が見つかると、気になって放っておけないのです。ベッドに入るのは、夜の12時かもう少し遅くです。歯ぎしりを防止するマウスガードを使っています。それから、耳栓とアイマスクも」。彼女はさらに続けた。「前の夜ほとんど寝ていないのだから、ベッドに入ったらすぐに眠れてもいいはずなのに、頭と心が騒ぎはじめるんです。そこから毎晩の格闘が始まります。私はなんとかして眠ろうとするのですが、心がそうさせてくれません」

ステファニーはより長時間のよりよい睡眠を求めて、私のもとへやってきた。不眠症が、彼女の生活の質と夫との関係に悪影響を及ぼしていた。一般に不眠症は夜の問題だと考えられているが、実際には二四時間続く障害なのだ。ステファニーは低エネルギー、低効率のまま一日を乗り切らなければならない。日々の活動をつらく感じ、そこから喜びを得られずにいる。

ステファニー自身は気づいていないが、彼女のようなイルカ型は生化学活性が逆転している。「闘争・逃走のホルモン」と呼ばれるコルチゾールは、体がストレスを感じたときに副腎から放出される。従って、リラックスしよう、休息を得ようというときには現れない生化学反応だ。

イルカ以外のクロノタイプでは、夜になるとコルチゾールの分泌量が減る。しかしイルカの場合は、夜にコルチゾール濃度が上昇するのである。

不眠症患者は睡眠に問題があるのだから、夜にコルチゾール値が上がるのは当然のことと考えられるかもしれない。確かに、ベッドに入った不眠症患者は眠れない長い夜のことを考えて不安に陥る。しかし、もし不安だけがコルチゾール値上昇の原因なら、眠りに落ちたらその値はすぐに下がるはずだ。ところが下がらないのである。ドイツのゲッティンゲン大学の研究チームが、七人の不眠症患者を対象に、夜間の血漿内コルチゾール値の変化を調べた。[注2]すると、入眠後も被験者のコルチゾール値は下がらなかったのだ。そして、コルチゾール値が高い者ほど、夜中に頻繁に目を覚ました。

朝になって目を覚ますとき、ライオン、クマ、オオカミのコルチゾール値は活動に備えて上昇する。イルカはどうだろう？　早朝にコルチゾール値が最低になるのである。ドイツのリューベック大学の研究者は一四人の不眠症患者と一五人の健常者の唾液中のコルチゾールを調べた。[注3]その結果、不眠症患者の早朝のコルチゾール値は健常者に比べて著しく低いことがわかった。唾液中のコルチゾール値が低い人ほど、自己申告する睡眠の質も低かった。

◉体も脳も過剰に活動している

夜間、イルカは体温低下に時間がかかり、心血管系のリズムも逆転する。ライオン、クマ、オオカミは夜に血圧が下がり、体はリラックスして低興奮（低活動）状態へ移行する。一方、イルカは夜に血圧が上昇し、過興奮（過活動）状態に陥る。二〇一五年のメイヨー・クリニックの研究によれば、睡眠不足の被験者は就寝時の最高血圧と最低血圧がともに上昇するという。被験者が眠っているときもその値は下がらず、彼らの睡眠の質に悪影響を及ぼしていた。

ステファニーがベッドに入るときに目が冴えているというのは、一〇〇パーセント正しい。どれだけ疲れていても、彼女の体は極度に興奮しているのだ。つまり、イルカの身体機能そのものが、リラックスできにくいようになっていると言える。

では、イルカの脳はどうなのだろうか？　普通に眠れる人の場合、特に何かに集中していないとき、あれこれとさまよう思考に関係する脳領域は覚醒時にのみ活発になる。一方、イルカの脳はさまよう思考の領域が**眠っているときに活性化**する。イルカにとっては、夜の夢がほかの人の白昼夢のようなものなのだ。ステファニーのような患者は、自分が眠れているのかどうかわからないとよく言う。それは本来休んで落ち着くべき時間にも、思考がさまよいつづけているからだろう。

日中も、彼らの脳は同じように過剰に活動している。二〇一三年、カリフォルニア大学サンディエゴ校の研究者が不眠症患者と眠りの質の高い人の認知能力の違いを調べるため、ＭＲＩで脳を検査した。[注4]課題が難しくなるにつれて、健常者ではさまよう思考の領域が活動を弱め、作業記憶*の領域が活発になっていったのだが、不眠症患者ではそうならなかった。彼らのさまよう思考の領域は、難しい記憶試験に集中しなければならないときもスイッチが入ったままだったのだ。ただし、認知能力そのものは健常者に引けを取らなかった。つまり、異常な脳活動のパターンも、正解を導き出す妨げにはならなかったということだ。イルカは高いパフォーマンスを発揮しているときも集中することができないと言うが、この実験の結果がその理由を明らかにしている。

◉改善のための目標設定

イルカはほかの人とはまったく違う世界を泳いでいるのだ。イルカはほかのタイプとは真逆の生理と独特な人格をもつにもかかわらず、クマが多数を占める世界で成功し、優れた結果を残すことができるのである。そう、人口の九九・九パーセントが自分には決してできないと思うようなこと——ティーンエイジャーに数学を教える——を仕事にしているステファニーのように。不眠症による疲れや脳の過活動などによる興奮状態さえなければ、彼女はどれほどの仕事をやってのけることができるだろう？

私のもとを訪れる患者のほとんどはイルカに分類できる。私はイルカ型の患者数百人の相談に乗り、日々の活動のスケジュールを手直しするだけで彼らの生活の質が改善されるのを見てきた。私はイルカの患者にとても単純な目標を設定することにしている。

- **朝の時間を有効に使うために、早い時間にエネルギーを高める。**
- **夜に安らぎを得るために、不安を減らす。**

イルカがもつ独特な生理機能は間違いなく大きな問題だ。さらに上記のクロノリズムの目標を達成するためには、彼らに共通する次のような心理的側面にも対処する必要がある。

- **非現実的な期待**　不眠症患者は、一晩で八時間眠れさえすれば、すべての問題は自ずと消えていくという幻想を捨てるべきだ。生物学的に見て、イルカの体は八時間の連続的な深い睡眠を毎晩得られるようにはできていない。しかし、彼らが日常的に六時間眠れるようにすることは可能だ。それだけで必要な体力の回復と脳の休息が得られる。
- **一貫性のなさ**　タイミングの力は〝一貫した〟生活を送ることで発揮される。イルカはもともとより神経質に物事にこだわる性質をもつのだから、そのこだわりを一週間、私の提案する変化の実行に向ければいい。私は患者に、以下に紹介するクロノリズムを自らの新しいこだわりとしてとらえるよう促している。つまり、毎日同じ時間に同じ活動――特に起床と睡眠――をするために、タイマーをセットするのだ。実行できれば、生活がすぐに改善することに気づくだろう。

理想と現実

これから紹介するのは、あくまでも理想的な世界におけるイルカの日常にとって理想的なスケジュール。でも、完璧な現実などありえない。自分では決められない人間関係や仕事の状況によって、スケジュールを完璧にこなせないこともあるだろう。それでもかまわない。

「XとYとZが時間どおりにできないのなら、何をやっても無駄だ。すべて忘れてしまおう」とだけは考えないでいただきたい。すべてか無か、という問題ではなく、一つでも変化すれば改善につながるのだから。もちろん、すべてできれば最高だが、おそらく現実的には無理な話だ。だったら、今できることから始めればいい。時間がたつにつれ、ポジティブな変化に気づくはず。そのころには、もう少しほかの変化も取り入れる余裕ができていることだろう。

イルカのクロノリズム

◉午前6時30分

典型例　ステファニーはこう言う。「疲れて起き上がれないのに、気が立って二度寝もできないんです」

理想　起きて活動する。低い血圧、体温、コルチゾール値を上げるために運動をする。睡眠慣性——目覚めたばかりでぼうっとしている状態——でつらいときに運動する気にはなれないかもしれないが、とにかく体を動かそう。私は患者に、ベッドから出て床の上で腹筋運動を一〇〇回するよう促している。そのあとうつ伏せになり腕立て伏せを二〇回。五分もすれば、心拍数が上がっているはずだ。

筋肉への（いい意味での）ストレスはコルチゾール値も上げる。一日の最初の五分で、身体機能を疲弊から活気へと反転させるのだ。二五分間運動ができれば理想的だが、数分の有酸素運動（ウォーキング、エアロビクスなど）だけでも効果はある。できるなら、運動中またはその後のクールダウン中の五分から一五分間、日光を直接浴びて脳内のＳＣＮ（視交叉上核）を活性化させよう。

◉午前7時20分～午前9時00分

典型例「無理やりシャワーを浴びてからシリアルとベーグルを食べて、一時間目の授業に間に合うように学校へ行きます」

理想　一気に目覚めるために冷たいシャワーを浴びて高タンパクな朝食をとる。先に紹介したような運動を終えたら、必ず汗を洗い流す。温かいシャワーを浴びると（体が血液を四肢に送り出そうと反応するため）深部体温が下がる恐れがある。その反対にできるだけ冷たいシャワーを浴びると、体表から内臓へと血液が流れ、深部体温が上昇する。それが「さあ、目覚めたぞ」感に関係するホルモンの分泌を促すのである。このとき、一分ほど瞑想をするのもいい。頭から水を浴びながら、六〇秒間何も考えないようにする。そうすると「今」に集中しやすくなる。私もふだんからこの方法を用いていて、そのすばらしい効果を実感している。

朝食を口にする前に、大きめのコップ一杯の水（常温）を飲もう。人はみな朝起きたとき、脱水状態にあるが、夜間も代謝が活発なイルカは特にその傾向が強い。乾いた細胞に水を補給したあとで、食べ物から栄養を得るのだ。ベーグルや砂糖入りのシリアルですぐにエネルギーを補給したい気になるだろうが、**朝に炭水化物を摂取すべきではない**。炭水化物は「快適さ」のホルモンであるセロトニンの生成を促す。眠れなかった夜のあとに食べ物で気を落ち着かせたいのだろうが、ホルモンの観点から見た場合、それは逆効果だ。セロトニンの量が増えれば、コルチゾールが減り、あなたはリラックスしてしまう。イルカの代謝にとって、朝のベーグルは鎮静剤のような働きをしてしまう、ということだ。細胞の回復と筋肉の活動を促すためには、朝はタンパク質を食べるほうがいい。卵やベーコン、ヨーグルト、プロテイン・シェイクがお勧めだ。少量のオートミールにナッツ類を混ぜるのもいい。

◉午前9時30分～正午

典型例　「霧のなかにいるような気分で、注意力も集中力もほとんどありません」

理想　**考える。**運動と冷たいシャワーと卵で頭にかかった霧を払うことができる。ふだんからコーヒーを飲むのなら、眠気を促す神経化学物質を追い払うために、今がカフェインの力を賢く使うタイミングだ。コーヒーを飲むのは一杯だけ。二杯飲めば落ち着きがなくなる。ただし、あなたがカフェイン中毒と呼べるほどのコーヒー好きなら、すぐに一杯に減らそうとしないほうがいい。徐々にカフェインを減らしていこう。

この時点でもイルカはまだ完全に覚醒していないので、何かに専念して集中するにはまだ早い。だから、朝の時間をブレインストーミングに活用してみよう。とりとめなく、あれこれと考えをめぐらせるのだ。すばらしいアイデアが浮かぶに違いない。あなたがまだ疲れを感じているこの時間、活発で創造的な精神が最高の働きを見せ、それまで気づかなかった、あるいは関係ないと思われた点と点が結びつくだろう。イルカの多くは、夜の眠れない時間を利用して日記を書いたり、アイデアの全体像を書き留めたりするが、それをするのは午前のこの時間のほうがいい。あるいは遅くとも、日暮れまでに終わらせておこう。

◉正午～午後1時00分

典型例　「ほかのことに気をとられて、昼食を忘れてしまうことがあります」

理想　何か食べる！　イルカ型の人は筋肉質でやせていることが多い。ダイエットをしているわけでも、食通でもないイルカは、生きるのに必要なだけ食べ、特に何かに気をとられているときには（インターネットはその宝庫だ）、食事する時間を惜しんだり、食べるのを忘れたりする。何かを食べるために、スマートフォンのアラームを毎日午後1時にセットしよう。体と脳に栄養――炭水化物、タンパク質、脂質を三分の一ずつ――を補給することで、過剰な興奮状態を安定させるのだ。例えば、サンドイッチ、ブリトー、スープとサラダなどがいいだろう。そして、じゅうぶんな量の水を飲むこと。午前中にコーヒーを飲んだのなら、昼食では飲まない。カフェインを取りすぎたところで、エネルギーにはならない。いらいらして食欲がなくなり、（何時間もたっているのに！）夜に眠れなくなるだけだ。

◉午後1時00分～午後4時00分

典型例　「午後はつらくて大変です。できれば目を閉じて少し眠りたいと思います。実際、時間があればデスクに突っ伏し、目を閉じることもあります」

理想　充電しよう。昼寝はしないこと！　ふだんから寝つきの悪いイルカが昼寝をしてしまうと、睡眠欲が下がり、夜に眠るのがさらに難しくなってしまう。あなたの目標は夜の睡眠時間を増やし、睡眠の質を上げることなのだから、昼寝をするのはもってのほか。コーヒーも飲まない！　イルカにとって、午後1時以降のカフェインは厳禁。昼間にエネルギーのレベルが下がったら、体を動かすことで充電しよう。力が出ないと感じたら、すぐに**「運動と日光」**と考える習慣を身につけてほしい。筋肉の多くを動かして、血圧と心拍数とコルチゾール値を上げるのだ。汗をかく必要はない。近所や職場のまわりを歩いて日光を浴びるだけでじゅうぶんだ。

◉午後4時00分～午後6時00分

典型例　「コーヒーの飲み過ぎ！　集中できないのは、疲れているからなのか、それともカフェインのせいなのか、自分でもわかりません」

理想　壁を乗り越えよう。まわりのクマやライオンが疲れはじめるころ、イルカはコルチゾール値が上がり、一日で最も覚醒した状態になる。特に炭水化物を最小限に抑え、午後に散歩をした日はそうだ。今こそ、あなたの神経質な性格を有効に使おう。プロジェクトに取りかかるのだ。頭を使う、あるいは精神力を必要とする重要課題に取り組めばいい。

まだ本調子ではない午前中のブレインストーミングで数多くのアイデアを出していたなら、今こそそれらをまとめ上げる時間だ。あなたが個人オフィスをもっているならドアを閉めて、もっていないなら何らかの形で（想像のなかでカーテンを閉めるなどして）自分だけの空間をつくり、最高点に達した覚醒を特定のプロジェクトやタスクについて詳しく検討するために利用するのだ。

◉午後6時00分～午後7時00分

典型例　「昼食抜きなのでおなかがすいています。とにかく何かをすぐに食べたい、毎晩ピザでもかまわないと思うほどです」

理想　一人になる。この時間帯には、まだ食べないほうがいい。アラームをセットして昼食を忘れなかったはずなので、空腹は我慢できるはず。食事をする代わりに、仕事のあとの〝戦略的休息〟をとるのがいい。緊張を解くために一五分から三〇分間、一人で静かに過ごす時間をつくる。通常、夜が深まるにつれコルチゾールが増え、イルカの過活動の精神はますます不安になっていく。しかし、日暮れごろに静かな一人の時間を設けることで、そのようなホルモンと感情の反応を弱める、あるいは避けることができる。

この時間に瞑想やヨガをするのもいいだろう。あるいは静かな場所で座り、この時間に限って自分の不安に目を向け、最悪のシナリオについて考えてみるのもいいだろう。毎日〝不安に向き合う〟ことで、不安に慣れてしまうのが目的だ。そうすることで、一日の意図しない時間にさまざまな不安に襲われることがなくなっていく。これを続けることで、不安が減り、心配しながら過ごす時間も短くなるはず。この方法は不眠症患者に特に有効だが、毎日同じ時間に続けなくては意味がない。「不安に向き合う時間」を忘れないように、アラームをセットしよう。

脳を再訓練して、クロノリズムをリセットするためには、規則正しい生活を送らなければならない。

患者のほとんどは、一五分間も暗い考えに向き合うことなんてできないと驚きをあらわにする。もし、五分で限界が来たなら、残りの時間は呼吸を数えて過ごそう。ゆっくり深い腹式呼吸をしながら呼吸を一〇まで数え、また一に戻る。これを繰り返すのだ。

◉午後6時30分～午後8時00分

典型例　「夕食のあと、本当の一日が始まります。完全に目が覚めて力がみなぎってくるので、用事を済ませたり、家事をやったり、コンピュータに向かったりします」

理想　**料理して夕食をとる。**さあ、炭水化物の時間だ。基本やせ型のイルカはダイエットをしなくていい。大皿のマカロニチーズやベイクドポテトを食べよう。それらはシンプルで満足度の高い食べ物として、コンフォート・フードと呼ばれるが、この呼び名がついたのもうなずける。食べるとセロトニン値が上がり、コルチゾールが減るため、過興奮状態の身体と過活動の精神が落ち着くのだ。家族やパートナーと話しておくべき重要なテーマ——相手を動揺させるかもしれない話題——があるなら、食事のときにその話を切りだそう。分泌されたセロトニンが緊張や不安を抑えてくれる。

◉午後8時00分～午後8時30分

典型例　「たくさんの用を済ませる、少なくとも済ませようとします。一つのことをやろうとするのだけれど、ほかの何か、おもにインターネットに邪魔されます。雑用やしなければならないことが絶えません」

理想 パートナーと、あるいは一人で**セックス**を。夜の8時は早いと思うかもしれないが、夕食後・就寝前のタイミングでセックスをすることには、イルカにとっていくつかの利点がある。肉体と感情を落ち着かせてくれる――リラックス効果のある「愛情ホルモン」ことオキシトシンが放出される――のはもちろんのこと、あなたに「ベッド」の新しい意味を教えてくれるだろう。眠れない不安や寝なければという焦りとは無関係なポジティブで愛情に満ちた行為を行うことで、ベッドに対していいイメージをもつことができるようになり、ベッドに入ることが楽しくなって恐れを感じなくなる。ふだん寝る直前にセックスをすることが多いなら、逆効果になる可能性が高いのでやめたほうがいい。寝る直前に激しい運動をすると不安に火がついて、「電気は消したが、脳は最大出力」状態になってしまい、ネガティブな考えを強化してしまう。

◉午後8時30分~午後10時30分

典型例 「昨夜よく眠れなかったので、今日は早めにベッドに入って、眠りを取り返そうとします。でもうまくいきません。横になったら、頭が混乱しはじめますから。やらなければいけないことや、やりたいことを考えてしまうんです。眠れない苦痛を紛らわすために、スマホでフェイスブックを眺めたり、映画を最後まで見てしまったりすることが多いですね」

理想　パワーダウン。夕食のあとの時間は完全にリラックスに使う。無理に精神を落ち着かせようとせず、夜にみなぎるエネルギーを有益に利用することを考えよう。テレビを見るなら家族と。映画館へ行くのもいい。散歩してアイスクリーム（糖質！）を買って食べたり、引き出しの整理など、雑用や気にかかっている用事を片づけたりするのもこの時間にしよう。ただし、たとえ何があろうと10時半にはやめること。友達と飲みに行くなら、最後の一杯は午後9時までに。アルコールは睡眠の妨げになるし、就寝までに体内のアルコールを代謝する時間が体にも必要だからだ。

◉午後10時30分〜午後11時30分

典型例　「眠れないままベッドのなか。いらいらが募り、眠れない不安が頭のなかをぐるぐる。そのせいで余計に眠れなくなってしまいます。あるいは重要なことを考えついて、夫を起こして話し相手になってもらうこともあります。これではうまくいくはずがありません」

理想　パワーダウン。夜に電子機器を使うと眠りにくくなる。青色波長光、いわゆるブルーライトがメラトニンの分泌を抑制してしまうのだ。**午後10時半までにスマートフォンを含めすべてのスクリーンをオフにして、ブルーライトを浴びるのを徹底的に避けよう**。私はこの時間を「パワーダウン時間」と呼んでいる。もし、どうしてもテレビを見なければならないのなら、画面を暗くして、少なくとも三メートルは離れた位置から見ること。実際、家じゅうのすべての電気を暗くすることで、メラトニンの生成と分泌を促すことができる。夜にブルーライトをカットするために開発された特殊な電球があるので、これを使うことをお勧めする。

同時に、コルチゾール値と血圧を下げる活動に気を向けよう。掃除や整理が頭を悩ますなら──そうした活動は頭を使う──この時間できっぱりやめてしまう。お勧めは、熱いシャワーを浴びたり湯船につかったりして体の深部体温を下げること。気楽な話題について、静かに会話する。抱擁。瞑想。軽めのストレッチ運動。死ぬほど退屈だと思うことを、この時間にやる。わくわくしたり興奮したりすることは避けること！　イルカのさまよいがちな心は、メールをチェックしたりインターネットのリンクをクリックしたりすると、余計に興奮して混乱してしまう。不眠症患者には、夜に伝記や回想録を読むことは勧められない。私の患者との経験から、ノンフィクションはフィクションよりも精神を活性化させてしまう。だから、読むなら小説のほうが安全だ。それかいっそのこと、コンピュータの説明書のように退屈でどうしようもないものを読む。とにかく、パワーダウンに努めよう！

◉午後11時30分

典型例　「横になったままいまだに眠れません」

理想　ベッドに入る。イルカはこの時間まで床に就こうとしないほうがいい。いや、夜8時のセックスのとき以外、この時間まで一分たりともベッドで過ごしてはならない。ベッドでゴロゴロしない。テレビも見ない。本も読まない。イルカにとって、ベッドはセックスと寝るためだけの場所だ。

夜の11時半にベッドに入ったら、**「漸進的筋弛緩法」**を試してみよう。足首からふくらはぎ、膝へと順に意識を向けながら呼吸とともに筋肉を緩めていき、最後に首、頭の力まで抜く。

あるいは、三〇〇から三ずつ引き算をしながら〇まで数える。二〇分たってもまだ眠れないときには、いったん起き上がって暗い部屋で一五分ほど椅子に座ってから、また横になる。この二〇分・一五分のサイクルを繰り返すのだ。この方法は**「刺激制御」**と呼ばれていて、ただ横になっていることから生じる不安をなくすために考案された。この方法を使っても眠れない夜があるだろうが、そのうちベッドのなかでの不安と血圧が下がり、連続的に質の高い睡眠を得る機会が増えていくだろう。

◉午前0時30分〜午前2時30分

典型例　「何度も寝返りを打つ時間。不安は高まるばかりで、時計を眺めては、今から一〇分か二〇分以内に眠れたら、朝まで何時間寝られるだろうか、などと考えてしまいます。全身がこわばっているのを感じます」

理想　**フェーズ1に入る。**ここまで紹介したクロノリズムに従った生活を続ければ、イルカも横になってから三〇分以内に眠れるようになっていることだろう。ただし、そこまで来るのにある程度の日数はかかる（毎日欠かさず続ければ一週間から一〇日ぐらいだろう）。イルカにとって最も大切なのが、**睡眠に入ってから最初の二時間**だ。この「フェーズ1」で肉体的な回復が得られる。筋肉と脳が日中の緊張から解放され、全身の細胞レベルで修復と再生が行われる。理想的なスケジュールを採り入れてから最初の一週間は、常に三〇分以内に眠ることはまだできないとは思うが、あきらめてはならない。とにかく、スケジュールを守りつづけよう。この方法で健康になった患者を、私はこれまで数多く診てきた。横になったら時計を見ないこと。見たところで、いらいらが募るだけ。ステファニーと同じように、あと何時間寝られるだろうかなどと頭のなかで計算してしまうのがオチだ。刺激制御を実践するなら、スマートフォンのタイマー機能を使えばいい。そのときも、時刻は確認せずに、予想するだけにとどめる。

◉午前2時30分～午前4時30分

典型例　「眠れたとしても、とても浅い表面的な眠りで、何度も目を覚まします。そして、また眠れるかどうか考えてしまいます」

理想　**フェーズ2に移行する。**睡眠時間の真ん中にあたるフェーズ2では、あまり多くのことは起こらない。単なる睡眠、それがフェーズ2だ。突然目が覚めたとしても慌てないこと。**目が覚めるのは、まったく普通のことだ。**誰もが、九〇分ごとの睡眠サイクルの終わりに数秒間目を覚まし、また次のサイクルに入るのだから。深く眠る人はそのことを覚えていないだけで、実際には目を覚ましている。イルカは眠りが浅いため、ほかのタイプよりも目覚めやすい。だから、目覚めに対する考え方そのものを変えてしまおう。目覚めは予想されること――健全な睡眠に欠かせない一部なのだ、と。普通のことと考えれば、夜中に目が覚めてもそれを気に病むことがなくなるだろう。結果として、不安が減り、目覚めの時間も短くなっていくに違いない。

◉午前4時30分～午前6時30分

典型例　「時計に4時という表示を見ることはめったにありません。さすがにその時間には眠っています」

理想　フェーズ3へ移る。睡眠時間の最終期に、レム睡眠（急速眼球運動睡眠）が訪れる。このときに記憶が定着し、脳内のクモの巣が取り払われる。睡眠時間の短いイルカにとって、このフェーズ3を二時間とるのが大目標になる。

◉午前6時30分～午前7時00分

典型例　「疲れたまま目を覚まし、今日一日は寝ぼけまなこで何とかやり過ごして、今夜こそは早く寝ようと誓います」

理想　すっきり目覚める。もし、六時間しっかりと眠り、3フェーズの時間配分も適切だったなら、イルカの心身は一日の課題をこなすのにじゅうぶんなほど回復しているはずだ。

週末、朝寝や二度寝をする時間があったとしても、スケジュールどおりの時間に起きること。

イルカにとって長寝は以下の二つの理由から罠だと言える。

まず、長寝は役に立たない。イルカに必要なのは、回復を促すフェーズ1で深く眠ること（デルタ睡眠）で、就寝直後が重要なのだ。睡眠の最後の三分の一を長くしたところで、すっきりすることはない。

二つ目の理由として、慎重に築き上げてきたクロノリズムが、長寝によって乱されることが挙げられる。すでに述べたが、イルカの糧になるのは規則正しさだ。そこには毎日の起床時間も含まれる。週末や休暇中も例外ではない。長寝してしまうと一日のリズムが乱れ、夜に眠れなくなる。それが連鎖反応を引き起こし、夜に眠れず、昼にもうろうとする生活（いわゆる社会的時差ぼけ《ソーシャル・ジェットラグ》）に逆戻りだ。毎日決まった時間に起きて、一日を活動的に過ごし、ときどき散歩をする生活を続ければ、イルカの睡眠の質は明らかに改善し、日々のエネルギーと集中力が増すと、私は保証する。その恩恵たるや、日曜日にリフレッシュ効果のない浅いレム睡眠を一時間長くとることの比ではない。

焦らずゆっくり

変えることが多い、と思ったのではないだろうか？　実際、そのとおりだ。でも、ゆっくりと少しずつ、週に一つか二つの小さな調整をスケジュールに採り入れていけば、急激な変化なしに生活とクロノリズムを一致させることができるだろう。一週、一週を積み重ねていくことで、一カ月もすればあなたの総合的な生活の質は大いに改善しているに違いない。

第一週

起床時間と就寝時間を決めて守る。

起きてすぐに運動して、心拍数を上げる。

午後1時以降はカフェインを避ける。カフェインを摂取してもすっきりしないうえに、夜の睡眠の妨げになるだけだからだ。ハーブティーに切り替える。

第二週

前週の変化を続ける。

朝食にタンパク質を、昼食はバランスよく、夕食で炭水化物の六〇パーセントをとる。

朝には冷たいシャワーを浴び、夜には熱い風呂に入る。

第三週

前週の変化を続ける。

午後に散歩する。

日暮れから夜の早い時間のあいだに、重要で真剣な、重い話題について話し合う。

第四週

前週の変化を続ける。

夕食前の瞑想、夕食後のセックスなど、ストレスを解消する活動を行う。

パワーダウン時間。午後10時にすべてのスクリーンをオフにする。

刺激制御を試す。二〇分横になっても眠れないときには暗い部屋で一五分間静かに座り、またベッドに戻る。

＊作業記憶とは、「ワーキングメモリー」とも呼ばれ、作業や動作をするときに必要な情報を一時的に保ち、処理する能力。ここで処理されるのが短期記憶である。

イルカの一日の理想スケジュール

午前６時30分　起床。スヌーズを使わない。

午前６時35分　寝室の床で、または着替えて外に出て、25分間の運動。室内で運動するときは、クールダウン時に10分ほど日光を浴びるよう心がける。

午前７時10分　冷たいシャワーと１分間の瞑想。

午前７時30分　高タンパク質の朝食。

午前８時00分　身支度をする。

午前８時30分　出勤。自営業者は始業。

午前９時30分〜午前９時45分　コーヒー休憩。

午前10時00分〜正午　クリエイティブな思考の時間。夢想してアイデアを書き留める。大局的な観点からやるべきことのリストをつくり、調べたり、考えたりする。

正午〜午後１時00分　昼食。欠かさないこと！

午後１時00分〜午後４時00分　昼寝厳禁！　コーヒーも飲まない！疲れを感じたら、できれば屋外で散歩しよう。日光に当たるのがいい。

午後４時00分〜午後６時00分　頭がいちばん冴えていて、生産的になれる時間。難しい課題に取り組もう。

午後６時00分　緊張を解くために、15分間一人になる。

午後６時30分　炭水化物多めの夕食を料理。

午後７時00分〜午後８時00分　食事をしながら家族や友人と真剣な、重い、あるいは実利的な会話を。炭水化物が不安を和らげてくれる。

午後８時00分　パートナーと、あるいは一人でセックス。

午後８時30分〜午後10時30分　余韻にひたる。セックスで分泌されたホルモンがリラックス効果を発揮し、体を睡眠へと

	導く。家事、インターネット、テレビ鑑賞などはこの時間に。
午後10時30分	すべてのスクリーンを消して、神経を使う活動をやめる。小説を読んだり、軽い会話をしたりする。熱いシャワーか風呂。
午後11時30分	就寝。不眠による不安を取り除くために「刺激制御」を行う。１時間以上たっても眠れないときは、就寝時間を30分遅くしてみる。

第3章 ライオンにとって理想的な一日のスケジュール

クロノリズムの観点から見た場合、ライオンは当たりくじを引いたと言える。なぜなら、彼らの心身は物事を成し遂げるためにつくられたようなものだからだ。ベンジャミン・フランクリンの意見は科学的見解と一致している。朝、早起きする者は総じて健康で、仕事ではリーダーやトップになる可能性が高く、財をなす。

では、彼らは知性が高いのだろうか？　ライオンの平均知能指数は、ほかのクロノタイプのそれと大差ない。ただ、彼らは自分に与えられた才能を最大限に発揮しているだけだ。ライオンは、学校では成績優秀で、いつも手を挙げる頑張り屋。いい内申点をもらえるのも彼らだ。

ロバート[注1]は二八歳、ボストンの会社でマーケティング部門の幹部を務めている。とあるビジネス昼食会で私は彼に出会った。私が睡眠を専門にした心理学者だと知ると、ほとんどの人が自分の睡眠について話してくる。

ロバートが話した内容は、まさに典型的なライオンのスケジュールだった。彼は毎朝5時に目を覚ます。でも夜の10時には睡魔に襲われ目を開けていられなくなるという。ほかの特徴――高いエネルギー、引き締まった体つき、職業――から、私はロバートをまさに「〝プライド〟の人だ」と感じた（ライオンの群れも〝プライド〟と呼ばれる）。出会ってすぐに「彼はいつの日か、人の上に立つだろう」と思えるような人物だ。

「私は時間を守っていて、それが仕事に大いに役立っています」とロバートは言った。「たくさんの仕事をやり遂げます。起きてすぐ、仕事がしたくてうずうずしています。頭のなかにはいつも長期的な計画や目標があるんです」

仕事のうえでは、早起きする人の多くは活動的で、集中力があり、目標への意識が高い。アマゾン、ＡＯＬ、アップル、エイボン、ディズニー、ゼネラルモーターズ、ハフィントン・ポスト、ペイパル、ペプシコ、スターバックス、ユニリーバ、ヤフーの現在あるいは元ＣＥＯ（最高経営責任者）たちが夜明け前の起床が成功の秘訣の一つだと発言している。しかし、彼らは**ライオンではない**のだ。フェイスブックのＣＯＯ（最高執行責任者）、シェリル・サンドバーグは、子供たちと過ごすために早い時間に退社するが、代わりに朝とても早い時間にメールを送信すると言っている。夜明け前に送信されたメールを受信トレイに見つけるとき、ライオンではない部下たちはどんな気持ちになるのだろうか？　威嚇のうなり声を聞いたような気になるに違いない。午前5時から8時まで、ライオンは読書やメールで、あるいはその両方を同時進行で、過ごすことが多い。計画的にマルチタスクを行うライオンは（ほかのタイプにはばかばかしいと思えるほど）早い時間に、そして極めて効率的に、物事を成し遂げてしまう。

◉規則正しい生活サイクル

ライオンにとって、早起きは身体的な機能だ。午前3時半から4時という早朝にライオンのコルチゾール値は上昇し、メラトニン値が低下するため、夜明け前に目が覚める。睡眠慣性に苦しめられることもない。ライオンは脳の「白質」――脳梁の前頭葉と側頭葉にあり脂質を多く含む組織で、「灰白質」につながり、神経細胞同士の伝達を可能にしている――が優れた状態にあることが多い。ドイツのアーヘン大学の研究者たちが一六人の早起き、二三人の遅起き、二〇人の中間タイプの脳構造を先進的な画像技術を使って調べたが、その際、ライオンの白質がオオカミのそれよりも健全であることを発見した。[注2]ライオンの概日リズムが「起きる時間だ」と合図を送ると、脳がそれに素直に従うのである。また、彼らの生活サイクルは際立って規則正しい。ほとんどのライオンは目覚まし時計がなくても毎日――週末どころか、異なるタイムゾーンで生活しても――同じ時間に起きることができる。ただし、そのせいで旅行による時差ぼけには悩まされやすい。

タイムゾーンを飛び越えて時差のある場所へ移動する場合を除いて、彼らの規則正しい睡眠は天から授けられた贈り物だ。カナダとフランスの共同研究によれば、規則的な食事時間を守

図表2　ライオンの概日リズム

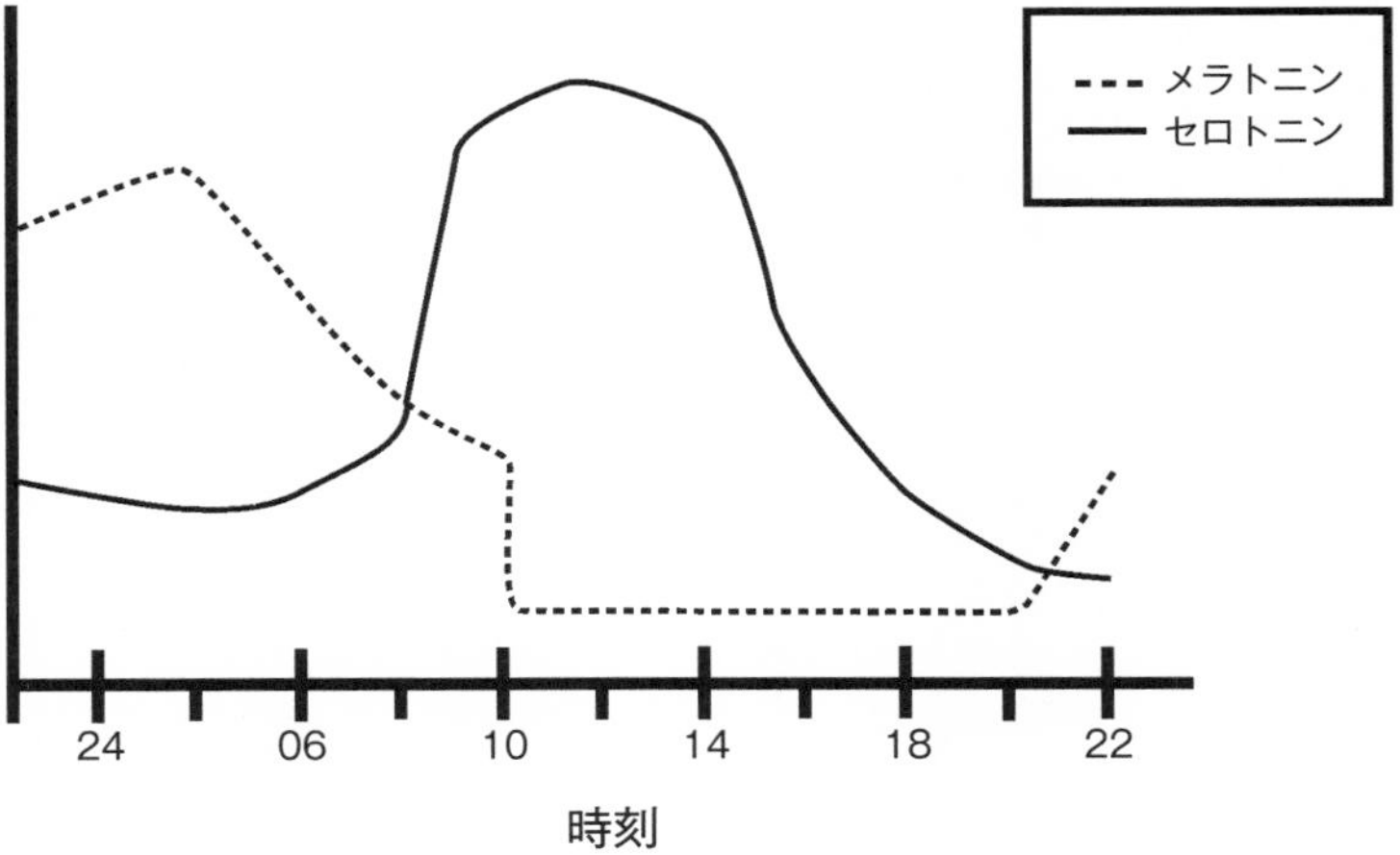

ライオンの場合、「睡眠のホルモン」メラトニンが午前４時ごろから減り、早朝の覚醒を促す。「幸せのホルモン」ことセロトニンの値が午前の半ばにピークを迎えるので、ライオンは上機嫌になる。

り、早い時間に就寝することで、不安やうつ症状が弱まり、双極性障害や統合失調症の患者の発症まで防げることがわかった。[注3]さらに、数多くの研究を通じて、早寝は心臓やＢＭＩにもよい効果があることが確認されている。夜遅くにジャンクフードを食べることが動脈硬化や体重の増加のおもな原因なのだから、早寝がそれらを予防するというのは、驚きに値しない。オオカミやクマが飲み食いしている時間に、ライオンはもう寝ているのだから。

◉夜のパーティーを楽しめない

生物学的に見て、ライオンには一連の利点が備わっている。彼らはクロノタイプの食物連鎖の頂点に君臨する存在だ。なのに、ロバートはこう漏らした。「個人としてみた場合、私の日々のスケジュールはあまりいいものではありません。人づきあいがほとんどできないんです」

詳しくきくと、彼はこう続けた。「誰よりも早く起きるので、毎朝二、三時間仕事ができるのはすばらしいことです。今のところは自分のキャリアを押し進めることに集中していますから。でも、そのうち家庭を築きたいとも思っています。ところが、私にはパーティーやバーで人と会ったりデートしたりする時間がほとんどつくれないんです。ほかのみんなが活動する時間に、私はもう眠くてしょうがないんですから」

ロバートはその少し前にあったデートの話をしてくれた。相手の女性は予定していた夕食の時間を午後9時に遅らせたのだった。「9時なんて、いつもならそろそろ寝る時間です。食事をしながらワインを少し飲んだのですが、私は一トンのレンガに押しつぶされたような感じになってしまいました。がんばって楽しそうにしようとしましたが、彼女の目の前で少なくとも三回はあくびをしてしまいました。翌日、お礼のメッセージを送ったのですが、返信はありません。私が退屈していたと思ったのでしょう。いや、退屈していたのは彼女のほうかな？　それすらわからないほどの精神状態だったんです」。要するに、デートの時間とロバートのバイオ時間がズレていたのである（詳しくは第6章を参照）。

ライオンの気分やエネルギーは早朝にピークに達するが、その後は一日を通じて次第に低下していく。二〇〇九年にベルギーのリエージュ大学で行われた研究では、極端な早起きと極端な遅寝の被験者の認知能力を、一日に二回MRIを使って検査した。[注4] 起床から一時間半の時点では、両者とも同様に覚醒していて、注意力を試す課題を問題なくこなすことができたが、一〇時間半後、遅寝タイプの被験者は疲れから回復し、集中力をつかさどる脳領域がさらに活発になったのに対し、早起きの人々は壁にぶち当たった。脳の同じ領域の活動が実質的に止まっていたのである。ライオンとは、本当に合理的なタイプなのだ。彼らのシステムのほとんどはとても効率的に働く。睡眠のスイッチも例外ではない。睡眠のスイッチがオンに切り替われば、活動力は自動的にオフになる。

◉改善のための目標設定

ライオン型のロバートが抱えるいちばんの不満が人づきあいに関係しているというのは、皮肉なことだ。彼は世界の総人口の八〇パーセントが眠っている時間にすっかり目覚めていて活動的になる。ライオンは内向的になる傾向が強いが（世界を支配することは人づきあいと無関係）、ボスあるいは未来のボスでさえ、普通の人間であり、他者と交流したい、親密になりたいと願っている。

「私と同世代の人々は何らかの機会を逃すことを恐れながら生きている、とよく言われます。私にとって、それは中身のない恐れではありません。なぜなら、私は本当にほかの人々がやっているような楽しみの多くを逃しているのですから」。ロバートはさらに続けた。「私が去ったあとパーティーでどんなことがあったのか、聞けばわかりますし、インスタグラムで写真を見ることもできます。私が寝ているあいだにも、現実の生活は続いているのです。で、目を覚ましたら、私はひとりぼっちだ」

最適なクロノリズムのために、ライオンが目指すべきゴールはたった一つだ。

- **ほかの誰よりも優れたエネルギーや積極性、鋭さを、できる限り長時間発揮できるようにして、夜の早い時間にパワーダウンするのを防ぐ。**

ライオンに適したクロノリズムを実践するにはいくつかの新しいルーティン（決まり事）を採り入れなければならないが、その際、次の二つの点に注意してほしい。

- **調整はスムーズにはいかない。**ライオンは自らの効率性に縛られる傾向がある。そのため、今のルーティンを変えることに抵抗を感じる。私がこれから紹介する一日のスケジュールは、あくまでふだんの活動に少し手を加えた程度の修正であり、総取り換えではない。食事や運動の時間を調節するぐらい、一週間もあればできるだろう。その一週間のあいだ、ライオンは空腹やいらだちを覚えるかもしれない。しかしそれも長くは続かない。そうした変化は夜に人と会う時間をつくるのに必要なことなのだ。

・**不満やいらだち。**ライオンは純粋な意志の力で物事を成し遂げ、相応の成果を得ることに慣れている。心理学的には、利益がすぐにもたらされないと、彼らは不満を抱く傾向がある。しかし、人間の体は株式市場ではないのだ。一日や一週間で結果が出るものではない。バイオ時間に生活を合わせるという目標を達成するためには、ビジネスの世界の成功と同じで、一段ずつ階段を上らなければならないのである。ライオンには意志の力で不満を和らげることをお勧めする。夜の〝壁〟を打ち破るためだと考えて、少しふんばってもらいたい。

理想と現実

これから紹介するのは、あくまでも理想的な世界におけるあなたの日常にとって完璧なスケジュール。でも、完璧な現実などありえない。あなたが自分で決められない人間関係や仕事の状況によって、スケジュールを完璧にこなせないこともあるだろう。それでもかまわない。「XとYとZが時間どおりにできないのなら、何をやっても無駄だ。すべて忘れてしまおう」とだけは考えないでいただきたい。すべてか無か、という問題ではなく、一つでも変化すれば改善につながるのだから。もちろん、すべてできれば最高だが、おそらく現実的には無理な話だ。だったら、今できることから始めればいい。時間がたつにつれ、ポジティブな変化に気づくはず。そのころには、もう少しほかの変化も取り入れる余裕ができていることだろう。

ライオンのクロノリズム

◉午前5時30分~午前6時00分

典型例　ロバートはこう言った。「目が開いたと思ったら、もう体が動いています。文字どおり、ベッドから飛び起きるんです。スニーカーを履いて、外がまだ真っ暗でも数マイルのジョギングをします」

理想　**起きて、食べて、水を飲む。**コルチゾール値が急上昇するので、ライオンはじっとしていられず、すぐに動き出すことを考える。しかし、運動するとコルチゾール値と心拍数がさらに上がってしまい、ライオンはなおさら活動的になってしまう。逆に、午後に運動すれば、疲れはじめる時間にエネルギーを回復させることができる。まだ暗い時間からジョギングするのではなく、キッチンに入って朝食をとろう。理想は起きてから三〇分以内。食後にグラス二杯の水を飲む。おなかが満たされれば、運動する気はなくなっているはずだ。ライオンは健康に気を配った食事をする傾向がある。忙しい朝に好スタートを切るために、高タンパク低糖質の

（炭水化物が少ない）ものを食べるのがいい。

◉午前6時00分～午前7時00分

典型例　「ジョギングしたのでとてもおなかがすいています。走っている最中から空腹でたまらず、食べ物のことを考えると、帰り道は走るペースが速くなります。まず食べてから、シャワーを浴びます」

理想　精神エネルギーをうまく使う。ライオンにとって、朝食のあとは長期的なキャリア目標や人間関係など、人生全体にかかわる問題について落ち着いて考えるのに最適な時間だ。早朝の一人だけの時間は、脳にとっても大局的な思考をするのに向いている。この時間にタスクリストを書いたり、その日の、あるいは週間、月間、年間の計画を立てたりしよう。世界が眠っているあいだに、世界を支配する計画を練るのだ。この時間、あなたはまだ自分の家（街、世界）にいる。だから誰にも邪魔されずに数分を瞑想に使うことで、本格的な一日が始まるまで、エネルギーの消費を抑えることができる。是非試してみよう。

◉午前7時00分～午前7時30分

典型例　「出勤のために着替えたら、家でじっとしていることができません。だからすぐに家を出て、ほかの社員が出勤する一時間前にはオフィスに到着しています。この時間を使ってデスクを整理したり、その日の仕事を始めたりします」

理想　セックスをする。コルチゾールとインスリンの急増が落ち着いたころに、ライオンはベッドに戻るべきだ。でも、眠ってはいけない。男性も女性も、朝起きてから一時間から二時間でテストステロン値が最も高くなり、性欲も高まる。つまり、ライオンにとってパートナーとあるいは一人で性行為を行うのに最適な時間ということになる。ただし、相手がオオカミ型なら、この時間にセックスしようとすると痛い目に遭うかもしれない。クマ型のパートナーは、この情熱的な目覚めを歓迎するだろう。朝に性的に満たされると、ライオンはオキシトシンが分泌し、次の数時間に備えて平穏な気持ちになれる。学校に通う子供がいるなら、ふだんは短時間の性行為で済ませて、週末に情熱的な朝を過ごそう（詳しくは第6章を参照）。

◉午前7時30分～午前9時00分

典型例「朝は絶好調で、仕事がはかどります。レポートを書くのも、調べ物をするのも、二、三時間もあればじゅうぶんです」

理想　人づきあいをする。早朝に考え事や瞑想をして性行為も済ませたライオンは、有り余るエネルギーの角が取れて、少しなごやかになっているはず。それでも余力はじゅうぶんなので、朝に光り輝く自分の姿を人に見せつけたくなる気持ちは理解できる。でも、ほかの人たちがまだ出社もしていないのに、自分だけ仕事に取りかかるのはやめたほうがいい。その代わりに、他人との交流にこの時間を費やそう。あなたが家族といっしょに暮らしているなら、この時間はまだ家で過ごすようにする。そうすれば、あなたのエネルギーとポジティブな考え方が家族に伝わり、家庭の雰囲気も明るくなるだろう。一人暮らしなら、メールを書いたり、両親とビデオ通話したり、意中の人と朝食デートをしよう。

◉午前9時00分~午前10時00分

典型例　「この時間は、仕事に没頭しています。ほかの連中が徐々に職場に現れて、仕事に取りかかろうとしているころ、私は絶好調です」

理想　交流する。スナックを食べる。仕事始めに同僚や取引相手と交流することを日課にする。ライオンは朝食ミーティングのスターになれる。朝食は済ませたのであまり空腹ではないはずだが、ちょっとしたものを食べるのがいい。四分の一がタンパク質で残りの四分の三が炭水化物の二五〇キロカロリーほどの食べ物（フルーツ入りのヨーグルト、少量のオートミールなど）が理想だ。そのときにコーヒーも飲む（起床から三時間後のコーヒーは認知能力を引き上げる）。この時間に軽食をとることで、昼食を午後までずらすことができる。昼食を遅くすると、食事で得られるエネルギーが夕方に尽きているということもなくなる。

◉午前10時00分～正午

典型例　「おなかがすくので昼食にします。本当なら、同僚といっしょに昼食をとりたいのですが、彼らはもっと遅い時間に食べるので、私はそこまで待てないんです」

理想　**議論の時間。**あなたがすでにリーダーの役割を担っているのなら、あなたのホルモン状態が戦略的決断に最適な状態になる10時ごろに、朝の会議を招集するのが理想だ。この時間、あなたの思考は最高に研ぎ澄まされ、分析力が冴えている。その状態は正午まで続くので、議論をしたり、意見をまとめたり、問題を解決したり、策を見つけたりすることに利用しよう。

◉正午～午後1時00分

典型例　「みんなが昼食をとっているころ、私のペースが鈍りはじめます。それまでの数時間フル回転していたぶん、一気に勢いがなくなって、空気が抜けたような状態なんです。コーヒーを飲んで、パワーを充電します」

理想　**昼食をとる。**昼食の一時間から二時間後に、ライオンは（クマ、オオカミ、イルカと同様に）エネルギーが低下してくる。これまでどおりのスケジュールを続けていると、ライオンはほかのタイプよりも力を失う時間が早い。クマが本調子になる時間には、ライオンはすでに消耗している。ライオンには受け入れられない状況だ。だからコーヒーやエナジードリンクで力を取り戻そうとする。しかしそれは生理学的に見て勝ち目のない戦いだ。そんなライオンにとって唯一の対応策は、昼食の時間を一時間遅くすること。先ほど紹介したような形で9時台にスナックを食べたのなら、インスリン値を低く保ったまま朝のエネルギーを使い切ることなく、昼食を正午過ぎまで遅らせることができるはずだ。昼食のために外に出れば、日の光を浴びて目も覚めるだろう。炭水化物が多い食品は避けたほうがいい。食べると眠くなってしまう。タンパク質と炭水化物と健康的な脂肪を三分の一ずつ含むバランスのよい食事を心がけよう。例えば、焼いたチキンやサーモンがのった大盛りサラダ、オープンサンドイッチ、玄米入りファヒータボウル（焼いた肉、刻んだ野菜、おろしチーズを混ぜた料理）などだ。

◉午後1時00分～午後5時00分

典型例　「ぼうっとしたまま仕事を続けます。午後、起きてから一〇時間もすれば、自分を奮い立たせることもできません。とにかく仕事を続けるために、エナジードリンクやプロテインバーに手を伸ばすこともあります」

理想　**流れに身を任せる。**洞察力や創造性はライオンの得意分野ではない。おそらく、彼らは最もイノベーティブになれる時間を問題の戦略的分析にあて、そこで全力を使い果たすからだ。午後になるとライオンの分析力の幕が下り、問題解決能力が消耗する。ライオンはその状況をいまいましく思っているかもしれないが、悲観する必要はない。ライオンが**疲れを覚え、頭がもうろうとしはじめるころ、彼らの創造性や洞察力が高まる**のである。だから、一つのことに集中しようとするのはやめたほうがいい。ある程度自由がきく職場なら、集中を解いて、まったく違う視点からあれこれと考える時間をつくろう。ミーティングを開いてブレインストーミングを行えば、斬新なアイデアが生まれるかもしれない。

創造性を引き出す方法として、日誌を書くのも悪くない。毎日、午後に一五分ほど仕事を離れて、紙のノートとペンを手に、頭のなかを漂うアイデアの数々をとりとめなく書き出し、スケッチをするのである。集中力が弱まっているのを逆手にとって、キャリアや人間関係など大きなテーマについて考えるのだ。テーマは絞らずに、思考を自由にさまよわせればいい。そこからすばらしいひらめきが得られるかもしれないのだから。

◉午後5時00分～午後6時00分

典型例　「もうくたくたです。疲れているのでいらいらしやすく、おなかもすいています。もちろん、ほかのみんなはまだ空腹ではないので、結局一人で食べるはめになります」

理想　**運動をする。**この時間にものを食べるとインスリンが増えてまた減るので、結果として、さらに眠くなってしまう。午後5時になったら食べるのではなく、運動してみよう。ライオンの多くは早起きで、ほかにすることもないので、早朝に運動しがちだ。しかし夕方まで運動するのを遅らせれば、血圧、心拍数、コルチゾール値が上昇し、エネルギーの回復につながる。それに、朝一番よりも体温が高い時間に運動をすることでけがをしにくくなる事実も、健康志向の強いライオンにとって午後に運動をする大きな利点になる。天気がよければ外で運動して、その日最後の日光を浴びよう。そのあとのシャワーでは、冷たい水を浴びること。深部体温が低下すれば、ライオンはいつものように眠くなってしまう。運動後に冷たいシャワーを浴びれば、深部体温を高く保つことができる。

◉午後6時00分～午後7時30分

典型例　「友達は仕事のあとのひとときを楽しんでいます。でも、気分もエネルギーも下り坂の私は、パーティーなどを楽しむ余裕がありません。だから、お酒を一杯か二杯飲んで頭を切り替えるんです」

理想　ディナーで一杯。午後の6時はディナーデートに最適だ。昼食を遅めにして、仕事終わりに運動したことで、あなたはこの時間まで夕食なしでやってこられただろう。クマの友達と食事に行こう。炭水化物は「快適のホルモン」ことセロトニンの量を増やし、すでにかなり下がっているコルチゾール値をさらに下げるので、避けたほうがいい。午後6時30分にパスタを一皿食べると、ライオンには強力な睡眠剤のように作用する。エネルギーを維持するためにはタンパク質の豊富なものを、あるいは血糖値を低く保つか、急激に低下させないために軽いものを口にする。

午後4時にお酒を飲むことを勧めるつもりはないが、実際のところ、この時間がライオンにとって最もアルコールの代謝に適した時間だ。午後6時の夕食で飲むのなら、一杯か二杯だけ。それ以上飲むと悪影響が出るだろう。午後7時半を過ぎたら飲んではならない。飲んでしまうと寝るまでにアルコールが代謝できず、睡眠の質が低下する恐れがある。

◉午後7時00分～午後10時00分

典型例　「もう限界を超えています。体のすべての細胞が寝ろと命じてきます。もう、一五時間も起きているんですから」

理想　思い切り楽しむ。ライオンの無駄のない効率的な睡眠システムが「寝る時間だ」と伝えてくることだろう。しかし、食事や運動の時間をずらしたあなたの睡眠欲求はまだそれほど強くないはずで、インスリンとコルチゾール、あるいは血圧が完全に下がるまで、あと一時間か二時間は起きていられるはずだ。この時間を大いに楽しもう！　ただし、コーヒーやアルコールの助けを借りようとしないこと！　飲んでも役に立たないばかりか、睡眠が乱されてしまう。翌日また世界を征服するために、ライオンは睡眠を必要としているのだから。

この時間、家でゆっくりしているなら、家族と過ごしたり、ネットや電話を通じて友達とおしゃべりしたりするといいだろう。苦労して人づきあいの時間をつくったのだから、それを最大限に利用して人間関係を育み、深めればいい。

◉午後10時00分

典型例　「もう寝てます」

理想　**シフトダウンする。**私は、ライオンには午後10時までに家へ帰るようにアドバイスしている。タブレット、モニターなど、ブルーライトを発するものはすべて消して、10時半の就寝に備える。室内のあかりも、ブルーライトを発しない特殊な電球を使うことを検討しよう。ブルーライトはメラトニンの分泌を抑えるので、入眠が遅くなる。このことはライオンとて例外ではない。この時間、テレビを見てもかまわないが、画面から最低三メートルは離れること。

◉午後10時30分～午前1時30分

典型例　「爆睡中です。爆弾が爆発しても、気づかないでしょう」

理想　**フェーズ1に入る。**以前より遅くまで起きていたため、あなたはすぐに肉体の回復期に入るだろう。ライオンの脳波はほかのクロノタイプよりも早い時間に遅く、そして深くなる。ライオンの眠りはとても効率的なのだ！

◉午前1時30分～午前3時30分

典型例　「死んだように寝ています」

理想　**フェーズ2に移行する。**睡眠の中間期は、ライオンにとって純粋な休息の時間。

◉午前3時30分～午前5時30分

典型例　「まだ寝てます」

理想　**フェーズ3へ移る。**睡眠時間の最後の三分の一、記憶の定着を促すレム睡眠が続く。いつもの時間に目覚めると頭もすっきりしていて、世界の征服を続ける準備ができている。

焦らずゆっくり

変えることが多い、と思ったのではないだろうか？　実際、そのとおりだ。でも、ゆっくりと少しずつ、週に一つか二つの小さな調整をスケジュールに採り入れていけば、急激な変化なしに生活とクロノリズムを一致させることができるだろう。一カ月もすればあなたの総合的な生活の質は大いに改善しているに違いない。

第一週

目覚めてから三〇分以内に朝食をとる。

運動は早朝ではなく、夕暮れ時に。

第二週

前週の変化を続ける。

夜ではなく、朝に自宅で、あるいは早朝ミーティング（そこにはスナックもあるだろう）などを利用して、人との交流を深める。

昼食の時間を正午に遅らせる。

第三週

前週の変化を続ける。

夕食の時間を午後6時に遅らせる。

午後7時半以降にアルコールを飲むのは、週に一回か二回だけに制限する。

第四週

前週の変化を続ける。

重要な戦略会議を午前に設定する。

午後のミーティングでブレインストーミングを行う。

ライオンの一日の理想スケジュール

午前５時30分　起床。スヌーズを使わない。

午前５時45分　高タンパク低糖質の朝食。

午前６時15分～午前７時00分　大局的・概念的に考え、思考を整理する。早朝の瞑想。

午前７時00分～午前７時30分　セックス。学校へ行く子供がいるなら短時間で済ませる。

午前７時30分～午前９時00分　冷たいシャワーと着替え。出勤前に友人や家族と交流。

午前９時00分　軽食。250キロカロリー、タンパク質25パーセント、炭水化物75パーセント。朝のミーティングと同時にできれば理想的。

午前10時00分～正午　個人的な交流、朝の会議、電話、メール、戦略的問題解決。

正午～午後１時00分　バランスのいい昼食。できれば、日の光に当たるために屋外へ。

午後１時00分～午後５時00分　クリエイティブな思考。音楽鑑賞、読書や日誌。職場ではブレインストーミングを開催。

午後５時00分～午後６時00分　できれば屋外で運動を行い、冷たいシャワーを浴びる。

午後６時00分～午後７時00分　夕食。タンパク質、炭水化物、健康的な脂肪が均等に含まれるバランスのよい食事を心がける。パスタのような炭水化物に富む食事は逆効果。

午後７時30分　アルコールはこの時間まで。これより遅い時間に飲むとノックアウトされてしまう。

午後７時00分～午後10時00分　街に出て友達と過ごす。自宅から愛する人にオンラインでつながる。人づきあいの時間を

	つくったのだから、有効に使おう！
午後10時00分	この時間までに帰宅すること。すべてのスクリーンを消して、寝るためにシフトダウンする。
午後10時30分	就寝。

第4章 クマにとって理想的な一日のスケジュール

ロサンゼルス在住のベン[注1]は三三歳、妻と三人の子供がいる。主治医の紹介で私のところへやってきた。九キロほど太りすぎではあるが、それ以外は健康だ。なのに、いつも軽い疲労感を覚えていると言う。大型ホームセンターの管理職である彼にのんびりしている余裕はない。それに、晩や週末に子供たちの相手をするエネルギーも必要だ。だが、よく眠った翌朝でも、疲れがとれていない。

「私の仕事は体力を使うのですが」ベンは初めての診察で私に説明した。「精神的にもつらい仕事です。配達、出荷、事務仕事、やることが尽きません。私には管理職として主導する責任があるのですが、それができている気がしません。夜に帰宅したら、晩ご飯を食べてリラックスすることしか考えられない。家の用事をやらなければならないし、子供たちとも遊びたいのに、どうしてもやる気が出ないのです」

クマは社会的な生き物。感情を健康に保つために、友人や家族と過ごす時間を必要としている。そこで私はベンに交友関係について尋ねてみた。「昔は仕事のあとに友達と遊べたのですが、そうこうするうちにみんな結婚して、家族をもちはじめました。だから、今では週末に会うようになりました。私は野球チームに入っていて、土曜日ごとに楽しんでいます。土曜日の夜には妻とデート。友人夫婦といっしょに食事や映画に行きます。日曜日は家族と過ごし、体を休める日です。子供たちにたたき起こされることがなければ、長寝をします」

◉「日曜夜の不眠症」

私は、週末に昼寝をすることがあるかどうか、質問した。「ええ、もちろん！　ソファで寝て、起きているあいだはポテトチップスをむしゃむしゃ。子供たちはその姿をおかしく思っているようです」。ベンはさらに続けた。「その分、日曜の夜は大変で、なかなか眠れません！　じっと横たわったまま、月曜日の仕事のことを考えてしまうんです」

ベンの状態は、「日曜夜の不眠症《サンデー・ナイト・インソムニア》」と呼ばれる。トルナ・オムニバスというオンライン調査サービスが二〇一三年に三〇〇〇人を超えるアメリカ人成人に「何曜日の夜に眠るのがいちばん難しいか」と質問した。その答えのじつに三九パーセントが日曜日だったのだ。そう答えた人のほとんどが、日曜日の夜はほかの曜日より三〇分以上入眠までの時間が余計にかかると答えた。眠るのがいちばん難しい日として二番目に多かった回答は土曜日だったが、その比率は大きく下がって一九パーセントだった。

日曜夜の不眠症は、クロノリズムのずれの典型例だろう。土曜日の夜に遅寝して日曜朝に長寝するなど、**社会的スケジュールを優先することで概日リズムが守れなくなり、社会的時差ぼけの状態に陥ってさまざまな悪影響が生じるのだ**。その状態から回復するのに、何日もかかることもある。寝不足を週末に取り戻そうとすると、概日リズムを再同期させるのにまる一週間を費やすことになり、結果として週の総睡眠時間は減ってしまう。

クマは睡眠欲が強い。体重の増加、糖尿病、心臓病、気分障害、人生に対する低い満足度など、睡眠不足が引き起こす健康リスクを防ぐためには、**最低でも一晩で八時間、週五六時間眠る必要がある**。例えば、五日間続けて毎日六時間寝たとすると、合計三〇時間の睡眠にしかならない。この場合、週末の土曜日と日曜日にそれぞれ一三時間寝なければならない。これが現実的ではないことは明らかだろう。つまり、いくら取り戻そうとしても、取り戻せないのだ！

ベンは健康と人づきあいを週末まで先送りにするという罠にかかり、睡眠と代謝とエネルギーに悪影響を及ぼすライフスタイルを選んでしまった。「平日に運動ができればうれしいんですけど、そんなことはめったにありません」とベンは言った。「時間もないし、やる気も出ません。ジムに行くのは退屈だし、どことなく孤独も感じますから、私の趣味じゃありません。そんな時間があるなら、友達とスポーツしたり、子供たちとキャッチボールをしたりするほうがいい。週末にそういうことをします」

◉社会的スケジュールに最も一致しているが……

クマは太陽の生き物だ。クマの体は太陽の周期とともにある。日が昇れば、ホルモンと心血管系が反応し、インスリン、コルチゾール、テストステロンの量が増え、血圧と体温が上がる。通常の起床時間の7時に起きれば、彼らは絶好調で一日を始められる。季節によって午後6時になることも9時になることもあるが、日が沈めば体が暗さに反応して、すぐに内分泌および心血管系が働きを弱めて睡眠に誘う。**人口の大多数がクマ型なので、社会的スケジュールは彼らのバイオ時間を軸に組み立てられている。**この点には誰もが納得できるだろう。世界の人々の半数が午後6時半に空腹になる。だから世界中でこの時間が「夕食の時間」になったのだ。世界人口の半数が午後11時に眠くなるから、この時間が「就寝時間」になった。テレビのプライムタイムは午後8時から10時まで。この時間、クマは緊張を解き、エネルギーも低下しているので、ソファに座り込むからだ。

もしオオカミが世界を支配していたら、人気ドラマは午後11時から放送されただろう。

もしライオンが大多数なら、午後7時だったに違いない。

もしイルカが地球の覇者だったなら？　ネットフリックスがあって本当によかった。

太陽の周期と同期しているので、社会的スケジュールを苦もなく守れるクマは、自分の能力を最大限に発揮できると考えられるだろう。しかし、現実はもう少し複雑で、社会的スケジュールが彼らを中心に構成されているからといって、彼らのバイオ時間といつも完璧に呼応しているとは限らない。いくつか例を挙げよう。

- 週末だけに運動する習慣が、アメリカ人が理想よりも太っている理由の一つである。
- 週末に夜遅く就寝することが、社会的時差ぼけと睡眠不足のおもな原因である。
- 一日で最も量が多くて重い食事を午後6時半にすることが、クマの腹回りに贅肉がつく理由の一つである。
- ビジネス・ランチや午後のミーティングでは、参加者から得られる貢献がほかの時間よりも少なくなる。特にクマにその傾向が強い。
- 午後11時のセックス？　この時間はクマにとって概日リズムが睡眠を欲する時間だ。ホルモンや循環系が睡眠を求めていない時間にセックスするほうが、クマが得られる満足度は高くなるに違いない。

◉改善のための目標設定

クマの概日リズムの大枠は社会的スケジュールに一致しているので、極端なライオンやオオカミよりも有利な立場にある。その一方で、クマは社会的時差ぼけに陥りやすい。従って、自らのスケジュールを微調節することで、クマはクマであることの恩恵を本当に感じることができるようになるだろう。

クマは次のことを目標にするのがいい。

- **平日に適度な睡眠と運動。**
- **代謝を上げ、体重を落とすために食事のリズムを変える。**
- **午後のエネルギーを高めるために、戦略的に昼寝と運動を行う。**

のちに紹介するクマのクロノリズムを守れない場合、次のような原因が考えられる。

- **束縛を嫌う。** クマは時間どおりに生活するという考え方を好まない。しかし実際には、望むと望まざるとに関係なく、人間は誰もが脳内の時計に合わせて生きているのだ。スケジュールに縛られていると考えるのではなく、エネルギーを増やし、減量し、人間関係を好転させ、物事に集中することができれば、本当の自由が手に入ると考えてみよう。無限の可能性が手に入るのなら、食事や睡眠、運動、人づきあい、思考などの時間を守ることぐらい、小さな犠牲ではないだろうか。
- **週末に朝寝坊や長い昼寝をする。** もしどうしても我慢できないなら、〝土曜日だけ〟四五分ほどふだんより遅く起きる、または日曜日に二〇分の昼寝をする。この程度の時間なら、クロノリズムが乱れることはない。でも、日曜日に昼まで寝るのはだめ！　一週間が台なしになってしまう。

- **夜遅くにスナックを食べたくなる。** これも克服しなければならない習慣の一つだ。理由は二つある。①夜遅くにものを食べるのはおなかが丸くなる最大の原因。それが糖尿病や心臓病、あるいは特定のがんにかかるリスクを高める。②夜遅くに食べると睡眠が乱れ、寝つきが悪くなる。クマには休息が必要だ。しっかり八時間眠ることができなければ、認知力の点でも、創造性でも、感情的にも、クマは実力を出し切ることができない。深夜のスナックがキャリアや結婚生活をだめにするのかって？　そのとおり。睡眠が乱されたクマは集中できず、いらいらしてしまう。この悪習慣はなくさなくてはならない。

理想と現実

これから紹介するのは、あくまでも理想的な世界におけるあなたの日常にとって完璧なスケジュール。でも、完璧な現実などありえない。あなたが自分で決められない人間関係や仕事の状況によって、スケジュールを完璧にこなせないこともあるだろう。それでもかまわない。「XとYとZが時間どおりにできないのなら、何をやっても無駄だ。すべて忘れてしまおう」とだけは考えないでいただきたい。すべてか無か、という問題ではなく、一つでも変化すれば改善につながるのだから。もちろん、すべてできれば最高だが、おそらく現実的には無理な話だ。だったら、今できることから始めればいい。時間がたつにつれ、ポジティブな変化に気づくはず。そのころには、もう少しほかの変化も取り入れる余裕ができていることだろう。

クマのクロノリズム

◉午前7時00分

典型例　ベンはこう言った。「アラームが鳴ると、スヌーズボタンを押す。これを二、三回繰り返したあと、起き出して一日が始まります」

理想　目覚めのセックス。早朝、クマのテストステロン値は高くなり、性欲が強まる。まだ完全に目覚めていないが、朝起きてすぐのセックスは体の活動を促し、心拍数と深部体温を上昇させるのに最善の方法だ。加えて、オキシトシンが分泌されるので、クマは一日を明るい気持ちで楽しく平和に過ごせるだろう。

セックスをする代わりに、起きてすぐにスウェットパンツとTシャツに着替えて、寝ぼけまなこのまま近所を散歩するのも心拍数を効果的に上げる方法だ。完全に目覚めるまで待とうとすると、億劫になり、運動しない理由を探してしまう。**外に出て体を動かせば、日の光があな**

たの目覚めを後押ししてくれる。子供の世話をしなければならないのなら、寝室で五分間、腹筋運動と腕立て伏せをやってみよう。塵も積もれば山となる、だ。

◉午前7時30分～午前9時00分

典型例「毎朝決まって、まずシャワー、それから朝食。コーヒーを二杯飲んで、ぼうっとしたまま車で出勤です」

理想　健康的な朝食。脳の親時計と胃腸の子時計を同期させるために、起きてから三〇分以内に朝食をとること。クマは通常、シリアルやベーグルなど、炭水化物の多いものを好む。しかし、朝に炭水化物を食べると、気分を落ち着かせるセロトニンが分泌され、覚醒と活動を促すコルチゾールが減ってしまう。**朝食では炭水化物を避けること。**代わりに、タンパク質を多く含む食品、例えばベーコンエッグ、ヨーグルト、プロテイン・シェイクなどがいい。朝からそんなに重いものを、と心配することはない。一日のカロリーの大半を朝にとる人は、夜に摂取する人よりも――総カロリー量が同じでも――ＢＭＩが低くなることが知られている。

クロノリズムを利用して減量するなら、朝食を多く、昼食は中ぐらい、午後のおやつを少し、そして夕食はほどほどに、加えて、夜遅くのジャンクフードはゼロにしよう。そうするためのヒントもこれから紹介するので、期待してほしい。

また、**朝食ではコーヒーを飲まないほうがいい。**朝にコーヒーはつきものだ、と思う気持ちは私にもわかる。しかし、朝一番のコーヒーは覚醒を促さないのだ。あなたはただ中毒に陥り、コーヒーがなければ不安になるだけ。運動と日光とタンパク質で目を覚ましたほうが、出勤時に事故を起こす可能性も低くなる。

◉午前9時00分～午前10時00分

典型例　「会社に着きます。オフィスのみんなに声をかけて歩き、テレビ番組やニュースについて話したりするので、仕事ははかどりません」

理想　一日の予定を立てる。会社に着いてすぐは、睡眠慣性で頭が回らないので仕事がはかどらない？　でも、早朝の運動やセックス、日光と高タンパクの朝食で、あなたはシャキッとするはずだ。始業後の一時間を無駄に費やすのではなく、一日の計画を立てることに利用しよう。

◉午前10時00分～正午

典型例　「ようやく完全に目が覚めます。でも、そのころにはもう仕事に遅れが出ているんです」

理想　ペースを上げる。午前の半ばにクマの認知能力はピークを迎える。研ぎ澄まされた精神を人づきあいに浪費するのではなく、難しい課題にしっかり取り組んで、記録的な速さで終わらせてしまおう。この時間、オフィスのドアを閉めるなどして一人になることができるなら、書類の山を片づけることができる。頭をさらにすっきりさせるために、コーヒーを飲むならこの時間に。カップ一杯でじゅうぶんだろう。

◉正午〜午後1時00分

典型例「昼休みの時間です。昼食は欠かせません。歩いて行ける距離にたくさんの選択肢があるのですが、たいていすぐ近くの店で、サンドイッチを買います」

理想　運動、食事、また運動。昼食の前に三〇分ほど散歩すれば、のちに食べるものをエネルギーに変える代謝が加速し、同時に、食欲も抑えることができる。クマは朝食から夕食まで順に量を減らすべきなので、昼食は朝食の半分、夕食の倍を心がける。これまでサブウェイでフットロングサイズのサンドイッチを食べていたのなら、これからはレギュラーサイズにしよう。食後にもう一度、一〇分ぐらいの散歩ができれば理想的だ。

◉午後1時00分〜午後2時30分

典型例「この時間、エネルギーという意味では、何も問題ありません」

理想　充電する。昼食時に体を動かしたら、午後にエネルギーがガクッと減るのを防げるので、分析能力のピーク時間を一、二時間引き延ばすことができる。いよいよ疲れがたまってくるまで、この時間をうまく利用しよう。

◉午後2時30分〜午後2時50分

典型例　「眠くなります。でも仕事をやめるわけにはいかないので、コーラやレッドブルを飲んで何とかしのぎます。チョコレートバーを食べることもあります。スニッカーズって、エネルギーがたっぷりなんでしょ？」

理想　**昼寝。**エネルギー回復のための短時間の昼寝、いわゆるパワーナップは、朝起きてからだいたい七時間後にするのがいい。朝7時に起きたのなら、午後2時が最適。もしあなたがグーグルやハフィントン・ポストのような先進的な企業に勤めていて、オフィスに仮眠室があるのならそこを利用しよう。自宅で働いているなら、横になって二〇分ほど目を閉じる。短時間の昼寝で、エネルギーと集中力が午前と同じぐらいにまで回復する。寝すぎてしまわないように必ずアラームをセットすること。二〇分以上寝てしまうと、睡眠慣性のせいでぼうっとしてしまう。それが消えるまで、一時間ぐらいかかるだろう。多くの人にとって、昼寝を日課に組み込むのは不可能だろうが、もしできれば、血圧が下がり、午後の生産性が上がるだろう。どうしても昼寝ができないなら、一〇分だけでも精神的にパワーダウンしよう。どこか静かな場所を探して、そこで深呼吸や瞑想をすればいい。

◉午後3時00分〜午後6時00分

典型例　「3時ごろから仕事終わりを今か今かと待ち望んで、時計ばかりを眺めてしまいます」

理想　人と交流する。それから、おやつ！　ここまで紹介してきた微調節を生活に取り入れたのなら、この時間がミーティング、顧客やクライアントとの交流、メールや電話に最適だ。昼食時に体を動かし、昼寝もしたのなら、頭がとても冴えているはず。ほかの人々の望みや心配事に集中できるだろう。クマが多数を占める職場では、一日が終わろうとするこの時間、意識がディナーや飲み会へ向きはじめる。もし、あなたが斬新なアイデアや戦略を思いついたのなら、この時間に発表すれば、ボスを含め同僚たちは聞く耳をもってくれる。彼らが賛成しやすくなっているタイミングを利用して、自分の意見やアイデアを認めさせよう。

午後4時に、タンパク質が二五パーセント、炭水化物が七五パーセントの、およそ二五〇キロカロリーのスナック（ピーナツバターとリンゴ、あるいはチーズとクラッカーなど）を食べれば、仕事終わりまでに必要なエネルギーを補給できる。

◉午後6時00分～午後7時00分

典型例　「夕食！　家に着くころには、もうおなかペコペコです！」

理想　運動をする。　この時間、クマの身体能力は最高点に達する。肺活量も心拍数も、最大限にまで高めることができるし、反射神経も研ぎ澄まされる。人なつっこくて社交的なクマには、運動能力の高まっているこの時間に、友人とチームスポーツに興じるのがお勧め。バスケットボールのクラブに入る、友達とスポーツのレッスンを受ける、などだ。他人といっしょに汗を流すのに抵抗があるなら、ジョギングしたり、子供と遊んだり、早歩きで買い物などを済ませたりするのに、この〝運動時間〟を使おう。

一方で、この時間は友達と飲みに行くのにも最適な時間だ。晩の早い時間は、クマのアルコール耐性も最高になるので、酔わずに数杯楽しむことができる。体がアルコールを代謝する時間もじゅうぶんにあるので、睡眠が妨げられることもない。

◉午後7時30分〜午後8時00分

典型例　「たらふく食べたので、残る望みは部屋着に着替えてソファでゆっくりするだけです」

理想　夕食と会話。夕食は一日でいちばん軽くしなければならない。小腹を満たすもの、例えばスープやシチューとサラダなどを口にする。6時にもうおなかペコペコのあなたにとって、夕食の時間を今までより一時間遅くするのはとても難しいことに思えるだろう。しかし、午後の7時半まで食事の時間を遅らせることができれば、10時にジャンクフードに手を出すリスクが小さくなる。クマが太りがちな最大の理由は、夜についつい冷蔵庫を開けてしまうことなのだ。最後に食べ物を口に入れるのが夜8時を過ぎることがなければ、クマは代謝が活発になり、エネルギーが増し、おなかまわりの贅肉が減る。夜食として就寝前の三時間に何かを食べれば、体の深部に血液と熱が集まる。これは体にとって、覚醒を続ける合図を意味している。また、消化液が増えるので、横になると胸焼けする可能性も高まる。

夕食をほどほどにして、さらに日中に数回の運動と日光を得ていたなら、この時間も気分が上々のはず。一日は終わりに近づき、あなたはリラックスしている。気分が優れ、ポジティブな波に乗っているクマのあなたなら、家族や友人とやっかいな問題について話し合うこともできるだろう。

◉午後8時00分～午後10時00分

典型例「週末は、妻といっしょに映画やコンサートへ行ったり、友達と飲みに行ったりします。でも平日のこの時間はだいたいテレビを見たり、コンピュータゲームをしたり、ネットサーフィンをしたりして、寝るまでの時間をつぶします。で、そのときに、何度もキッチンへ行っては、食べ物をあさってしまうのです！」

理想　ブレインストーミング。注意力や集中力が低い時間は、創造性がピークに達する。椅子に座って真剣にアイデアを呼び起こそうとするよりも、疲れてぼうっとしているときやほかの何かをしているときのほうが、すばらしいアイデアが浮かびやすい。クマの生態にとって、就寝までの二時間がパワーダウンのときだ。この時間、特に何もしなくてもアイデアが浮かんでくる。ブレインストーミングに最適な場所は湯船のなかだ。お湯の温かさが心を落ち着かせ、思考をさまよわせてくれる。加えて、深部体温も低くなるので、眠気も増す。創造性を高めるほかの方法として、読書、瞑想、ゲーム、たわいない会話を挙げることができる。

◉午後10時00分～午後11時00分

典型例　「この時間もまだテレビやネットを見ています。もちろん、スナックを食べながら、です」

理想　**パワーダウン時間。**午後10時に、すべてのスクリーンをオフにしよう。この時間にスマートフォンやタブレットの発するブルーライトを浴びると、メラトニンの分泌が抑制され、寝つきが悪くなる。すべてを消して、本を読んだり、ストレッチ運動をしたり、瞑想をしたりする。もう一度セックスするのもいい。

◉午後11時00分～午前0時00分

典型例　「11時にベッドに入ります。深夜のニュースを見ることもあります。妻も私もフェイスブックをやっているので、フィードを眺めて、友達の投稿について話したりします。元気があるときは、妻のベッドに潜り込むことも……」

理想　**フェーズ1に入る。**クマは睡眠欲が強いので、一晩でおよそ八時間、ちゃんと眠る必要がある。胃がスナックで満たされたうえに、ブルーライトを浴び過ぎれば、眠るのはとても難しい。入眠の時間が遅くなると、さまざまな障害が生じる。しかし、早朝にセックスをして、時間どおりにすべてのスクリーンを消したあなたが今この時間にすべきは、ベッドに入ってただ眠ること。一日を活動的に過ごし、夜にスナックを食べなかったのだから、すぐに深い眠りが訪れるに違いない。睡眠の最初の三分の一で、体の疲れが回復する。細胞に回復と再生がもたらされる。

◉午前1時00分～午前3時00分

典型例　「普通、夜の12時にはもう完全に眠っていますが、日曜日は例外です。午前2時ごろまで眠れないこともあります」

理想　**フェーズ2に移行する。**睡眠の第二期は純粋な休息の時間。

◉午前4時00分～午前7時00分

典型例　「いびきをかいている、と妻は言います」

理想　**フェーズ3へ移る。**睡眠の最後の三分の一で、レム睡眠が訪れる。筋肉が活動をやめて喉が狭くなるのがいびきの原因。首回りに余分な肉がついていることも、いびきをひどくする。いびきをかいているあいだに記憶が定着し、頭のなかのクモの巣が取り払われる。クロノリズムに従った生活を送れば、この脳の回復が三時間しっかりと行われ、朝、すっきりと元気に目覚めることができるだろう。

焦らずゆっくり

変えることが多い、と思ったのではないだろうか？　実際、そのとおりだ。でも、ゆっくりと少しずつ、週に一つか二つの小さな調整をスケジュールに採り入れていけば、急激な変化なしに生活とクロノリズムを一致させることができるだろう。一カ月もすればあなたの総合的な生活の質は大いに改善しているに違いない。

第一週

起床時間と就寝時間を決めて守る。

最大の食事を夕食から朝食に変える。

眠りが浅くなるタイミングでアラームが鳴るよう設定されたアプリなどを使い、穏やかに起きる方法を採り入れる。

第二週

前週の変化を続ける。

午前に実務を、午後遅くに創造的なブレインストーミングを行う。

朝ではなく午後に同僚と交流する。

第三週

前週の変化を続ける。

三度の食事の前後に運動することを心がける。たった五分の散歩でもいい。

夜の8時を過ぎたら、何も食べない。アルコールも飲まない。

週末に遅くまでパーティーをしていた翌朝も、いつもより四五分以上長寝しないこと。

第四週

前週の変化を続ける。

夜遅くではなく、早朝にセックスをする。

午後2時半に二〇分の昼寝をする。

クマの一日の理想スケジュール

午前７時00分　起床。スヌーズを使わない。

午前７時00分〜午前７時30分　セックスまたは運動をして心拍数を上げ、コルチゾールの分泌を促す。できれば外で運動をする。25分間運動する時間がないのなら、５分でもいい。何もしないよりはまし。

午前７時30分　高タンパク低炭水化物の朝食。コーヒーは飲まない！

午前８時00分〜午前９時00分　出勤。起床後にカフェインをとらずに運動をしたのなら、より安全に通勤できる。自宅が職場なら、すぐに仕事に取りかかる。

午前９時00分〜午前10時00分　一日の予定を整理して計画を立てる。

午前10時00分〜正午　生産性が最も高まる時間。仕事に集中して、すべきことをやり終えよう。コーヒー休憩。

正午〜午後０時30分　激しい運動ではなく、ウォーキングが最適。

午後０時30分　昼食。朝食より少なく、夕食よりは多い量を。食後、10分の散歩。

午後１時00分〜午後２時30分　午後にエネルギーが落ち込むまで、あと１時間。

午後２時30分〜午後２時50分　昼寝。できないなら、静かな場所を見つけて、数分間の深呼吸法を。

午後３時00分〜午後６時00分　気分は最高。前向きになれるこの時間を、ミーティング、電話、メールなどに利用しよう。

午後４時00分　軽食。250キロカロリー、タンパク質25パーセント、炭水化物75パーセント。

午後６時00分〜午後７時00分　午前にやらなかったのならここでエクササイズ。運動代わりに、子供たちと遊んだり、買い物など用事で歩き回ったりするもよし。友達と飲

	みに行くのもいい。
午後７時30分	ディナー！　スープやシチューとサラダなど、空腹を満たすだけの量を食べる。
午後８時00分～午後10時00分	人との交流の時間（ただし、しらふで。質の高い睡眠を得たいなら、夜８時以降は酒を飲まない）。軽い会話。心地よく入浴して、思考を羽ばたかせよう。すばらしいアイデアを思いつくかもしれない。
午後10時00分	すべてのスクリーンを消す。瞑想、ストレッチ、リラックス。
午後11時00分	就寝。

第5章
オオカミにとって理想的な一日のスケジュール

アン[注1]が部屋に入ってきたとき、私はすぐに彼女がオオカミだとわかった。二児の母であるアンは四〇歳。たいていの人は疲れた顔をしている午後5時の診察に、彼女はつらつとしていた。彼女の脳は一分で一〇〇万マイルを駆ける。まさにオオカミそのものだ。オオカミは頭の回転が速く、さまざまな観点から状況を把握する。アンは理想体重よりも一三キロ以上太っていた。これもオオカミらしい特徴だ。もちろん、オオカミ型の人がみな太り気味なわけではない。しかし、オオカミは一般に**夜遅く食べる傾向があり、誘惑に負けやすいたちなので、ほかのクロノタイプよりもBMI値が高いことが多い。**

彼女は不眠に悩まされていた。「私は夜の12時ごろにベッドに入るのですが、すぐには眠れません。次の日にやることやどうでもいいことを考えてしまいます。ようやく眠りに落ちるのは深夜の2時ごろです。朝の7時にアラームが鳴るのですが、心臓が止まるのではと思うほど、毎回その音に驚かされます。乱暴に現実に引き戻される……そんな感じです」

ちなみに、心臓発作と脳卒中の大半は午前4時から正午までに発生する。健康問題の多くで〝時間〟が重要な鍵を握っているのだ。喘息の発作、関節炎の発症、てんかん発作、胸焼け、発熱など例はいくらでも挙げられる。

アンはむりやりベッドを抜けだす。二人の娘と夫を起こすためだ。シャワーを浴びて着替えてから、子供たちの準備を手伝い、朝食を用意する。「私の頭には濃い霧がかかっているようです」とアンは言う。「シリアルにミルクをかけるとか、やることはすべて覚えているので、体が勝手に動きます。でも、脳細胞が二つ以上必要になるような難しい質問をされたら、もうダメです」

「朝食はとりません」と、アンは私の質問に答えた。「食欲がありませんから。一日のうちで、この時間だけはどうしても食べられないんです。家族が食べているあいだに二杯、会社へ向かいながらもう一杯、コーヒーを飲みます」。グラフィックデザイナーのアンは、アリゾナ州のスコッツデールにある小さな広告会社へ車で通勤している。「出勤中も、半分眠っています」と、彼女は言った。「それでも事故を起こさないのは、カフェインのおかげでしょう」

不機嫌でぼんやり、アンは午前の仕事ぶりをこう表現する。「時間の無駄です。肉体はコンピュータの前に座って何かをやっているけれど、質の高い仕事ができるようになるまで数時間もかかります」。さらにこう続けた。「11時ごろまで、まともな仕事ができません」

◉夕方からの二時間が実質的な労働時間

午後遅くになってようやく、アンは調子が出てくる。「午後4時ごろのティータイムが、職場で最高の時間です。私の実質的な作業時間はたったの二時間。この時間は調子がよくて、仕事がはかどります。でも、もし午前中から頭が冴えていてバリバリ働けたら、どれほどのことができるだろうと思うのです。部署のトップになれるかもしれません。なりたいかどうかは、別の話ですが」

「夕方の6時ごろ、ちょうどラッシュアワーの時間にオフィスを出て、家へ帰ります。このころからはっきり目が覚めてくるのです」。アンはさらに続けた。「家に着いたら、私はベビーシッターを帰して、子供たちに一日について尋ねたりするのですが、話に集中できません。頭がまだ仕事を続けているのが、その理由の一つです。今日こんなことができたはずなのにとか、明日はあれをやらなきゃとか、いろんな考えが頭をよぎって、子供たちの話が入ってきません。だから、ひどい親だと、自分を責めてしまうのです。夫は仕事から帰ってくると、いつもとても疲れています。お金の話とか子供たちのこととか、何か重要なことを話しかけると、いつも『朝に話そう』と言ってきます。夫がベッドに入るころ、私は友達からのメールに返事を書きながら、今度こそ早起きしてジムへ行くぞと心に誓います。そのジムには五年前から会費を払っているのに、まだ三回しか行ったことがありませんから。はい、夕食のとき、私はボトルを開

図表3　オオカミの概日リズム

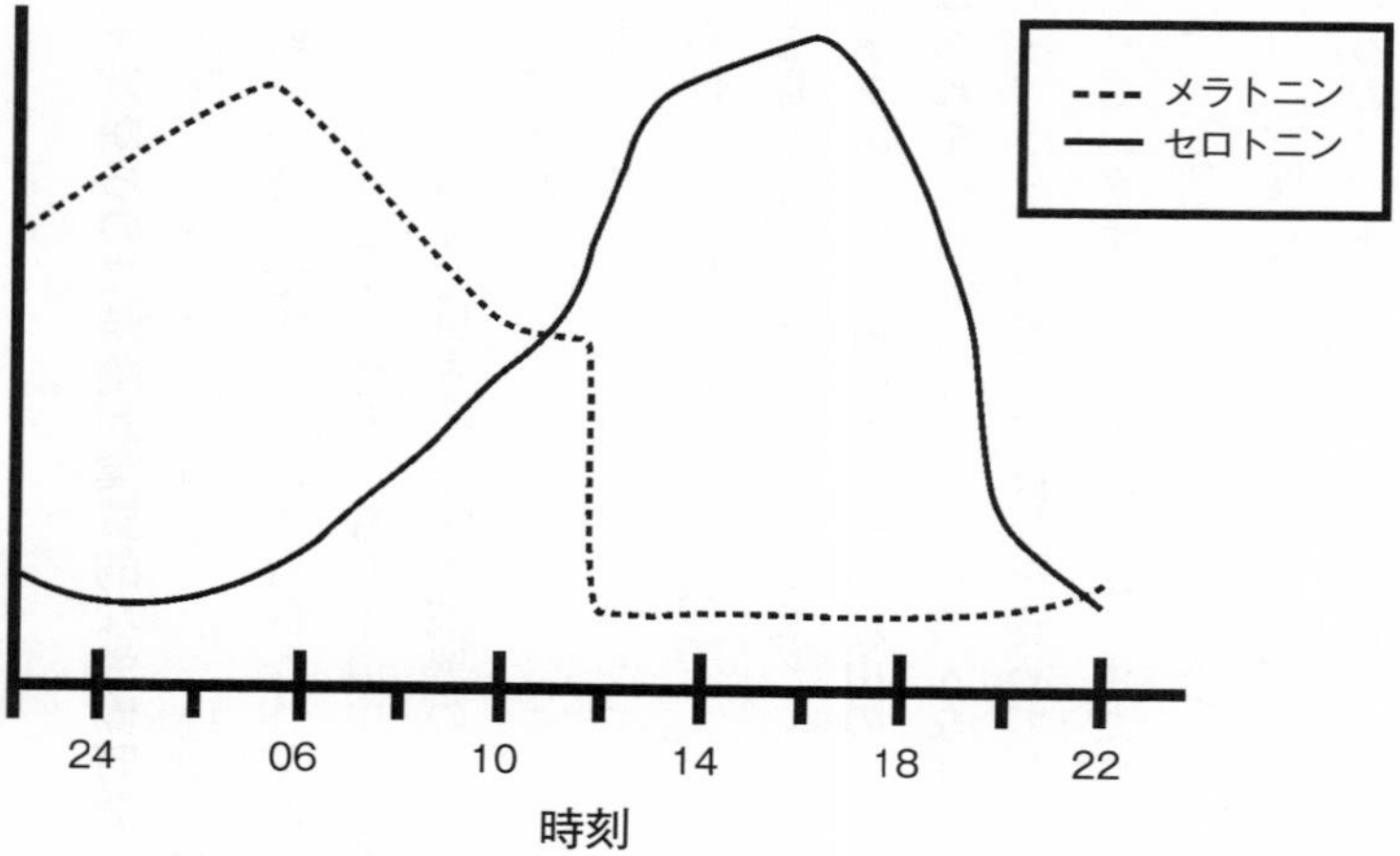

オオカミの場合、メラトニン値が午前7時から正午まで下がりつづける。セロトニン値のピークは夕方なので、仕事が終わるころに上機嫌になる。

けます。数杯飲んだら、もう何もできなくなって、ただ子供たちのジャンクフードを食べて（もう一つまみ）、フェイスブックを眺めて（もう一リンク）、連続ドラマを一気見する（もう一話）だけです」

アンは物事を成し遂げられない自分に不満を覚え、その原因は不眠症に違いないと考えたのだった。そこで彼女は（睡眠の専門家ではない）複数の医師の診察を受け、睡眠薬や抗うつ剤など、さまざまな薬も試してみた。しかし、彼女は不眠症ではない。私はそう診断した。彼女の睡眠能力は損なわれていないからだ。アンは入眠することができたし、いったん眠れば、質の高い睡眠を得ることができた。彼女自身がそう報告している。ただ、睡眠の量がじゅうぶんでないだけだ。

彼女の問題は、オオカミとしてクマの世界に生きていることにある。

◉改善のための目標設定

仕事のスケジュールを大きく変えることは不可能だが、それでもアンはいくつかの点で簡単な変化を取り入れるだけで、職場での働きぶりを大きく改善し、人間関係の質や、体調や、将来の展望や、総合的な健康を劇的に向上させることができるだろう。

オオカミの目標として次の点を挙げることができる。

- **仕事時間中の効率を上げる。**
- **代謝速度を上げるために食事のリズムを変える。**
- **毎日の睡眠時間を増やす。**
- **気分のむらをなくし、人生の満足度を高める。**

オオカミは創造的で、新しいことに挑戦する前向きな姿勢をもっている。オオカミは、私が提案するクロノリズムに従うことをおもしろい科学実験とみなすだろう。もしオオカミがクロノリズムを守ることに失敗するなら、次の三つの理由が考えられる。

• **反抗心**。オオカミ型のあなたには、クロノリズムを反抗すべき規則ではなく、絶対的な原理だとみなしてもらいたい。重力は規則ではない。絶対的な原理だ。重力に逆らったらどうなるだろう？　顔面から地に落ちるだけだ。オオカミにとって、「タイミング」は絶対だ。守ることができれば、あなたは空高く舞い上がることができるだろう。

• **焦り**。オオカミは繊細なので、物事が思うように進まなければネガティブな考えにとらわれ、自分を責める傾向がある。最も望ましくない状況だ。目的はあくまで生活を整理し直してより大きな幸せを手に入れることであり、あなたを不安や憂鬱に陥れることではない。**変化は最初の一週間が過ぎてから現れはじめる**ということを、覚えておこう。ポジティブな変化が現れるのを気長に待てば、恩恵が得られるようになる。

• **衝動性**。オオカミは誘惑に負けやすく、直感的に決断することが多い。その性質を、スケジュールの範囲内で活かすようにしよう。例えば、私は食事の前後の散歩を提案しているが、バイオ時間に従って食事や散歩をしながら、行き先や食べ物を直感的に決めればいい。

理想と現実

これから紹介するのは、あくまでも理想的な世界におけるあなたの日常にとって完璧なスケジュール。でも、完璧な現実などありえない。あなたが自分で決められない人間関係や仕事の状況によって、スケジュールを完璧にこなせないこともあるだろう。それでもかまわない。「XとYとZが時間どおりにできないのなら、何をやっても無駄だ。すべて忘れてしまおう」とだけは考えないでいただきたい。すべてか無か、という問題ではなく、一つでも変化すれば改善につながるのだから。もちろん、すべてできれば最高だが、おそらく現実的には無理な話だ。だったら、今できることから始めればいい。時間がたつにつれ、ポジティブな変化に気づくはず。そのころには、もう少しほかの変化も取り入れる余裕ができていることだろう。

オオカミのクロノリズム

◉午前7時00分～午前7時30分

典型例　アンは言った。「アラームのスヌーズボタンを二回か三回押してから起きます。ベッドを出るとき、まだ夢のなかにいるような気分です」

理想　漂う。目覚ましを二つセットしよう。一つ目で目を覚ます。二〇分後に二つ目が鳴る。この二〇分のあいだ、半覚半睡の状態で横になったまま最後のレム睡眠に身を委ねる。このときに記憶が定着し、精神が回復する。半分夢みているような状態にあるとき、あなたの創造性がフルに発揮され、すばらしいアイデアが生まれることがある。二つ目のアラームが鳴ったら、思いついたことを手早くノートに書き留めるか、ボイスメモに録音しよう。録音する場合はゆっくりと話すこと。この二〇分にはもう一つの利点がある。朝の7時、オオカミの体温はまだ低く活動的になれない状態だ（あなたは他の人とは少し違う時間を生きているのだから）。**ベッドにしばらくとどまることで体が温まり、朝の活動が楽になる。**あなたは「ベッドに二〇分もとどまる時間なんてない」と思うかもしれない。しかし、朝のシャワーをやめれば、この二〇分をつくることができるだろう（詳しくは後ほど）。

◉午前7時30分～午前8時30分

典型例　「朝は食べる気になれません。食べ物のことを考えるだけで、胃がひっくり返りそうになります」

理想　**朝食をとる。**しばらく何も食べていないあなたの体はエネルギーを必要としている。栄養を与えなければ、体は自らの筋肉から栄養を得ようとする。まず、およそ三五〇ミリリットルの常温の水を飲む。すると代謝が始まって消化が活発になり、深部体温も上がって、目覚めが促される。次に、タンパク質を摂取する。固ゆで卵やプロテイン・シェイク、あるいはヨーグルトが手軽だろう。複数の研究を通じて、**よい朝食をとることで日中の食べ過ぎを予防できることが証明されている。**

コーヒーは飲まない！　この時間、オオカミのコルチゾールとインスリンの値は高くなっていて、すでに目覚めを後押ししている。覚醒のホルモンがあふれているところにカフェインを飲んでも、神経が過敏になるだけだ。えっ、証拠を見せろって？　アンは毎朝三杯もコーヒーを飲むのに、数時間もぼうっとしているのが何よりの証拠だ。それなのに彼女は、もしコーヒーを飲まなければ、頭の霧がさらに濃くなり、長く続いてしまうと恐れている。最初の一日か二日はそのとおりかもしれない。しかし、その後は霧が晴れるはずだ。それに、カフェインは食欲も弱めてしまう。オオカミにとって、**起床後一時間以内に食事をする習慣**を身につけることが、何より大切なのである。

◉午前8時30分〜午前9時00分

典型例　「もうろうとしたまま通勤して、まるで霧のなかを運転しているようです」

理想　体を動かす。たとえ車や電車で通勤するのだとしても、まずは外で体を動かそう。朝に五分から一五分、直射日光を浴びると、脳が起きる時間だと理解し、頭の霧の原因であるメラトニンの生成をやめる。また、運動で体が温まり、コルチゾールとアドレナリンの循環が盛んになる。車を数ブロック離れた場所に停めるだけでも、日の光を浴びながら運動するきっかけになる。ほかにも、いつも使っている駅よりも一つ遠い駅まで歩いて行く、私道の先の門のところに郵便受けがあるならそこまで歩いて新聞を取りに行く、犬の散歩をする、あるいは単に家の前の道路をしばらく歩いて戻ってくるなど、方法はいくらでもあるだろう。その際、深い呼吸を心がけること。それが活動を促す。

◉午前9時00分〜午前11時00分

典型例　「頭の霧はまだ残っていますが、ゆっくりと晴れていきます。集中できないので、またコーヒーを飲みます。ブログを読んだり、メールを返信したり、友達や同僚とおしゃべりしたりします」

理想　**考えをまとめる。**午前の半ば、メラトニンの分泌が止まり、ようやく心拍数と血圧が上がりはじめる。午前10時までに眠気が収まるので、コーヒーを飲まずにきちんと朝食をとったのなら、あなたは生産的になる準備ができているはずだ。でもまだ絶好調ではないので、この時間を使って、ピークの時間帯に何をするか、考えをまとめて計画を立てるのがいいだろう。早朝のボイスメモを再生して、いくつかのアイデアを具体化しよう。今が考えをまとめるのに最適な時間だ。

時間に余裕のある週末は、午前のこの時間はセックスに向いている。テストステロン値が一日で最高になるので性欲が高まる。週末に長寝することはお勧めしない。8時に起きて、9時に食事。そして10時にセックスをして、11時にコーヒーを飲むのが理想的な朝のルーティンだ。もちろん、毎週末の午前にそうしろと言いたいわけでも、できるはずだと主張しているわけでもない。子供のいない人や予定のない人は朝早くに起きる気になれないだろう。前の晩に遅くまで起きていた人は特にそうに違いない。しかし、日曜日に昼まで寝ると気分はよくなるかもしれないが、その後の日々のバイオ時間が乱れてしまう。結果をきちんと理解したうえで、選ぶのはあなただ。

◉午前11時00分

典型例　「いまだに頭がすっきりしていません」

理想　**コーヒー休憩。**午前のコルチゾールの分泌がやむこの時間、同じ仕事をカフェインに引き継いでもらう。飲むのはブラックに限る。砂糖やクリームは加えない。クッキーやドーナツも食べない。炭水化物はあなたをスローダウンさせ、血糖値の急上昇とインスリンの分泌を促すだけだ。コーヒーは一杯でじゅうぶん。これまで、この時間までに四、五杯飲む習慣があったのなら、いきなり一杯に減らすのではなく、三杯、二杯と徐々にコーヒーの量を減らそう。

◉午前11時15分～午後1時00分

典型例　「おなかがペコペコです！　昼休みになったら、真っ先にオフィスを出るのが私。溶けたチーズがのったものを食べるのが好きです。朝食抜きなので、デザートにクッキーも一枚食べます」

理想　昼食までもう一仕事。そろそろオオカミの頭が冴えてくる時間だ。ここで何かを食べてしまうと、自らの生体の働きを妨げることになる。だから、**集中力や洞察力はあまり必要としないが、やらなければならない仕事をしよう。**水を飲むことで空腹を抑え、生産性を維持する。どうしても食べずにいられないときは、プロテインバー、ナッツ類、ギリシャヨーグルトなど、純粋なタンパク質食品を選ぶ。量も少しだけ！

◉午後1時00分

典型例「急いでたくさん食べたので、おなかいっぱいです」

理想　昼食。代謝を促すために、少し散歩をしてから食事を始める。炭水化物とタンパク質と健康的な脂質を三分の一ずつ（エビや焼いた鶏肉がのったサラダ、オープンサンドイッチ、ファヒータボウル、スシなど）とって、エネルギーのレベルをさらに上昇させる。

低糖質食はオオカミが一日で最も生産的になれる時間のきっかけをつくる。特にあなたがクリエイティブな仕事をしているなら、なおさらだ。作業がはかどり、たくさんの仕事がこなせるに違いない。できるなら、同僚や友人といっしょに食事をしよう。頭が活発になっているので、考えをはっきり言えるし、ユーモアも冴えるだろう。

◉午後2時00分〜午後4時00分

典型例　「そろそろまた疲れてきます。昼食の糖分の影響でしょうか？　疲れを追い払うために、四杯目のコーヒーに手を伸ばします」

理想　**ネジを巻きなおす。**オオカミの本当の一日は今から始まる。昼食後の二時間で仕事をたくさん片づけたかもしれないが、あなたの覚醒度はいまだに最高点に達していない。まだ先の話だ。

◉午後4時00分

典型例　「調子が出てきます」

理想　**スナック。**昼食から三時間、夕食まではあと四時間。そこを乗り切るために、ここでおやつにしよう。ただし、量には気をつけること。食べすぎるとインスリンが急増し、午後の生産性が損なわれてしまう。

◉午後4時15分〜午後6時00分

典型例　「一日が終わろうとする時間になってようやく、私は完全に頭が冴えて本調子になります。ほかのみんなが退社までの時間をつぶしている横で、私はやっとエンジンがかかったのです。一日分の仕事を二時間で終わらせるために、猛烈に働きます」

理想　対話。あなたはエネルギーに満ちあふれている。一日の終わり、ライオンとイルカとクマの同僚が疲れを見せるころ、あなたは絶好調なので、ミーティングや一対一の議論で彼らを圧倒することができる。つまり、オオカミがボスや同僚に自分の考えを披露したいなら、今がそのチャンスだ。

◉午後6時00分～午後7時00分

典型例　「何だか興奮しています。この時間になって、コーヒーの影響が出るのでしょうか？　急いで帰宅して夕食をつくり、子供たちと食事します」

理想　運動をする。オオカミのエネルギーは夕方になって急上昇する。反応時間、筋力、柔軟性、心拍、そして肺活量が最高点に達する。この時間を有効に利用して、長めの散歩をするとか、ジムへ行くとか、犬と散歩したり、子供と公園へ行ったりしよう。

もちろん、〝伝統的に〟午後6時から7時ごろまでは夕食の時間だというのは承知している。でも、オオカミはこの考え方を捨てる必要がある。オオカミにとって、この時間に食事をするのは健康によくないのだ。子供がいるなら、自分だけ夕食の時間をずらすしかないだろう。子供に先に食べさせて、自分は適したバイオ時間になるまで我慢する。子供がいないなら、この時間は食事ではなく、運動に費やそう。運動は食欲を抑える。食事時間を遅らせる生活を数日続けると、胃が順応して、空腹に悩まされることはなくなるだろう。

◉午後7時00分〜午後8時00分

典型例　「子供たちは勝手に何かをやっているし、夫はソファでくつろいでいます。でも、私は何か楽しいことがしたくてうずうずしています。ですから、いっしょに飲みに行ったり映画を見たりする気がないか、友達に声をかけます」

理想　**絆を深める。**独身のオオカミは運動したあとに友達に会ったり、夕食前のドリンクを楽しんだりして、人と交流すればいい。子供がいる場合は、彼らの宿題を手伝ったり、ゲームをしたりすればいいだろう。コルチゾールが分泌しているので集中するのは少し難しいかもしれないが、豊富なエネルギーを使って、愛する人に自分の気持ちを示すこともできる。

◉午後8時00分〜午後9時00分

典型例　「ワインの時間。とても楽しみにしているひとときで、夜になって活発になった思考を落ち着かせてくれます」

理想　**夕食をとる。**夜が深まりはじめるころ、オオカミは感覚——特に味覚——が最も敏感になる。そのため、遅い時間に食事をすると満足度が高まるし、しかも夜中にスナックに手を出して太ってしまうリスクも小さくなる。**ワインを飲むのは食前と食事中だけ。**食べ終わったあとは飲まない。そうすればベッドに入るまでに体がアルコールを代謝してくれる（就寝直前のアルコールは睡眠を妨げる）。あるいは、ワインを避け、水で水分を補給する。

◉午後9時00分～午後11時00分

典型例　「ワインが食欲をそそるので、ネットサーフィンやオンライン・チャットをしながらつまみ食いをします。野菜やフルーツよりも、お菓子や食べ残しに手を出してしまいます」

理想　楽しむ（セックスも含む）。オオカミの気分が一日で最高になるこの時間は、リラックスしたり、家族や友人と会話したりするのに最適だ。体温も高くなっているので、性的な興奮も得られやすい。セックスはオオカミの体のあらゆる臓器に生理的にポジティブに作用するだけでなく、パートナーとの関係を強めるホルモンも放出されるので、長い時間幸せを感じるだろう。オオカミであるあなたは、あとしばらくのあいだ眠られずにいるはず。だから、無理に寝ることでこれらのホルモンの働きを台なしにするのではなく、その恩恵を楽しめばいい。有酸素運動は空腹感を追い払うので、夜食を口にするリスクも減る。セックスのあとは、家でできる仕事をすればいい。問い合わせへの回答、やっかいな伝達事項の処理、予算の調整などをしても、さほど苦にならないはずだ。

◉午後11時00分～午前0時00分

典型例　「だいたいネットでテレビを見たり、記事を読んだりしています。スナックを食べながら。もうそろそろ寝なければ、とは思うのですが、まったく眠くないのです」

理想　パワーダウン時間。スクリーンを眺めつづけると目にブルーライトが入り、メラトニンの分泌が抑制されて眠気が遠のく。だからメールをやめて、すべてのスクリーンをオフにしよう。ベッドに入るまでの一時間は瞑想や読書、ストレッチなどに費やすのが理想的だ。瞑想状態にあるとき、一日で二番目に高い創造力が発揮される。

夜にシャワーか入浴をすると、朝ベッドで過ごす二〇分をつくれるだけでなく、夜の眠りも促される。入浴やシャワーがもたらす熱が脳に信号を送り、深部体温を下げ、メラトニンが分泌される。メラトニンこそ、睡眠のエンジンを回す鍵なのだ。

◉午前0時00分

典型例　「ベッドに横たわりながら、夫の寝息を聞いています。眠れないのはとてもつらくて、明日はどうなるのだろうなどと心配してしまいます」

理想　**ベッドに入る。**食事、シャワー、コーヒーとアルコールとの付き合い方、運動、スクリーンをオフにする時間を調節したあなたは、午前0時半前後には眠れるはずだ。数週間かかるかもしれないが、必ずそうなる。

◉午前0時30分～午前2時30分

典型例　「天井を見つめています」

理想　**フェーズ1に入る。**肉体が癒やされ、傷んだ細胞が修復される。

◉午前2時30分〜午前5時00分

典型例「一時間前に飲んだ睡眠薬のおかげで、だいたいこの時間は眠っています」

理想 フェーズ2に移行する。睡眠の第二期に当たるこの時間、肉体と脳は純粋に休息する。

◉午前5時00分〜午前7時00分

典型例「ようやく深い眠りが訪れるのですが、すぐに起きなければなりません」

理想 フェーズ3へ移る。**睡眠の最後の三分の一でレム睡眠が訪れ、脳の回復と記憶の定着が行われる。**睡眠に入る時間が遅れれば、その分最後のレム睡眠の時間が減ってしまうので、この睡眠がもたらす恩恵である創造性が制限され、脳の回復と記憶の整理の時間が短くなる。

焦らずゆっくり

変えることが多い、と思ったのではないだろうか？　実際、そのとおりだ。でも、ゆっくりと少しずつ、週に一つか二つの小さな調整をスケジュールに採り入れていけば、急激な変化なしに生活とクロノリズムを一致させることができるだろう。一カ月もすればあなたの総合的な生活の質は大いに改善しているに違いない。

第一週

朝食をとる。

起床から一時間以内に五分から一五分、日光を直接浴びる。

早朝にコーヒーを飲むのをやめる。コーヒーがどうしても飲みたければ、代わりにカフェインレスコーヒーを。

第二週

前週の変化を続ける。

一日最初のコーヒーを午前11時まで遅らせる。

夕食を午後8時まで遅らせる。

第三週

前週の変化を続ける。

シャワーの時間を朝から夜に変える。

朝の時間をその日の計画を立てることに使う。

第四週

前週の変化を続ける。

晩に運動する。

午後11時にすべての電子機器のスイッチを切る。

オオカミの一日の理想スケジュール

午前７時00分　最初のアラームで目を覚ます。二つ目のアラームが鳴るまで、20分間眠気に身を任せる。起きたらすぐに、浮かんだアイデアを書き留めるか録音する。

午前７時30分〜午前８時00分　着替える。朝の日課をする。

午前８時00分　高タンパク質の朝食をとる。10分間日光を浴びる。コーヒーは飲まない！

午前８時30分〜午前９時00分　外に出て日を浴びる。車や駅まで少し歩くことで、覚醒が促される。

午前９時00分〜午前11時00分　午前の時間を考えの整理や計画に使う。オオカミが本調子になるのはもっとあとの時間。そのときに今から備えておく。

午前11時00分　コーヒー休憩。何も食べない。炭水化物はオオカミをスローダウンさせてしまう。

午前11時15分〜午後１時00分　集中力や洞察力はあまりいらないが、やらなければいけない仕事を片づける。

午後１時00分　バランスのいい昼食。この時間、オオカミの思考と話力は高まっている。同僚と食事をすれば、みんなあなたに感心し、魅力を感じるだろう。

午後２時00分〜午後４時00分　集中力を必要とする難しい課題に取り組む。

午後４時00分　軽食。250キロカロリー、タンパク質25パーセント、炭水化物75パーセント。

午後４時15分〜午後６時00分　他人と交流・対話する。ほかの人のエネルギーが弱まるなか、オオカミは完全に覚醒していて、頭が冴えている。このタイミングを利用してミーティングを招集したり、電話をしたり、メールを書く。

午後６時00分～午後７時00分	体が温まっているのでけがをしにくいこの時間に運動をする。
午後７時00分～午後８時00分	運動後食事前の時間を友人と過ごす。子供の宿題を手伝う。ほかにやりたいことがあるなら、この時間に。
午後８時00分～午後９時00分	夕食。この時間まで食事を遅らせることで、夜食を防げる。炭水化物が心を落ち着かせ、眠りを誘う。
午後９時00分～午後11時00分	一日でいちばん気分がいい時間。セックスなど、楽しいことをするとき。
午後11時00分	すべてのスクリーンを消す。リラックス、瞑想、読書、ストレッチ運動、熱いシャワーや入浴。
午前０時00分	就寝。

第2部
活動別に見る最適なタイミング

第２部では、人間関係、フィットネス、健康、睡眠、食事、仕事、創造性、お金、余暇をテーマに、タイミングの力を利用してそれぞれの領域で最高のパフォーマンスを得る方法を紹介する。どの章にもいくつかの具体的な活動が紹介され、それぞれが個別に説明されているので、全項目に目を通してもいいし、興味のあるテーマだけを参考にしてもらってもかまわない。ここに書かれた情報を吸収すれば、人生のあらゆる面でタイミングを考え直すきっかけになるだろう。

第6章
人間関係にまつわる「いつ？」

恋愛に最適なタイミング

失敗　ロマンチックで親密な関係を見つけることも、確かめ合うことも、維持することもできない。

成功　ロマンチックで親密な関係を見つけ、固め、維持する。

◉研究でわかったこと

ロマンチックな話題に反して申し訳ないが、実際のところ、恋愛とは生化学的な作用の賜《たまもの》である。その過程を見てみよう。

人を好きになって頬が赤く染まるとき、それが**魅力のリズム**だ。魅力のリズムは、いつ、どこで始まってもおかしくない。実際、そのきっかけは鼻のすぐ下にある。男性も女性も、フェロモンと呼ばれる無臭のホルモンを発散している。バラやオレンジの香りを嗅ぐのとは違って、息を吸い込んでもにおいを嗅ぐことはできないが、フェロモンは鼻から入って、まっすぐ脳へ送られる。いわば、一目惚れならぬ「一鼻惚れ」だ。ある人のフェロモンサインに反応した人は、相手に性的に引きつけられる。私たちは部屋の向こう側にいる人の見た目から恋に落ちることもあるが、その人と〝化学的に〟相性が合うかどうか、つまりフェロモンに魅了されるかどうかは、実際ににおいが嗅げる距離に近づくまでわからない。

この魅力はバイオ時間によって左右されると考えられる。テキサス大学オースティン校の研究によると、男性はにおいだけをもとに女性の生殖能力を見極めることができる。[注1] 研究者の求めに応じて、閉経前の女性が排卵期の三日間、指定のTシャツを着て、排卵のない三日間は別のTシャツを着て寝た。その後、男性の被験者がそれらのTシャツを嗅ぐように求められた。すると男性たちは、排卵期の女性が着ていたTシャツを別のTシャツよりも「セクシー」に感じて、「好きだ」と答えたのである。つまり女性にとって、排卵期に香水や香りの強いボディケア製品を使わないことが重要な魅力のリズムになるということだ。

もちろん、見た目はどうでもいいというわけではない。見た目も魅力の一部ではあるが、すべてではないのである。表情という点から見て、性的なアピールが最も強いのは〝優しさ〟だと言われている。二〇一四年に中国で行われた研究では、一二〇人の被験者（男女それぞれ六〇人）に数枚の顔写真を見せ、魅力の観点から評価してもらった。[注2] その結果、人は優しくて明るく見える人の写真に、そうでない写真よりも魅力を感じることがわかった。研究者はこの〝優しさこそ美しい〟という現象をハロー《後光》効果と呼んでいる。

では、これは魅力とバイオ時間の関係において何を意味しているのだろうか？　**気分がよくて優しい気持ちになっているときに相手を探せ**、ということだ。

- **イルカ**は午後から夜にかけて気分が優れている。
- **ライオン**は午前から午後早い時間まで気分がいい（ライオンはいちばん機嫌が悪いときでも、ほかのタイプの最高の気分よりも上機嫌なことが多い。要するに、ライオンはほかのタイプほど機嫌が悪くなることがない）。
- **クマ**は午後の半ばから気分がよくなり、それが夜の早い時間まで続く。
- **オオカミ**は午後遅くから夜遅くまで機嫌がいい。

これを見れば、夕食の時間が一般的に午後6時から7時ごろになった理由がよくわかる。三つのクロノタイプで、夕方が気分上々の時間なのだ。

愛を感じ、相手に触れたい、近づきたいと思うタイミングを**愛情のリズム**と呼ぶ。このリズムには、ドーパミン、セロトニン、バソプレシン、そして何よりオキシトシンというホルモンが深く関係している。まだ関係が浅い時期、カップルが手を握ったり、ハグしたり、何度もキスをしたりしているとき、オキシトシンが川のように流れ出す。

二〇一二年にイスラエルの研究チームが、付き合って三カ月のカップル六〇組と、相手のいない四三人（シングル）のオキシトシン値を調べた。すると、オキシトシンの量はシングルよりもカップルのほうが明らかに多いことがわかった。幸せなカップルの場合、彼らのもつポジティブな感情（幸福感）と、二人の関係に対する不安の両方が、オキシトシン値の上昇を引き起こすのである。つまり、誰かを深く愛するとき、人は同時に相手のことを心配したり、二人の関係の行く末に不安を覚えたりする、ということだ。誰にも身に覚えがあるのでは……？

パートナーと長期的な絆を結ぶとき、**愛着のリズム**が訪れる。このリズムは血液から計測することができる。先ほど紹介したイスラエルの研究チームが、最初の調査の六カ月後にいまだに関係を維持しているカップル（六〇組のおよそ半分）を調べたところ、彼らのオキシトシン値は低下していなかったのである。[注3] 研究主任のルース・フェルドマンは『サイエンティフィック・アメリカン』誌に次のように語っている。「オキシトシンが愛情行動を誘発するが、愛情行動を与えたり受けたりすることで、オキシトシンの分泌がさらに促され、その働きにより愛情行動もまた増える」。**愛着のリズムは、魅了されることで始まり、日々の愛情表現によって強くなる。つまり、ポジティブなフィードバックの好循環なのである。**だから、できるだけ毎日パートナーに身体的な愛情行動を示し、優しい表情を見せることで、愛を保ちつづけよう。

◉リズムのおさらい

魅力のリズム　フェロモンとハロー効果のおかげで、新しい相手に引かれて愛情を感じるタイミング。

愛情のリズム　愛情ホルモンの急増のおかげで、新しいパートナーと肉体的に触れ合いたいと感じるタイミング。

愛着のリズム　愛情ホルモンの流れが安定することにより、パートナーと長期的に結びついていると感じるタイミング。

×恋愛するのに最悪な時間

午前11時00分〜午後2時00分　朝のオキシトシン、テストステロン、ドーパミンがこの時間までに減少する（オオカミもそう）。そのため、すべてのクロノタイプに共通して、一日の真ん中でプラスの効果がいちばん低くなる。ランチを兼ねたデートはある人物の人となりを知るにはとてもいい方法だが、魅力を感じている相手と食事をするなら、ディナーのほうがいい。

◎恋愛するのに**最適**な時間

イルカ　午後8時00分。セロトニンが大量にあふれ出るディナー（おもに炭水化物）のあと、およびオキシトシンの放出を促すセックスのあと。
ライオン　午前7時00分。朝のセックスのあと。
クマ　午後4時00分。昼寝のあと。この時間はポジティブな効果であふれている。
オオカミ　午後11時00分。セロトニンを増やすディナーとオキシトシンの放出を促すセックスのあと。

パートナーとのけんかに最適なタイミング

失敗　苦痛だけが増し、問題の解決につながらない破壊的な言い争いをする。
成功　問題を解決し、親密さを深める建設的な話し合いができる。

◉研究でわかったこと

カップルや親友だからといって、いつも同じ意見だとは限らない。そこに二人の人間がいれば、二つの意見があるのは当然で、ときには激しくぶつかりあうのも避けられない。その場合、争いの解決を目指してオープンに、誠実に、そして公正に話し合う方法と、非難や嫌みを言いあい、怒鳴りあう方法の二通りがある。激しい口論が二人の絆をより強くするか、それともばらばらに打ち砕くか。この点に大いに関係してくるのが**言い争いをするタイミング**だ。

何よりも大切なのは、夜にちゃんと眠れなかったときには絶対にけんかをしないこと。これを**睡眠不足のリズム**と呼ぶことにしよう。言い換えるなら「君、過剰に反応してるよ」というリズムだ。テルアビブ大学の研究者が、睡眠不足の人々に感情的・認知的な課題をやってもらい、その際の脳の様子をＭＲＩと脳波計を使って調べたところ、睡眠不足の被験者は自分の感情反応をうまくコントロールできないことがわかった。[注4]本来、よくも悪くもないはずのものを、〝ネガティブ〟と認識するのだ。疲れた二人が口論したところで、まともな結論が見いだせることはない。だから、心身の疲れがとれるまで、言い争いは先送りにしたほうがいいのだ。

昔から「怒ったままベッドに入るな」と言われている。言い換えれば、**解決のリズム**だ。「寝る前にけんかするな」と同じ意味である。深い眠りのあいだ、脳は記憶を固める。もし、深夜に大げんかして、そのままベッドに入れば、**脳は朝までの時間を使ってネガティブな感情を――たとえ寝る前に仲直りしたとしても――記憶に刻み込むのだ。**マサチューセッツ大学の研究では、一〇六人の男女に――不快なものからポジティブなものまで――感情を刺激するさまざまな映像を見てもらった。[注5]その後、きちんと眠ったあと、または一日ずっと起きていたあとに同じ映像をもう一度見せ、そのときの記憶と感情反応を調べたのである。すると、不快な映像に対するネガティブな感情反応は、起きつづけた人よりも眠った人で明らかに強いことがわかった。つまり、けんかして、解決策を見つけ、そして深く眠るよりも、けんかのせいで眠れない夜を過ごすほうがいい、と考えることができる。ただし、勘違いしないでいただきたいが、どうせなら夜通しけんかしろ、と言っているわけではない。**夕方にけんか（または建設的な話し合い）をして、就寝の三時間前までに仲直りする**のが理想的だ。そうすれば、就寝前にほかの種類の経験をする時間があるので、そちらのほうが記憶に残りやすくなる。

気分のリズムは、最初のひとことが発せられるよりも前に、口論の結果を左右する。私たちは誰もが、気分とは（気分障害などといった医学的な意味ではなく、一般的な意味で）移ろいやすいものだと知っている。気分は一日を通じてころころと変わるが、それにはバイオ時間も関係している。ポーランドのワルシャワ大学で二〇〇八年に行われた実験によると、バイオ時間にもとづく気分は三次元モデルを使うことで正確に計測できるそうだ。[注6] 最初の次元は**「エネルギー覚醒」**と呼ばれ、人がどれだけエネルギーに満ちているか、あるいは疲れているかを表す。二つ目の次元は**「緊張覚醒」**で、人がいかに緊張しているか、あるいはリラックスしているかを示す。三つ目は**「快感度」**であり、これは人が楽しい気分か楽しくないかで変化する。

朝型の人は目覚めたときからエネルギーレベルが高く、正午ごろにピークを迎え、そこから夜までに急激に低下する。夜型の人よりも日中にリラックスしていて、夜になると緊張が最も高まる。快感度も夜型の人よりも高いレベルで始まり、一日を通じてあまり大きな変化を見せないが、午前10時ごろに最高に、午後6時ごろに最低になる（ただし、最低点でも夜型の最高よりも高い）。要するに、朝型の人は午後の後半ごろから夜にかけて、疲れ、緊張し、気むずかしくなるということ。**午後3時から8時まで、ライオンの檻を揺り動かすな**、ということだ。

夜型の人の場合、一日が始まるときに低かったエネルギーが時間とともに上昇し、夜にピークを迎える。緊張度は朝型の人よりも高く、午後4時ごろに最もリラックスしたあと、夜にかけてまた上昇する。快感度は一日を通じて大きく変化するが、いちばん低いのは朝の8時ごろで、夕方の6時にもぐっと落ち込む。最高になるのは正午と午後8時ごろ。つまり、オオカミは一日ずっと疲れ、緊張し、気むずかしいのだが、早朝が特にひどい、と理解できる。**午前中にオオカミに声をかけるなら危険を承知のうえで**、と言えるだろう。

では、イルカとクマはどうかというと、彼らは対立を嫌い、争いをできるだけ避けようとする性質がある。睡眠慣性のあいだ、彼らは見ている側がいらいらするほどぼうっとしていて、人を避けようとする。その状態が午前の遅くまで続く。クマの場合、昼食のあとエネルギーが急落するので、午後2時ごろにも同じような状態になる。だから**イルカやクマと言い争いをしたいなら、午後4時以降。それ以前に話しかけても、彼らは相手にしてくれない**。

「自分で自分が止められない」という状態は**自己抑制のリズム**と関係していて、このリズムは長期的に物事を考え、感情をひとまず横に置いておくことができるか、それとも、あとさき考

図表4　ライオンとオオカミの違い――エネルギー覚醒

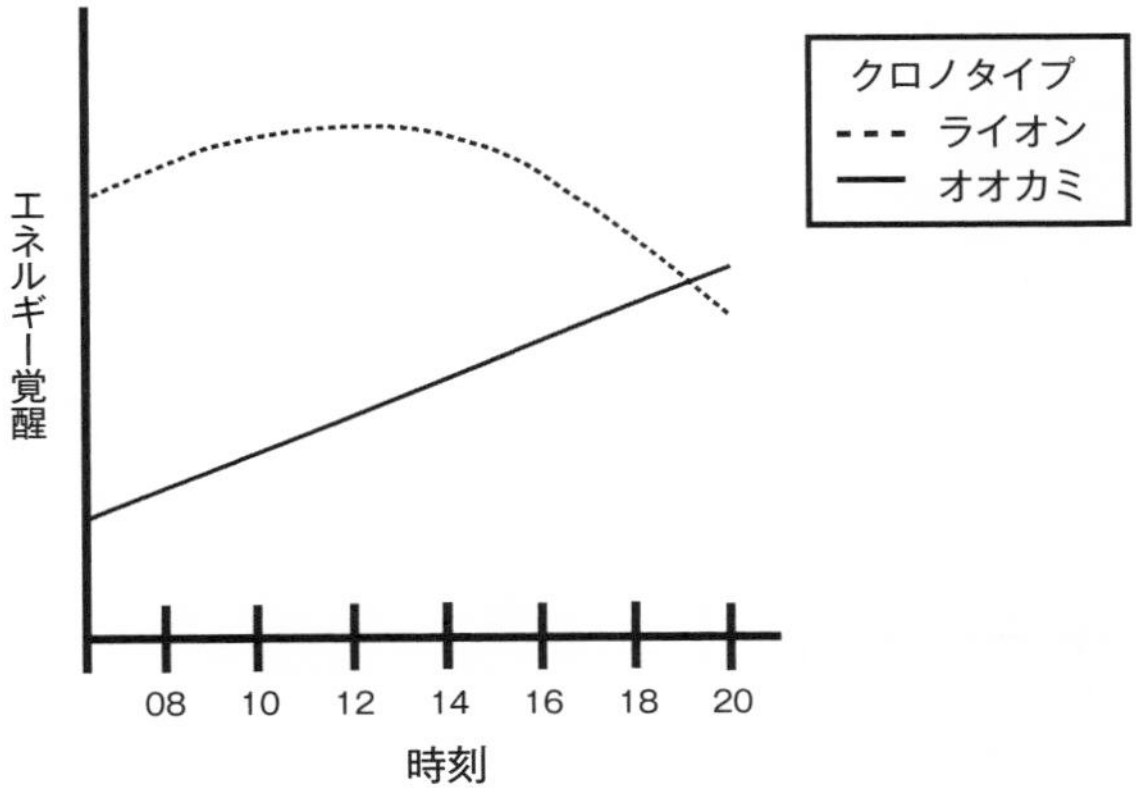

ライオンのエネルギーは高いレベルで始まり、昼から就寝までゆっくりと低下する。オオカミのエネルギーは低いレベルで始まり、ライオンの就寝時間よりも遅くにピークを迎える。

図表5　ライオンとオオカミの違い――緊張覚醒

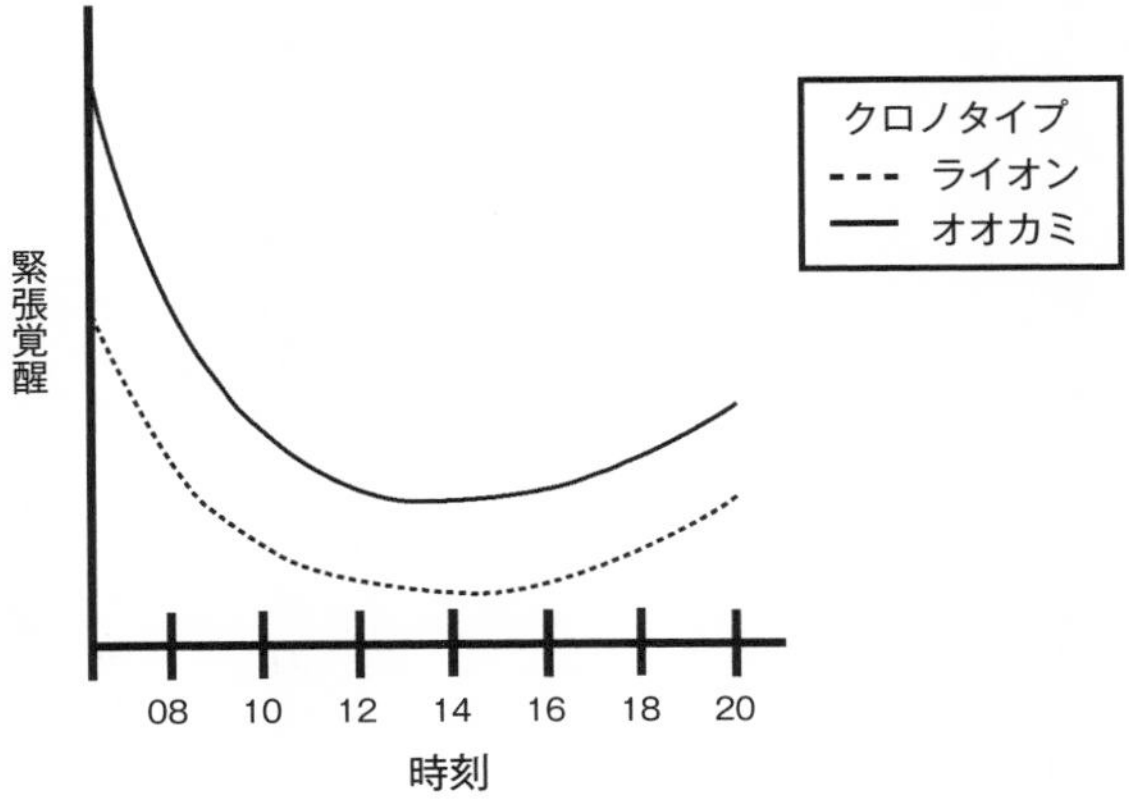

ライオンはオオカミよりも一日を通じて不安・緊張レベルが低い。

図表6　ライオンとオオカミの違い——快感度

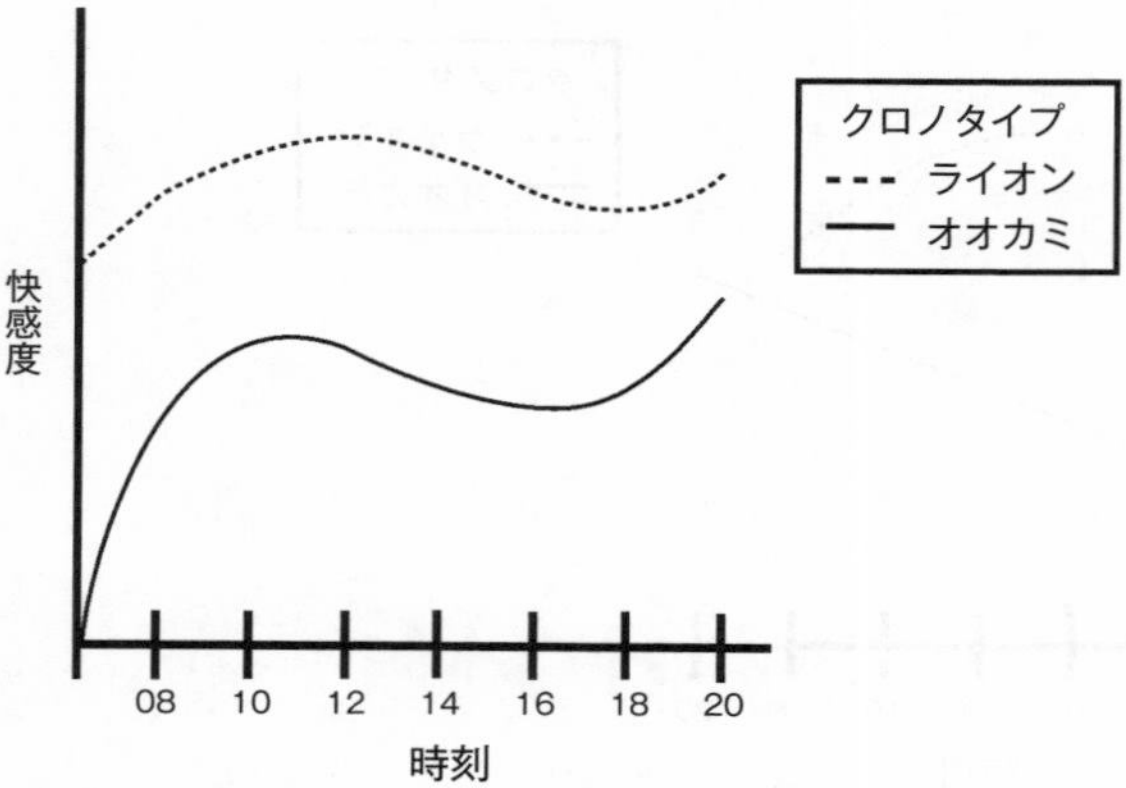

ライオンの快感度——気分がどれだけよくなるか——は一日ずっと安定していて、オオカミより高い。オオカミは気分の上下が激しい。

えずに思いついたことをそのまま言ってしまうかを左右する。ライオンとイルカとクマはオオカミに比べて衝動的になりにくく、将来のことを考える傾向が強いが、それでもタイミングが悪ければ取り返しのつかないことを言ってしまう恐れもある。[注7]

一方、オオカミが言いたいことをかみ殺すというのはまれで、今の言い争いに勝つために思いついたことを何でも言ってしまうケースが多い。ピーク時間以外（午前と昼の半ば）のオオカミは気難しいが、その代わりに彼らの態度はそれほど辛辣ではない。

しかし、ピーク時のオオカミが戦う相手を探しているときは、あなたはどこかに隠れたほうがいい。

図表7　パートナーとのけんかの相関表

建設的な話し合いをして問題を解決するために。

あなた＼パートナー	イルカ	ライオン	クマ	オオカミ
イルカ	7:00 p.m.	7:00 p.m.	5:00 p.m.	7:00 p.m.
ライオン	7:00 p.m.	9:00 a.m.	3:00 p.m.	5:00 p.m.
クマ	5:00 p.m.	3:00 p.m.	5:00 p.m.	5:00 p.m.
オオカミ	7:00 p.m.	5:00 p.m.	5:00 p.m.	8:00 p.m.

◉リズムのおさらい

睡眠不足のリズム　休息がじゅうぶんでなかったため、感情が混乱しているタイミング。

解決のリズム　わだかまりを残さずに争いを解消するためのタイミング。

気分のリズム　言い争いになる可能性や口論の激しさを左右するタイミング。

自己抑制のリズム　あとあと後悔するであろうことを言ってしまう、あるいは言わずに我慢することができるタイミング。

×パートナーとけんかするのに最悪な時間

午後11時00分。両者ともに疲れていて過度に敏感になっている就寝前、ライオンとクマにとっては気分が最低に落ち込んでいるこの時間に言い争いをするのはやめたほうがいい。たとえ仲直りしてから電気を消したとしても、けんかをした直後に寝ると悪い感情が心に刻まれてしまう。午前の遅くか午後の早い時間に建設的な話し合いをもつようにしよう。

◎パートナーとけんかするのに最適な時間（前ページ図表7を参照）

イルカ　午後7時00分。イルカは争いが嫌いで聞き上手。炭水化物が豊富な夕食後に話しかければ、彼らはたいていのことに同意するだろう。

ライオン　午前9時00分。ライオンはあまり聞き上手ではないが、この時間は頭が冴えていて回転が速く、問題の修復に前向きになる。

ク　マ　午後5時00分。クマはどうして争いになっているのか理解していないこともあるが、気分がいい時間なら妥協しやすい。

オオカミ　午後8時00分。この時間、オオカミは一日でいちばん気分が優れている。ただし、しっかり覚醒していて言葉遣いが鋭くなっているので、対話の進め方に気を配ろう。

「けんかが〝生産的な討論〟に変わった！」

「口げんかをしているとき、オオカミは何も考えずに思ったことを言ってしまう、とブレウス先生が説明したとき、私は声を上げて笑ってしまいました」と**オオカミのアン**が言った。「私もそうなんです。頭に血が上ると、信じられない言葉が口から出てくるのです。あんなこと言わなきゃよかったと、いつも後悔します。でもそうこうするうちにまた夫——ちなみに、クマです——と言い争いになって、あることないこと叫んでしまう。私がいちばん凶暴になるのは、エネルギーが有り余っている夜。このことは自覚しています。夫はその時間もう完全にリラックスしているのですが、この〝差〟が口論の原因の一つでもあります。夫に会話や外出をする気がないことや、家事をしてくれないことに、私は腹を立ててしまうのです。すると、私の小言に、今度は彼のほうがいらいらしはじめる。夫が私に『うるさい』と言うと、その言葉が私の頭に響きわたります。

ですから、二人でこう決めたんです。夫は私の、私は夫のバイオ時間を尊重する、と。彼がリラックスしている時間に私はああしろこうしろと言わない、その代わりに、彼は決して私に『うるさい』と言わない、と。それからはバイオ時間に従って、午後にだけ〝生産的な討論〟をすることにしました。今のところ、うまくいっています！　夜のエネルギーを執筆活動（以前からやりたかったことです）に向けるようになってから、夫に腹を立てることがなくなりました」

セックスに最適なタイミング

失敗　セックスに満足できない、またはセックスレス。
成功　満足のいくセックスを頻繁に行い、健康上、多大な恩恵を得る。

◉研究でわかったこと

人間はどうして就寝時にセックスする習慣を身につけたのだろうか？　「場所」と「時間」を無意識のうちに決めてしまったのはなぜだろう？

一つの理由として、性行為は睡眠を促すという説がある。しかし、この説を裏付ける研究はあまり多くない。私は睡眠医療の専門家として、夜にベッドに入って電気を消すことは睡眠を促す、と証明することができる。でもそのときに一五分から三〇分のセックスをするのは的外れだと思う。**電気を消すとメラトニンの分泌が増える。**電気がついているなかでセックスをすれば、女性は入眠が遅くなる。眠気に逆らいながら愛し合ったところで、二人のあいだがさらに親密になることはない。イルカとオオカミの場合、就寝時に肉体的に興奮すると、覚醒度が増して不眠症を引き起こす恐れもある。行為のあと天井をじっと見つめながら、パートナーの寝息を聞きつづけるはめになるのだ。

性行動に関する最近の調査で、被験者になぜ特定の時間にセックスをするのかと質問したところ、性行為の七二パーセントが**手軽さのリズム**を理由に行われていたことがわかった。[注8] その時間が二人ともほかにすることがなく、仕事のスケジュールの邪魔にもならなかったから、というのである。性行為のわずか二八パーセントが、性的に興奮したうえでの行動だった。被験者の圧倒的多数が午後11時から午前1時にセックスをしていたが、この時間に性的に興奮する者などいるだろうか？　この時間は心拍数が低くなり、放出されたメラトニンが眠気を促す。体は性行為どころか〝何も〟しようとしない。疲れているから、その気になれないから、などの理由でパートナーを拒絶しつづければ、相手は傷つき、二人の心は離れてしまうかもしれない。だからといって、無理に形だけのセックスをしたところで、愛情が深まるわけでもない。

私たちは、セックスは就寝前にするものと思い込んでいるが、**欲求のリズム**のピークは朝にやってくる。[注9] 男性も女性も、テストステロン値が最高になるからだ（ちなみに、就寝時は最低）。性的な妄想はテストステロン値の上昇にともなって夜中から早朝にかけて強くなる。男性が勃起した状態で目を覚ますことが多いのはそのためだ。**目覚めたときにセックスをすることで、その一日は加速する**。あなたはエネルギーで満たされ、ストレスと不安が減り、何時間ものあいだ脳を愛情と幸せのホルモンが駆け巡る。創造性も高まるので、パフォーマンスが向上し、より高い満足を得るための楽しいアイデアが次々と浮かんでくるだろう。

欲求が高まり、肉体的にも精神的にも覚醒したタイミングで行う優れたセックスは、心身の健康にも多大な恩恵をもたらす。健全な**余韻のリズム**が血行を促進するので、全身に酸素が行きわたり、充足感が得られる。行為中に放出された抗体が免疫系を強化するため、軽い病気の予防や治癒にもつながる。絶頂感がオキシトシンの放出を促し、あなたを一日ずっと上機嫌にしてくれるうえに、パートナーとの連帯感も強めてくれるだろう。オキシトシンが増えれば、コルチゾールが減る。両者はシーソーのような関係で、セックスが増えればストレスは減る。当然、肥満や心臓病、気分障害など、ストレスによって生じる健康問題も少なくなるのだ。

通常、性行為およびその際に覚える愛情がもたらす化学的な恩恵は、セックスしたあとにすぐに眠ると台なしになってしまう。ただ、イルカとオオカミは深夜あるいは朝方まで起きていることが多いので、夜のセックスがリラックスやストレス軽減の役に立つこともある。

では、**マスターベーションのリズム**はどうだろう? 結局のところ、性行為は一人でもできる。実際、アメリカ人のほとんど（男性九四パーセント、女性八五パーセント）は、パートナーがいるかいないかに関係なく、自慰行為を行っている。[注10] ホルモンから多くの恩恵を得るために、バイオ時間に合わせるのがいいだろう。性欲がいちばん高まっている時間（ライオンは午前6時、クマは午前8時、オオカミは午前10時）、あるいはストレスを減らして気分を高めたいとき（ライオンは夕方、クマは午後の早い時間、オオカミは早朝）などだ。イルカの場合はコルチゾール値を下げるために、ベッドに入る一時間から二時間前、午後8時ごろがいいだろう。

◉リズムのおさらい

手軽さのリズム　二人ともベッドに入っているのでセックスがしやすいタイミング。
欲求のリズム　テストステロン値が最高になり、性欲が高まるタイミング。
余韻のリズム　性交後にオキシトシンなどの化学物質があふれて幸福感を覚えるタイミング。
マスターベーションのリズム　自分一人でやるタイミング。

×セックスをするのに最悪の時間

性行為のおよそ半数が行われている**午後11時00分〜午前1時00分**。

◎セックスをするのに最適な時間

イルカ　午後8時00分。

ライオン　午前6時00分～午前7時00分。
クマ　午前7時00分または午後9時00分。
オオカミ　午前10時00分または午後10時30分。

理想と現実

実際の生活でバイオ時間どおりにセックスをするのは簡単ではないだろう。職場がよほど人目につかない場所にあるなら話は別だが、オオカミに朝の10時に手短なセックスやマスターベーションをしろというのは無理な相談だ。あなたがすでにセックスは寝る前にするものと思い込んでいるのなら、朝のセックスという考え自体に拒絶反応を起こすかもしれない。あるいは、朝のセックスという考えには納得できても、それをスケジュールに組み込むことができない可能性もある。

でも、心配いらない。特定のタイミングで行うセックスのほうが満足度も高く、健康的だということだけ、意識しておこう。ほかの時間では満足も健康の恩恵も得られない、というわけではないのだから。私はクロノリズムを守るためだけにセックスを減らせとは言わない。少なくともテストステロンと同じぐらい、自発的な愛も重要なのだ。気持ちが高ぶったときにすればいい。

図表8　クロノタイプ別セックスの相関表

ここで三つの相関表——男女カップル用、男性同士のカップル用、女性同士のカップル用——を紹介する（次ページ参照）。ワルシャワ大学で一八歳から五七歳までの被験者五六五人を対象に行われた研究の成果をもとに作成したものだ。[注11] 表の時間は**手軽さではなく、性欲の観点から見て最も好ましいと被験者が自己申告した時間**である。最も大きな違いは、すべてのクロノタイプの女性が午後6時から午前0時にかけて、さらにライオン女性だけは早朝にも強い性欲を感じると報告した一方で、男性はどのクロノタイプも朝と夜に強い性欲を覚えるという点だろう。オオカミの男性が朝の9時に性欲を感じることもあれば、ライオンの男性が疲れ切った体で深夜にセックスをすることもある。

男女カップルの表では、夜の時間を第一候補に挙げている。男性は等しく午前または夜に性欲が高まるが、女性は夜のセックスを好むからだ。

男性は朝のセックスを好むので、男性同士のカップルの表では朝の時間を第一候補に挙げた。女性同士のカップルの表ではその逆だ。女性で朝のセックスを好むのはライオンだけだからである。

男女カップルの相関表

女性＼男性	イルカ	ライオン	クマ	オオカミ
イルカ	8:00 p.m./ 8:00 a.m.	8:00 p.m./ 7:00 a.m.	10:00 p.m./ 8:00 a.m.	8:00 p.m./ 9:00 a.m.
ライオン	7:00 p.m./ 7:00 a.m.	6:00 p.m./ 6:00 a.m.	8:00 p.m./ 7:00 a.m.	7:00 p.m./ 8:00 a.m.
クマ	8:00 p.m./ 7:30 a.m.	9:00 p.m./ 7:30 a.m.	10:00 p.m./ 7:30 a.m.	10:30 p.m./ 8:00 a.m.
オオカミ	9:00 p.m./ 9:00 a.m.	9:00 p.m./ 9:00 a.m.	10:00 p.m./ 9:00 a.m.	11:00 p.m.

男性同士カップルの相関表

	イルカ	ライオン	クマ	オオカミ
イルカ	8:00 a.m./ 8:00 p.m.	7:00 a.m./ 8:00 p.m.	8:00 a.m./ 10:00 p.m.	9:00 a.m./ 10:00 p.m.
ライオン	7:00 a.m./ 8:00 p.m.	6:00 a.m./ 6:00 p.m.	7:00 a.m./ 9:00 p.m.	9:00 a.m./ 9:00 p.m.
クマ	8:00 a.m./ 10:00 p.m.	7:00 a.m./ 9:00 p.m.	7:30 a.m./ 10:00 p.m.	10:00 a.m./ 11:00 p.m.
オオカミ	9:00 a.m./ 10:00 p.m.	9:00 a.m./ 9:00 p.m.	10:00 a.m./ 11:00 p.m.	11:00 a.m./ 11:00 p.m.

女性同士カップルの相関表

	イルカ	ライオン	クマ	オオカミ
イルカ	8:00 p.m.	8:00 p.m./ 8:00 a.m.	9:00 p.m.	10:00 p.m.
ライオン	8:00 p.m./ 8:00 a.m.	6:00 p.m./ 6:00 a.m.	9:00 p.m./ 7:00 a.m.	9:00 p.m./ 9:00 a.m.
クマ	9:00 p.m.	9:00 p.m./ 7:00 a.m.	7:30 p.m.	10:00 p.m.
オオカミ	10:00 p.m.	9:00 p.m./ 9:00 a.m.	10:00 p.m.	11:00 p.m.

重要な計画に最適なタイミング

失敗　調べ物や細かな点でつまずいたり、アイデア段階で行き詰まったりする。または、性急な判断をしてしまい、あとで後悔する。

成功　チーム一丸で考え、調査し、誰もが納得できるすばらしい計画を立てる。

◉研究でわかったこと

旅行や結婚式、あるいはもっと漠然と将来のことなどを計画するとき、役割の分担や細かな点で全員の意見が一致することはめったにない。カップルとして、友達グループとして、あるいは家族として、重要な計画を上手に立てるために、次の**二つのヒント**を頭に入れておこう。

1　特定の作業を特定のクロノタイプに振り分ける。

2　特定の種類の計画は特定の時間に行う。

最初の点について説明すると、計画立案には、明晰さ、長期的な関心の維持、柔軟性、創造力など、さまざまな能力が必要になる。一人の人物、あるいは一つのクロノタイプがすべての能力をもっているケースはめったにない。どのクロノタイプにも特有の能力が備わっている。

- **イルカ**は完璧主義者で、物事に執着する。**【利点】**調べ物が得意なイルカは、最高のホテルやフライトや価格が見つかるまで徹底的に調べるだろう。**【弱点】**選択肢が多すぎると混乱し、決断できなくなる。
- **ライオン**は決断力に優れ、主導権を握る。**【利点】**計画を始動し、必要な手配をする。**【弱点】**旅行日程などをこと細かく計画するため、自由に行動できる余地が少なくなる。
- **クマ**はイルカとライオンが下す決断にいつも満足している。**【利点】**ありがたいほど柔軟で熱心。**【弱点】**柔軟性と熱心さだけでは計画は立てられない。
- **オオカミ**は直感的で創造的。**【利点】**コストや実現の方法などにとらわれず、規格外のアイデアや冒険心を発揮する。**【弱点】**「今すぐこれを予約しよう！」と衝動的に言うのはいいが、それがうまくいくときもあれば、大失敗に終わるときもある。

二つ目のヒント――特定の種類の計画は特定の時間に行う――に関しては、次のリズムに気を配る必要がある。

まずは**ビジョンのリズム**。休暇の日程、結婚式の段取り、将来の計画などのためにアイデアを出すのに最適な時間はいつだろうか？　自分がどこに行きたいのか、何をしたいのか、想像力を羽ばたかせるのに最高のタイミングは？

二〇一一年、アルビオン大学の研究者は被験者にさまざまな時間に特定の種類の質問をして、朝型夜型の違いで彼らの回答能力にも差が出るかを調べた。[注12] 質問には分析力（論理、数学）を問うものと洞察力（実現の可能性）を問うものが含まれていた。

ここで分析力を問う質問の一例を紹介しよう。あなたもきっと中学の数学の時間を思い出すだろう。「列車AがA市を出て、二〇〇マイル離れた場所にあるB市を目指して東へ時速八マイルで進みます。同じ時間、B市では列車Bが西向きに出発して、時速六〇マイルでA市を目指します。列車AとBはどこですれ違うでしょうか？[注13]」

洞察力を問う質問には次のようなものがあった。「一人の少年とその父親が交通事故に遭いました。父親は死んでしまいました。少年は病院に運ばれ、すぐに手術が始まりました。ところが、手術室に入ってきた外科医が『私には手術できない。この子は私の息子だから！』と言いました。どうしてでしょうか？[注14]」

朝型の人も夜型の人も、最も頭の冴えている時間、つまり朝型は朝、夜型は夜に、分析問題の成績がよかったのだが、その一方で両タイプとも、頭が疲れていて集中できない時間、すなわち朝型は夜に、夜型は朝に洞察力の問題をよく解けることがわかった。

豪華な結婚式や待ち遠しい休暇旅行の計画にとって、この事実は何を意味しているのだろうか？　思考力がピークを外れて疲れているときに、想像したりアイデアを出し合ったりすればいいということだ。

では、大ざっぱな着想から具体的な計画を立てるときは？　ホテルやフライトの計画、ケータリング業者の予約などの面倒な仕事をするタイミングのことを**ロジスティクス**《物流管理》と呼ぶ。分析能力が最高になっているタイミングで調べ物や価格の比較をすればいいのである。

パートナーや友人あるいは家族とアイデアや物流について話し合うときには、**注意力のリズム**が重要な役割を担う。細かなことを考えつづけるには、あるいはほかの何よりも退屈だと思える物流に意識を集中しつづけるには、心理学者が「持続的注意」と呼ぶ心理状態が不可欠だ。

あなたにとって、どのタイミングが一つの作業にずっと集中していられるだろうか？　二〇一四年にスペインで行われた研究では[注15]、クロノタイプ別に分けられた被験者それぞれにさまざまな時間に特定の作業をしてもらい、その際のできばえを比較した。朝型の人は朝と夜に優秀な成績を収めた。最適なタイミングに作業した場合、彼らの成果は安定して正確だった。夜型の人は朝よりも夜に成績がよかったが、同時に、どの時間においても朝型の人ほど集中力を長く維持することができなかった。予想どおり、オオカミはライオンよりも集中力に乏しかったのである。彼らは作業を続けることにライオンほど前向きになれなかった。

この調査では、どちらのタイプでも時間がたつにつれ正確さや反応速度が低下することもわかった。ライオンでさえ、同じ作業をあまり長くつづけていると気が散ってしまうのである。

実際の生活（実験室や研究以外の場）で、**ロジスティクスについて話し合うのは四五分まで**にするのが賢明だろう。その時間で終わらなかったときには、ひとまず次の日までその作業を先延ばしにすればいい。次の日にまた四五分話し合う。ちなみに、このスペインでの研究および私の医師としての経験から、達成を目指して着手した作業は、夜にしっかり眠ったあとのほうがやり遂げやすくなることがわかっている。

◉リズムのおさらい

ビジョンのリズム　脳が空想できる状態にあり、創造的なアイデアを思いつきやすいタイミング。

ロジスティクスのリズム　脳が選択肢の分析、調査、予算の計算、予約の手はずなどに最適な状態にあるタイミング。

注意力のリズム　あなたのクロノタイプが細かい作業に持続的に注意を向けられるタイミング。

×何かを計画するのに最悪な時間

期限ぎりぎり。

◎何かを計画するのに最適な時間

クロノタイプごとに異なった作業に秀でているため、役割を分担するのが好ましい。基本的にイルカとライオンは調査や立案に向いている。クマとオオカミは着想を担当する。とは言うものの、ここでは念のために、クロノタイプごとに両タイプの作業に適した時間を紹介する。

イルカ　アイデアについて話すのは**午前8時00分〜正午**。調査と立案は**午後8時00分〜午後10時00分**。

ライオン　アイデアについて話すのは**午後8時00分〜午後10時00分**。調査と立案は**午前6時00分〜午前9時00分**。

クマ　アイデアについて話すのは**午後2時00分〜午後3時00分**。調査と立案は**午前10時00分〜午後2時00分**。

オオカミ　アイデアについて話すのは**午前8時00分〜正午**。調査と立案は**午後6時00分〜午後10時00分**。

子供と話すのに最適なタイミング

失敗　心を開いてもらおうと懸命に話しかけるが、無視されたり反論されたり……。まるで小さな壁に向かって話しているよう。

成功　子供たちが心を開きやすいタイミングで話しかける。彼らの心理状態を察し、彼らの支えになり、絆を強める。

◉研究でわかったこと

子供に話しかけるのはどのタイミングがいいのだろうか？　心理学者である私からの単純なアドバイスはこうだ。「いつでも気が向いたときにどうぞ」

子供に今日はどうだったか尋ねると、「別に」や「いつもと同じ」などといった答えが返ってきた、という経験は誰もがしたことがあるだろう。逆に、いつもどおりのそっけない答えを予想していたら、突然、自分の思いや人間関係について興味深い洞察を明かすこともある。十中八九、あなたがほかの何かで忙しいとき、そのような**黄金の瞬間**がやってくる。どうしたことか、子供というのは親の都合の悪いときに限って話したがるものなのだ。

子供と会話をする時間を設けたいなら、まずはバイオ時間を確認しよう。子供とじっくりと話すとき、内容よりも〝いつ〟のほうが重要なのである。

第一に**散漫のリズム**。子供たちは気が散っているとき（宿題、ゲーム、ＳＮＳなどに集中していないとき）や、エネルギーが低くなっているとき（ピークを外れて疲れているとき、壁を築いていないとき）に会話に最もオープンになる。では、そのタイミングはいつ来るのだろうか？　子供の年齢によってまちまちだ。

大人は四つのクロノタイプに分類できるが、子供は年齢に応じて一つのクロノタイプに属するとみなせる。

- **乳児**のほとんどはオオカミで、**昼間は寝ているが夜になると活動的になる**。
- **幼児から幼稚園児**は基本的にライオンとみなせる。**夜明け前に目を覚まし、夜の早い時間に眠くなる**。午後に昼寝をすることで、体力を再充電する。この年齢の子供がライオンのスケジュールどおりに眠れない場合、それはその子が両親の生活リズムを身につけてしまったか、あるいは昼寝が長すぎるからだと考えられる。
- **小学生**の大半はクマ。**太陽の周期に合わせて日の出とともに目覚め、日没とともに眠くなる**。午後に昼寝することも減っていく。
- **ティーンエイジャー**のほとんどはオオカミになる。**朝にぼうっとしていて、夜になるとエネルギーに満ちる**ので、夜に平穏なひとときをもちたい両親にとっては悩みの種だ。

子供と会話をしたいなら、ほかの何よりもまず年齢に注目すること。

・一歳〜六歳　大切な会話は昼食または夕食後すぐに始める。子ライオンは食後に血糖値が急低下する。およそ三〇分間、彼らは活動が弱まるが、完全に停止するわけではないので、親にとっては話しかける絶好のチャンスだ。

・七歳〜一二歳　放課後の午後3時から5時にかけて、彼らは気分が向上するので、この時間に話しかけるといい。校外活動やスポーツイベントなどに送り迎えする車のなかで子供たちに話しかけるよう、私は両親に勧めることが多い。バイオ時間、（面と向かった会話ではない）横並びの状況、車の動き、そして閉じた空間、これらの組み合わせが奇跡を起こす。ただし、子供が学校で嫌な思いをした日は、親が自分の言いたいことにこだわるのではなく、彼らの話に耳を傾けよう。

・一三歳〜一八歳　夜の10時ごろに会話を始める。一〇代のオオカミは夜になると率直に、そしておしゃべりになる。就寝前の一時間に話し合えば、彼らが何でも話してくれることに、親のほうが驚くだろう。

これで子供たちにとって話しやすいタイミングがわかった。でも、会話は一方通行ではない。

親にとって、子供と話す最高のタイミングはいつなのだろうか？

親が冷静さを失わずに話せる時間、つまり親自身にとっても子供にとってもありがたいタイミングを**忍耐のリズム**と呼ぶことにする。ピッツバーグ大学が二〇一四年に九七六人の一三歳児を対象に行った調査を通じて、親に怒鳴られることは彼らにとって肉体的な暴力と同じぐらいつらい状況であることがわかった。[注16] 怒鳴られることは、子供が非行に走ったりうつ病になったりする原因にもなる。怒鳴ったあとに抱きしめるなどして親の温かさを示しても効果はない。子供と話すときの親の態度は、子供が世間に出てほかの誰かと話をする能力にも影響する。

そのため、コルチゾール値が低く（午後の半ばまたは就寝前）、オキシトシンが多く放出されているとき（セックスやほかの愛情行動のあと）に子供と話をするのがいいだろう。

◉リズムのおさらい

散漫のリズム　子供がピーク時ではなく、少し疲れていて集中できないタイミング。

忍耐のリズム　親がいちばん冷静でいられるタイミング。

×子供と話すのに最悪の時間

午前7時00分と午後5時00分。 朝の7時はみなバタバタしている。子供は空腹で、早朝のコルチゾール値の上昇のせいで過度に覚醒もしている（例外は一〇代のオオカミで、この場合は彼らがちゃんと服を着られただけでも親は喜ぶべき）。同様に、親も血圧が上昇し、睡眠慣性のせいでいらいらしやすくもなっている。そのため、朝食のテーブルで細かい話をしてしまいがちだ。アドバイスをしたり、子供の腹を探ったりするのは、別の時間にとっておいたほうがいい。

午後5時も慌ただしい時間だ。子供は空腹で機嫌が悪いし、宿題もまだ終わっていない。親は仕事で疲れているし、家事もやらなければならない。そのような精神状態で深い会話をしようとしても、欲求不満が募るだけで成果は得られない。

◎子供と話すのに最適な時間

大切なのは、「いつ親の忍耐力がピークになるのか？」ということ。

イルカ　午後7時00分。炭水化物に富む夕食のあと、コルチゾール値の夜の上昇が始まる前。

ライオン　午後3時00分。朝食時に話すことができないなら、子供が学校から帰ってきてすぐ。夜の8時から9時ごろ、ライオンの忍耐力は尽きる。

クマ　午後4時00分。朝にセックスをして、たらふく昼食をとってから長い散歩をした日曜日の午後4時に、クマの忍耐力はピークを迎える。ほかの曜日は放課後に話しかけよう。

オオカミ　午後8時00分。オオカミは夜に親としての本領を発揮する。夜でも、オオカミには子供の宿題を手伝ったり、寝る前に読み聞かせをしたりするエネルギーが残っているはずだ。夜に絶好調になるオオカミの利点を利用しよう。

「それ、すぐに消しなさい！」

私は大人のイルカ、ライオン、クマ、そしてオオカミにも同様に、質の高い眠りを得るために、就寝の一時間前にはすべてのスクリーンを消すことをアドバイスしてきた。このパワーダウン時間は未成年にとってより重要になる。ティーンエイジャーはそうでなくてもオオカミになる傾向が強いのに、夜な夜なインターネットを眺めていると、それがさらに悪化する。一〇代の若者が夜型の生活を続けると学校の成績が下がり、[注17]不安症やうつ病、ネット依存のリスクが高まる。自分がそうなったのは親のサポートが欠けているからだ、と彼らは考える。[注18]理にかなった時間にスクリーンを消すことを家庭の決まり事にすると子供たちは腹を立てるかもしれないが、そのうち精神的にも、学校の成績という意味でも、喜ばしい効果が現れるだろう。のちのち、彼らも感謝するに違いない（と、親としては望まずにはいられない）。

第７章
フィットネスにまつわる「いつ？」

ランニングに最適なタイミング

失敗　本当は嫌でしかたがないのに無理して走っているので、恥ずかしくなるぐらいスピードも遅いし、けがもしやすい。ついついサボってしまうことも多い。

成功　風のように走る。サボることなく、ずっと続けている。体重も減り、爽快な気分になる。

◉研究でわかったこと

走る目的に応じて、最適な時間も異なる。体重を減らしたい？　レースに勝ちたい？　自分の記録を打ち破るため？　それとも、健康になりたいから？

脂肪燃焼のリズムに従うなら、**早朝か夜に走る。**朝、目が覚めてから三〇分以内の空腹時に運動すると、まだ炭水化物を摂取していないため、脂肪がエネルギーに変わるからだ。朝食前に走りたいなら、水分はじゅうぶんに補給すること。走ったあとに炭水化物とタンパク質を半分ずつ含む朝食をとることで、盛んになっている代謝を維持できる。夜に運動すると体内にエンドルフィンが放出されて食欲が弱まるため、夜食に手を出すリスクが小さくなる。ただし、研究を通じて朝の運動のほうが習慣になりやすいことがわかっている。朝一番には、サボる言い訳が見つからないからだろう。

パフォーマンスのリズムの点から見た場合、**自分の起床時間に応じて走る時間を選ぶのがいい。**人は朝よりも昼や夜のほうが、ランニングでも自転車でもより速く走ることができるし、野球ならより強く打つことができると、数々の研究を通じて証明されてきた。しかし、二〇一五年にイギリスで幅広いスポーツ分野を対象に行われた研究で、アスリートがいつ最高のパフォーマンスを発揮できるかは、起きる時間の好みと競技をする時間に関係していることがわかった。[注1]研究ではアスリートに一日に数回トレーニングをしてもらい、彼らのスピードと敏捷性を計測したのだが、早起きのアスリートは午前遅くに成績が最もよかった。早起きでも遅起きでもない中間タイプは午後に、遅起きは夜に最高の成績を記録した。個人を見た場合、朝の運動と夜の運動では二六パーセントもの成績の開きがあった。従って、もしあなたがライオンで、試合が午前中に行われるなら、とてもラッキーだということになる。それ以外の時間なら、明らかに不利な状況でプレーしなければならない。あるいは、違うタイムゾーンの地域に旅行したときのようにバイオ時間のほうを調節して、最適なパフォーマンスを引き出すという方法も考えられる（第14章を参照）。

深い眠りは免疫機能を高め、心臓の機能を整え、血圧を下げ、不安を和らげるのだから、眠りを深めるためにすることはすべて健康にプラスに働く。眠りの質を高め、健全な**休息のリズム**を得るためには、朝に走るのがいい。アパラチアン州立大学の研究によれば、被験者のグループに三つの異なる時間——朝の7時、昼の1時、夜の7時——にトレッドミル（ランニングマシン）の上を歩いてもらい、その際の血圧と睡眠について調べたところ、午前7時のグループは運動後に一〇パーセント、夜に二五パーセント血圧が低下し、深い睡眠を示すデルタ波が七五パーセントも増えていた。[注2]午後の7時に運動したグループに比べ大きな改善を示したという。

◉リズムのおさらい

脂肪燃焼のリズム　脂肪を燃焼し代謝を促進するために走るタイミング。
パフォーマンスのリズム　速く走るためのタイミング。
休息のリズム　質の高い睡眠を得るために走るタイミング。

×ランニングをするのに最悪な時間

午前6時00分。夜明けごろにランニングするとけがをするリスクが高まる。寝起きは深部体温が低く、筋肉と関節は挫傷や捻挫を起こしやすい。起きてから九〇分以上待てば、体温が上がり、けがをする危険性もかなり低くなる。ただし、その程度は季節によって変わり、特にアリゾナのような乾燥した地域では変化が大きい（季節とクロノリズムの関係については第15章を参照）。

◎ランニングをするのに最適な時間

ライオン　**午後5時30分**にランニングすれば速く走れ、エネルギーも高まる。

イルカ　**午前7時30分。**朝にランニングすることで、睡眠が深くそして長くなる。眠りが浅いイルカにとって何よりも重要なデルタ波の回復効果を多く得ることができる。

クマ　**午前7時30分**または**正午。**脂肪を燃焼するために朝食前に、または食欲を抑えるために昼食前に走る。

オオカミ　**午後6時00分**に走ることで、パフォーマンスもよくなるし、脂肪も燃焼する。

「私は活動的な社会の一部になった」

「仕事が終わったあとにいちばんやりたくないこと、それが運動でした」ボストン在住の**ライオンのロバート**が言った。「でも、我慢してやってみることにしました。ランニングウエアをオフィスへもっていって、車や電車を使わずに走って帰宅することにしたんです。まず何より、歩道に人がたくさんいることに驚きました。ジョギングをしていたり、犬の散歩をしていたり、ベビーカーを押していたり。夜明けに一人で車を運転していたときは人の姿をほとんど見ませんでしたから。

歩道に人が多くていらいらすることもあります。でも、気がついたら、会社を好きになっていたんです。それに自分もこの活動的な社会の一部になれたという思いが生まれていました。家に着いて冷たいシャワーを浴びると、友達と食事をしに行くエネルギーが湧き上がってきます。もちろん、スケジュールを少し調整する必要はありました。でも、やってよかった。仕事仲間の数人も〝走って帰る〟病に感染したので、今ではいっしょに走ることにしています。友達に負けたくないからなのか、体が仕上がったからなのか、スピードも速まりました」

チームスポーツに最適なタイミング

失敗　フィールド上で恥をかき、チームに迷惑をかける。あるいは、退屈して試合終了のホイッスルが鳴るのを今か今かと待ち望む。

成功　すばらしいプレーを見せ、楽しみ、その姿を見たら親も喜ぶだろうと思える態度で挑む。

◉研究でわかったこと

チームスポーツをする人は「メンタルタフネス」、つまり精神的な強靱さを身につけることが知られている。[注3] メンタルタフネスには**レジリエンス（立ち直る能力）**、**根気強さ（続ける力）**、**そして楽観性（ポジティブな結果に目を向ける能力）**が含まれる。子供をスポーツのチームに入れることで、彼らの自己効力感（自分はできるという信念）や感情的知性（他人の感情を適切に理解し、反応する能力）といった本質的な能力を高めることができる。加えて、友達といっしょに過ごす、外で体を動かす、勝利の喜び（そして敗北の苦しみ）を仲間と分かち合うことなどは、週末の午後を彩る純粋な楽しみにもなる。ほかのグループ活動でも（例えば読書会やカードゲーム・テレビゲーム同好会など）、同じような効果が精神と感情に得られるだろう。しかし、スポーツの場合は肉体的な恩恵がそこに加わるのだ。

チームメイトや対戦相手と最高に楽しい時間を過ごし、勝利の美酒に酔いしれるために、忘れてはならないヒントを一つ紹介しよう。**夕暮れ時にプレーすることだ。**

あなたはどれぐらいゲームに打ち込んでいるだろうか？　早く座ってビールでも飲みたいよと思いながら、外野でそのイニングが終わるのをただ待っているだけ？　それとも、試合に勝ってプレーオフに進出したいと真剣に願っている？　どれぐらい競争に真剣か、目的意識がどの程度高いかはクロノタイプによってさまざまだ。もし、ライオンだけのチームとオオカミだけのチームがサッカーの試合をしたら、ライオンのチームは楽勝だろう。なにしろ、オオカミのチームは試合会場にもやってこないだろうからだ（夜の9時に試合が始まるなら話は別だが）。

競争のリズムに関しては、クロノタイプごとに次のような特徴がある。

- **イルカ**が生産的でエネルギッシュになるのは午後4時から6時にかけてだが、チームスポーツは彼らの性に合わない。不眠症のせいで疲れていてスポーツどころではない。
- **ライオン**が、チームスポーツをする傾向がいちばん強い。[注4] フィールド上でも攻撃的で、負けず嫌いだ。夜に試合をするなら、午後遅くに日光を浴び、高タンパクのスナックを食べるなどして、遅い時間までモチベーションを維持する必要がある。
- **クマ**は正午ごろにやる気のピークがやってきて、懸命にプレーするが、昼寝の時間ごろにスタミナが尽きてしまう。夜の早い時間にまた元気が出てくる。

・**オオカミ**はというと……私が想像できるオオカミ向きのグループスポーツは〝ビアポン〟ぐらいだ。テーブルの端にビールの入ったカップを置いてそこにピンポン球を投げ入れる遊びのことである。一般に、夜型の人はチームスポーツに関心がなく、座って過ごすことを好む。[注5] 逆にスポーツを見るのは大好きだ。私の診察を受けるオオカミのアスリートのほとんどは、ランニングやスイミングなどの個人スポーツをやっている。チームに入ったオオカミは、夜の試合を好む。

チームメイトの前で恥をかく可能性がいちばん低いタイミングは**協調のリズム**で決まる。このリズムは起きてからの経過時間、疲労度、ゲームの難易度と関連している。[注6] 起きてからずいぶん時間がたっていて疲れているなら、プレーも下手になるだろう。逆に頭がすっきりしていて疲れもないとき、そして練習できていれば、観客やチームメイトはあなたのプレーに舌を巻くに違いない。大半の人（クマ）にとって、手と目の協調能力、つまり運動神経が最高に鋭くなるのは午後5時と午後8時のあいだ。ライオンは午後3時から午後6時まで、オオカミは午後6時から午後9時にかけてだ。

パワーのリズム、すなわちあなたが最も強く、そして速くなれるタイミングは体温の変動を追跡することで導き出せる。体温が上がっているとき、肺活量も大きくなり、筋肉に血液が多く流れ、柔軟性が増している。反射も速くなり、腕、脚、背筋に力がみなぎることだろう。クマの場合、体力とスタミナは午後6時と午後9時のあいだにピークを迎える（ライオンはその二時間前、オオカミは一、二時間後になる）。ラケットやスティックを使うスポーツ――テニス、ゴルフ、野球、ホッケーなど――の場合、夕方から夜の初めにかけて握力が強くなる。

プロスポーツの試合はなぜ夜にやっているのだろうかと思ったことはないだろうか？　テレビの放送時間だけが理由ではない。この時間に、選手が高いレベルのパフォーマンスを発揮するからだ。まあ、クロノタイプによって違いがあるので、選手の一部がと言うほうが正確だろう。二〇一一年、バージニア州シャーロッツヴィルにあるマーサ・ジェファーソン病院の睡眠医学センターで調査が行われた。大リーグの七チームから選んだ野球選手一六人の二年間の打率を分析したのである。加えて、各選手に朝型・夜型アンケート（ＭＥＱ）にも答えてもらった。九人が夜型、七人が朝型だったが、朝型の選手の場合、試合が午後2時から行われたときに平均打率が最も高く（2割6分7厘）、午後8時から行われたときが最も低い（2割5分2厘）ことがわかった。夜型の選手ではその逆だった。試合が夜8時から行われたときに平均打率が最も高く（3割0分6厘）、午後の2時からがいちばん低かった（2割5分9厘）のだ。

スポーツマンシップのリズムは気分に関係している。気分がいいとき、人は審判のきわどい判定に腹を立てたり、相手選手にわざとファウルをしたりする可能性が低くなる。気分が最高にいいときの人々といっしょに娯楽スポーツに興じるのは、とても楽しいことだ。私たちの大半は、夕方から夜の初めにかけて感情が最も落ち着いた状態になる。

◉リズムのおさらい

競争のリズム　勝とうという気持ちが最も強くなるタイミング。
協調のリズム　手と目の協調が最も鋭くなるタイミング。
パワーのリズム　より強く、速く、柔軟になれるタイミング。
スポーツマンシップのリズム　フィールド上でフェアに闘えるタイミング。

×チームスポーツをするのに最悪な時間

早朝。ライオンでさえ、早朝は競技やチームスポーツに耐えられるほど体が温まっていないので、けがをするリスクが高い。コルチゾール値やテストステロンの血中濃度が高いため、参加者はリラックスできず、スポーツを楽しめない。

◎チームスポーツをするのに最適な時間

イルカ　午後5時00分～午後7時00分。この時間がいちばん疲れが少ない。
ライオン　午後2時00分～午後4時00分。体力と気分と運動神経がいちばんいい形で結びつく。

クマ　午後6時00分〜午後8時00分。体力と気分と運動神経がいちばんいい形で結びつく。
オオカミ　午後6時00分〜午後9時00分。体力と気分と運動神経がいちばんいい形で結びつく。

ヨガに最適なタイミング

失敗　型をただなぞるだけ。体を痛めることも。
成功　各ポーズに深く入り込み、体調、気分、認知能力が向上する。

◉研究でわかったこと

ヨガが何千年も昔から続いているのには理由がある。効き目があるからだ。日常的にヨガをすれば、心も体も強く、そして柔軟になり、深い呼吸が肺活量を高めてくれる。ヨガを通じて内面を見つめることで、自分の抱える問題やストレス要因にきちんと向き合うこともできる。ヨガのポーズが副交感神経系の活性を鎮めるので、リラックスできる。体を伸ばしたり曲げたりするため、関節の可動域が広がり、筋肉にも張りが出る。

では、「ダウンドッグ《下向きの犬》」や「コブラ」や「キャット&カウ《ネコとウシ》」のヨガポーズをする最高のタイミングはいつだろうか？

ヨガをする目的が関節の可動域や筋肉の質の向上にあるのなら、**柔軟性のリズム**に従おう。このとき体はしなやかになっていて、各ポーズに深く入り込むことができる。体温が最高点またはそれに近いとき、柔軟性が最も高くなる。温まった体は緊張が解けているので、動く準備が整っているのだ。気温が高くなるにつれて体温も上がる。最近、ホットヨガのスタジオが増えているのも、同じ理由からだ。この原則は体内の環境にも当てはまる。朝起きてから三時間後および夜の早い時間に、体内もヨガにじゅうぶんなほど温まっている。従って、**ヨガ教室に入会するなら、昼食前か終業直後のコースにしよう。**

冷えた体は硬い。体温が低くて体が硬いと、どんな運動でもけがをする恐れが高くなる。起きてから九〇分以内、午後の半ば、それから就寝前の三時間に体温は下がっている。だから、早朝、昼食後、そして夜遅くのヨガ教室は避けたほうがいい。

体を後ろに大きくそらしたりしたいわけではなくて、ただリラックスするためだけにヨガをやりたいのなら、**リラクゼーションのリズム**に注目しよう。数多くの研究を通じて、深い呼吸とヨガ風のストレッチ運動にはコルチゾール値と血圧を下げる効果があることが証明されている。[注7] ストレスを減らすためにヨガをするのなら、一日のどの時間でもかまわない。私はすべての人に、就寝前のパワーダウン時間に軽めのストレッチ運動をすることを、そして不安を感じたときには深呼吸法*を実践することを勧めている。

ヨガは体調をよくしてくれるだけではない。マインドフルネス、覚醒度、集中力、記憶など、精神的な働きも高めてくれる。二〇一四年、イタリアのキエーティ・ペスカーラ大学が**心身のつながりのリズム**とヨガの関係を調べた。[注8] 個人の性格と学習習慣はクロノタイプごとに異なっていることはすでに述べたが、研究チームは、ヨガをする人々は性格の一部と学習に対する取り組み方が共通していることを発見したのである。

ヨガのインストラクター一八四人に、彼らの性格、朝型か夜型か、考え方などをテストしたところ、オオカミが比較的少なく（人口の一五パーセントがオオカミなのに比べ、被験者のインストラクターでは八パーセント）、大多数がクマ（人口比では五〇パーセントだが、ヨガのインストラクターでは七一パーセント）であることがわかった。ライオンは人口に占めるのと同じ割合、つまり二〇パーセントだった。当然ながら、ライオンのインストラクターは、誠実さ、周到さ、感情の安定度の点でクマやオオカミよりも優れていた。オオカミは衝動性が高く、ほかよりも神経質で社交的でもあった。ここまでは驚きはない。予想外だったのは、ライオンも含めてどのクロノタイプでも、ヨガのインストラクターの大多数が開放的な性格で、右脳に支配される創造的な思考に優れていたことだ。**クロノタイプに関係なく、ヨガをたくさんすればオープンになり、洞察力が鋭くなるのだろうか？** この研究結果を見る限り、そうだとしか考えられない！

加えて、**ヨガをすると人は（オオカミでさえ）楽観的になることもわかった。** ハタヨガを一回行った参加者の気分の変化をクロノタイプごとに追跡する調査が、二〇一四年にシカゴ州立大学で行われた[注9]。すると、ヨガをせずに講義を聴いた人々（対照群）に比べ、どのクロノタイプもヨガのあとに将来の展望が明るくなったと報告した。なかでも、夜型の人々が見せたポジティブな変化は圧倒的だった。一般にオオカミは悲観的になりやすいことを考えると、この調査結果はふだんあまり楽観的になれない人にとって、ヨガは人生を一変させる力があることを示唆している。

◉リズムのおさらい

柔軟性のリズム　体が最も柔軟になるタイミング。

リラクゼーションのリズム　運動、特にヨガを通じて、コルチゾール値と血圧を下げやすいタイミング。

心身のリズム　運動、特にヨガを通じて、人生の見方を変え、マインドフルネスと楽観性を高めやすいタイミング。

×ヨガをするのに最悪な時間

日の出ごろ。日の出とともに行うヨガは人気があるようだが、たとえあなたがライオンでも、私は勧めない。体は深いストレッチ運動ができるほど温まっていないので、けがをする恐れがある。ヨガに慣れてきて、自分を中級レベルだとみなせるようになるまでは、絶対に避けたほうがいい。

◎ヨガをするのに最適な時間

イルカ **午後10時00分**。夜のコルチゾール値と血圧が下がる。
ライオン **午前8時00分**または**午後5時00分**。仕事の直前または直後。
クマ 正午または**午後6時00分**。ランチ前または日没時のヨガ。
オオカミ **午後6時00分**または**午後10時00分**。夕食前またはパワーダウン時間にリラックスするために。

筋トレに最適なタイミング

失敗 たまにしかやらないので筋肉は大きくも強くもならない。代謝も向上しない。
成功 定期的に筋トレを行い、筋肉の量と強度を増し、代謝を促進する。

◉研究でわかったこと

筋肉の量が増えると体力がつくだけではなく、代謝も速くなる。引き締まった筋肉が多ければ多いほど、脂肪を燃やしてエネルギーを得るのが容易になる。従って、脂肪を燃やし、代謝を速め、筋力を増すためにトレーニングを行うなら、必ずある種の抵抗を伴う筋力トレーニング（バーベルやアイソメトリック・エクササイズなど）を採り入れ、大きな筋肉群を重りや地面などといった外部からの圧力にさらすべきである（腕立て伏せやプランクなど、筋肉に負荷をかけるトレーニング法）。

まず、**筋成長のリズム**を見てみよう。二〇〇九年、フィンランドのユヴァスキュラ大学で、男性の一日のトレーニング時間と筋肉量の増加の関係を調べるために無作為試験が行われた。[注10]その試験の参加者たちは二〇週間にわたって毎日、朝（午前7時と9時のあいだ）か晩（午後5時と7時のあいだ）にトレーニングをする。そして、一〇週ごとにランダムな時間に彼らの筋肉量をMRIで測ったのである。その結果、朝のグループでも晩のグループでも、筋肉は三パーセント増加していた。研究者は筋肉の増加にはトレーニングの時間は関係ないと結論づけた。あなたも三カ月以上トレーニングを続ければ、この実験の参加者と同じような結果が得られるだろう。**トレーニングは朝でも夜でもかまわない。大切なのは続けることだ。**対照群として試験に参加した不定期に運動するグループでは、筋肉の量は増えていなかったのである。

筋肉に力を付けることがトレーニングの目的なら、**筋力のリズム**に従うのがいい。あなたがトレーナーなら、クライアントがどのタイミングで最も強くなれるか知っておくべきだ。西スコットランド大学などが行った数々の研究を通じて、筋トレで最も力が発揮されるのは午後遅くであることが知られている。[注11] 深部体温が高く、テストステロンとコルチゾールの濃度が低いからだ。あなたは今、(朝に)テストステロンが多いほうが力を出しやすいのではないのか、と驚いたかもしれない。

だが実際には、大切なのはテストステロンの濃度ではなくて、テストステロンに対するコルチゾールの比率(この比率を「C/T比」と呼ぶ)なのだ。[注12] C/T比が筋力の発揮に最もよい値になるのは、**ライオンは午後、クマは夜の早い時間、イルカとオオカミは夜遅く**である。夜に体温がいちばん高くなるため、それに伴い心拍数も上がり、筋肉内の血流も盛んになり、関節は柔軟性を増し、グルコース代謝が進む。つまり、体は力を発揮する準備が整っているので、より重いバーベルを持ち上げたり、プランクを長く続けたりできるのである。

私個人は筋トレをあまりしないのだが、ジムでバーベルを挙げている人の表情を見ていると、彼らはとても苦しそうだ。では、概日リズムと苦痛はどう関係しているのだろうか? **苦痛許容のリズム**はクロノタイプごとにどう違うのだろう? この疑問に答えるための実験が、ポーランドのワルシャワ大学で行われた。[注13] 健康な朝型の一六人とこちらも健康な夜型の一五人が、一日に九回、手首に熱刺激を受けたのである。どちらのグループも朝と夜では苦痛の許容量に大きな開きがあったのだが、一日のどの時間をとっても、朝型の人のほうが夜型の人よりも高い温度――朝型は摂氏五〇度、夜型は四七度――を我慢できることがわかった。これまで、数多くの研究を通じて、オオカミはエクササイズを嫌うことが報告されてきたが、このデータはそれを裏付けるものだと言えるだろう。オオカミは痛みが我慢できないのだ。

◉リズムのおさらい

筋成長のリズム　筋肉の量を増やすためにトレーニングをするタイミング。

筋力のリズム　コルチゾールとテストステロンが力を最大限に発揮できる比率になるタイミング。

苦痛許容のリズム　異なるクロノタイプが苦痛に耐えられるタイミング。

×筋トレをするのに最悪な時間

午前6時00分。早朝、体温は最も下がっている。体が冷えているときに運動するとけがをしやすい。筋肉内の血流、関節の硬さ、ホルモンの比率も筋力トレーニングやバーベル挙げをするのに向いていない。

◎筋トレをするのに最適な時間

イルカ　午後8時00分。 イルカの体温とコルチゾール値と心拍数は夜に高くなるので、筋肉の増強に最適。

ライオン　午後2時30分〜午後5時00分。 この時間に筋力が強くなる。

クマ　午後4時00分〜午後7時00分。 この時間に筋トレを行うのがいいが、定期的にやらない限り筋量も増えないし、代謝も向上しない。

オオカミ　午後6時00分〜午後7時00分。 筋肉量を増やして代謝を速めるには日課にすることが大切。オオカミの筋力のピークは午後10時にやってくるが、そのような遅い時間にトレーニングするのは現実的ではないし、就寝前の三時間にエクササイズすると、入眠が妨げられる恐れもある。

＊深呼吸法とは、意識的に深い腹式呼吸を行うことで自律神経を整える方法で、まず、約10秒かけてゆっくり息を吐き切り、次におなかを膨らませながら数秒かけてゆっくり鼻から息を吸う。これを数回から10回ほど行う。

第8章

健康にまつわる「いつ？」

病気と闘うのに最適なタイミング

失敗　免疫系の働きを弱め、病気にかかりやすく、そして治りにくくなる。
成功　免疫系の働きを強め、病気にかかりにくく、そして治りやすくなる。

◉研究でわかったこと

免疫を理解するのは容易なことではない。その仕組みはじつに複雑で、タンパク質、血球、抗体、ホルモン、受容体などの要素が関係している。誰もが知っておくべき基本は次の二点だろう。

- **免疫系を構成するのは白血球と抗体の軍隊**であり、これが体内をパトロールして細菌、感染症、炎症、悪性腫瘍を捜し出す。
- ほかのすべての身体機能と同様、**免疫系は概日リズムの影響を受ける**。バイオ時間を利用した治療は、より効率的で効果が高い。

この数年で、研究者たちが次々と体の抵抗力に関係するバイオ時間を発見している。免疫機能は夜に体を休めているときに最も活発で、日中に忙しくしているときは働きが弱くなる。睡眠の最初の三分の一のゆったりとした深い眠りが、体が日中の疲れから回復する時間だ。脳波が緩やかな深い睡眠に入るときに、一連の治癒効果が発動する。

しかしながら、抵抗力の要《かなめ》とも呼べる白血球には白血球独自のバイオ時間があり、必ずしも免疫系のスケジュールと一致しない。細菌や感染症、あるいは炎症を体内のどこかに発見すると、白血球は我を忘れ（ふだんのバイオ時間どおりでも、そうでなくても）いつでも悪玉細胞を攻撃する。この**免疫緊急発動のリズム**を発見したのは、ダブリンのトリニティ・カレッジとペンシルバニア大学の研究者だ。[注1] 私たちは**すべての免疫細胞のなかに「昼も夜も関係ない、さあ戦いのときだ！」と叫ぶ警報機能が備わっている**のである。研究者はこの発見を免疫療法の薬の開発に活かして、新しい抗体とタンパク質をつくった。細菌だろうが腫瘍だろうが、侵入者が体内に現れたとき、それがスイッチの役割を果たし、体の抵抗力を一気に高めるのだ。

免疫系は日が沈んでから活発になるが、がん性の腫瘍もまた夜間に盛んに成長することが知られている。この**成長のリズム**はイスラエルのワイズマン科学研究所の科学者が二〇一四年に発見した。彼らは細胞の成長とグルココルチコイド（GC）の関係を調べたのである。[注2] GCとは代謝とエネルギー、そして覚醒を左右するステロイド系のホルモンのことで、日中に最高値になって夜間に減少し、上皮増殖因子受容体（EGFR）の分子と相互に作用する。EGFRとは、その名のとおり、細胞表面にある受容体で、健全な細胞の成長と分裂をつかさどるのだが、ときには悪性（がん性）の細胞を増やしてしまうこともある。

マウスを使った実験で、GCが減るとEGFRが腫瘍に作用し、それらの成長と増殖が早まることがわかった。そこで研究者は、EGFR阻害薬を一日のさまざまな時間に投与して、特定のバイオ時間が投薬治療の効果を高めるかどうか、つまり、腫瘍の成長を遅らせることができるか、調べたのだ。その結果、投薬のタイミングで効果に大きな差が出ることが確認された。**睡眠中に投薬されたマウスは、日中に治療を受けたマウスに比べて、腫瘍が小さかったのだ。**将来、治療効果を高めるために、EGFRが誘発したがんの治療はGCホルモンの量が減っている時間に行われるようになるだろう。

睡眠時間のリズムが健全なら、つまり一晩でじゅうぶんな睡眠時間が取れていると、風邪などの軽い病気にかかりにくくなることが証明されている。[注3] 二〇一五年、カリフォルニア大学サンフランシスコ校とカーネギー・メロン大学の研究者が一六四人の成人に手首につけるモニターを与え、一週間にわたり睡眠を記録した。その後、被験者は研究室で風邪ウイルスを鼻から注入されてから、さらに五日間の観察を受けた。その結果、毎日七時間眠った人に比べて六時間以下しか眠らなかった人は明らかに風邪をひきやすいことが確認できた。性別、ふだんの健康管理、BMI、心理状態など、ほかの要素の影響は除外されていたので、一日たった一時間の睡眠時間の差が罹患率の違いを引き起こしたのである。

睡眠時間の短さよりも病気のなりやすさに大きく影響するのは**睡眠障害のリズム**だ。つまり睡眠が頻繁に中断されたり、概日リズムと大きくかけ離れたりしていないかどうか、という点である。二〇一四年にシカゴ大学の研究者がマウスを二つのグループに分けて実験を行った。[注4] 一つ目のグループは一週間にわたってまとまった睡眠がとれなかった。その方法はとても残酷で、一定時間ごとに自動で動くブラシを使って、かごのなかのマウスを起こしたのである。もう一つのグループは邪魔されずにぐっすり眠ることが許された。両グループともに腫瘍細胞を注入されていたが、四週間後に検査したところ、睡眠が分断されたグループの腫瘍細胞はもう一つのグループのそれに比べて二倍も大きく、浸潤も進んでいた。腫瘍細胞が急成長したのは、細胞そのものの成長力ではなく、**睡眠を妨害されたことでマウスの免疫力が弱まったから**だと結論できる。なぜなら、よく眠ったマウスの免疫系は腫瘍の悪性細胞を直接攻撃していたが、睡眠不足のマウスの免疫系はいわば誤った判断を下し、白血球を腫瘍まわりの血管に集めて、腫瘍の成長を促していたからである。

ここで明るいニュースを。腫瘍増殖を伝達する特定のタンパク質――通称TLR4と呼ばれるトール様受容体4――を阻害することで、睡眠不足のマウスでさえ、腫瘍の成長を抑えられることがわかった。良質な睡眠には心身のリフレッシュ以上の効果があることが知れわたり、しかもこのタンパク質を阻害する新しい治療法が開発されれば、多くの命が救えるだろう。

◉リズムのおさらい

免疫緊急発動のリズム　昼か夜かに関係なく、細胞が悪性の侵入者に対する攻撃スイッチをオンにするタイミング。

成長のリズム　細胞が腫瘍の拡大に対し最も効果的に闘えるタイミング。

睡眠時間のリズム　病気に抵抗するにじゅうぶんな睡眠時間が取れないタイミング。

睡眠障害のリズム　病気に抵抗できるほど質の高い睡眠が取れないタイミング。

×病気と闘うのに最悪な時間

午前2時00分。免疫力は夜中に強くなるが、それは本人が実際に眠っているときだけ！　夜中の2時に起きていたら、じゅうぶんな質の睡眠がとれないため、免疫系の働きは弱ってしまう恐れがある。

◎病気と闘うのに最適な時間

質の高い睡眠は、喫煙や飲酒あるいはジャンクフードなどの体に悪い行動をやめるのと同じぐらい強い闘病および予防効果をもっている。毎日七時間眠ることを心がけよう。一時間の違いで大きな差が生まれるのだから。

イルカ　午後11時30分〜午前6時30分。
ライオン　午後10時30分〜午前5時30分。
クマ　午後11時30分〜午前7時00分。
オオカミ　午前0時30分〜午前7時30分。

あなたを助ける医師を助ける方法

医師や薬剤師とうまく付き合うためのヒント。

・**健康診断は午前中に。**待ち時間は短くなるし、食事抜きで血液検査が必要なときには、いらいらや空腹も抑えられる。朝は体がまだ硬く、肺機能も万全ではないので、関節炎やぜんそくの症状が強く出やすい。そのため、医師はあなたの状態を容易に把握できる。

・**手術は午前中に。**麻酔の効果はバイオ時間に左右される。デューク大学の医療センターが、同大学の大学病院で二〇〇〇年から二〇〇四年にかけて行われた九万件の外科手術を調べたところ、午後に麻酔を受けた場合、副作用が生じる可能性が高くなることが確認されたのだ。また、調査対象の患者は、午後の手術では手術以外の面倒が増えることも指摘した。待ち時間の長さや書類の作成の遅れなどで血圧が上がってしまうのだ。加えて、午前の手術のほうが、外科医のミスが少ないことも明らかになった。午前9時から正午まで、つまり覚醒度がピークになっている時間に、医療事故が起こる可能性がいちばん低かった。逆に覚醒度がピークを過ぎた時間、午後3時から午後4時にかけてミスが頻繁に起こっていたのである。それを裏付けるように、午後に手術を受けた患者のほうが術後に痛みや吐き気を訴えることが多かった。

・**午前中に処方箋を渡し、午後に薬を受け取る。**時間に余裕があれば、薬剤師は慌てることなく正しく薬を調合することができる。

インフルエンザの予防接種に最適なタイミング

失敗　効果がいちばん薄くて、痛みが最も強いタイミングで予防接種を受ける。
成功　効果が最も高くて、痛みがないタイミングで予防接種を受ける。

◉研究でわかったこと

毎年のように、インフルエンザの予防接種にまつわるネガティブな話題がメディアを賑わせている。ワクチンは二回に一回しかウイルスをブロックできないとか、予防接種では悪化しにくくなるだけで予防はできないとか。だが、ワクチンの働きは抗体をつくることにある。H1N1ウイルスのような特定の抗原を攻撃する血液タンパク質を生み出すのが目的だ。予防接種を受けた人の五〇パーセントから七〇パーセントは、インフルエンザワクチン――ごく少量のウイルス――が引き金になって、体内でじゅうぶんな量の抗体が生成される。これがインフルエンザの重症化を防いでくれる。残りの人はワクチンを接種されても抗体がじゅうぶんに生成されないため、予防接種しなかったときと大きな差が生じない。統計によると、多くの人々はワクチンの接種に関心がないようだ。効くかどうかもわからないもののために、わざわざ予約してから病院へ行って、二〇ドルも支払う理由があるだろうか？　そう考えるのである。

しかし、インフルエンザにかかって二週間も苦しみつづけるリスクを一〇パーセントでも減らしてくれるのなら、時間的にも金銭的にも予防接種を受ける価値はある。私は生後六カ月以上の人すべてに、毎年欠かさず予防接種を受けることを勧めている。健康のための必要悪だ。予防接種を受けると決めたなら、効果を高め、痛みを抑えるためにバイオ時間に気を配ろう。

本書は一日のスケジュールを調整する方法を紹介しているが、ここでは一年を視野に入れる必要がある。まずはインフルエンザウイルスの**季節のリズム**を見てみよう。アメリカ疾病予防管理センターが一九八二年から二〇一四年までの記録を調べたところ、インフルエンザのシーズンは一〇月から三月、ピークは一二月から二月であった。予防接種は効きはじめるまで二週間かかるので、一月に注射するのでは遅すぎる。**予防接種に最適な時期は一〇月の初旬。**インフルエンザのシーズンが始まり、ワクチンが医師に行き渡るころがいい。私はハロウィーンの宣伝がテレビで流れ出したら、「予防接種の時期だ」と考えるようにしている。

私たちの多くにとって、**痛みのリズム**はあまり関心のないテーマだろう。注射のとき少しチクッとするだけ。大騒ぎするほどのものではない（もちろん、子供たちのなかには注射針を見ただけで泣き出してしまう子もいるが）。痛みはバイオ時間に左右されることが研究を通じて知られている。二〇一四年、イスラエルのハイファ大学の研究者が、朝昼晩の痛みの感じ方を調べるために、四八人の男性被験者にさまざまな強さと種類の痛み——機械的な痛み、熱さや冷たさなど——を与えた。[注5] すると、**被験者は朝のほうがより長い時間、強い痛みを我慢できる**

ことがわかったのだ。

では、予防接種で病気を防げる可能性がいちばん高くなるタイミングを示す**免疫力のリズム**は存在するのだろうか？　すでに説明したように、ワクチンがじゅうぶんな量の抗体をつくれば、病気になる可能性は低くなる。従って、体が最も迅速に抗体をつくれるタイミングを知る必要がある。それは、運動の一五分前だ。

二〇一一年、運動学のマリアン・コフート教授を中心としたアイオワ州立大学の研究チームが学生たちにＨ１Ｎ１ワクチンを接種し、すぐにランニングまたはフィットネスバイクで九〇分間の運動をしてもらった。対照群は運動しなかった。一カ月後に被験者がどれぐらいの抗体を生成したか調べたところ、運動をしたグループはしなかったグループの二倍の量の抗体をつくっていたのだ。コフート教授はその後もマウスを使って研究を続け、運動時間の長さも抗体数に影響することを突き止めた。運動時間が長すぎても（三時間）短すぎても（四五分）、九〇分運動したときほど多くの抗体が生成されなかったのである。では、なぜ有酸素運動が抗体数を増やすのだろうか？　運動を通じて、血行が促進されるからだ。**注射した直後に血流をよくすると、ワクチンが全身に広がり、抗体の生成が促されるのだ。**

イギリスでは予防接種の〝前〟に行う筋トレの効果を調べる実験が行われた。[注6]　バーミンガム大学の研究者が二九人の男性と三一人の女性に利き腕ではないほうの腕で二頭筋カール（片手を使ったダンベル挙げ）をやってもらった。重さは各被験者が持ち上げられる最大重量の八五パーセントに設定した。対照群は運動しなかった。その六時間後、被験者全員の利き腕ではないほうの腕に予防接種をしたのである。八週間後、検査が行われた。すると興味深いことに、対照群に比べて二頭筋カールを行ったグループは男女ともに抗体の数は増えていたのだが、その増え幅は男性よりも女性の被験者のほうが少なかった。その理由として、女性は腕の筋肉に炎症が生じたため、ワクチンの全身への広がりが遅くなったのではないかと考えられている。いずれにせよ、男女ともに、まずダンベル挙げをしてから六時間後に予防接種を受けて、その後すぐに九〇分ほどフィットネスバイクにまたがるか、早足で歩くかすることで、インフルエンザの季節を乗り切る体を得ることができる、ということだ。

◉リズムのおさらい

季節のリズム　月単位で見た場合、予防接種に適したタイミング。
痛みのリズム　痛みを最も感じにくいタイミング。
免疫力のリズム　体が迅速に抗体をつくれるタイミング。

×予防接種をするのに最悪な時間

一月の午後または夜。単純に手遅れ。

◎予防接種をするのに最適な時間

どのクロノタイプかに関わりなく、すべての人が一〇月初旬に予防接種すべきである。

イルカ　午後1時00分。注射をしてもらってからすぐに長めの散歩をして、いざというときのために免疫力とエネルギーを高めておこう。

ライオン　午後4時45分。注射のあとすぐに、いつもより長めの運動を。

ク　マ　午前11時30分。そのあと少し遠くまで歩いてランチを買ってから職場に戻ろう。

オオカミ　午後5時45分。トレーニング着に着替えてから病院へ注射を受けに行って、注射のあと徒歩またはジョギングで、あるいは自転車で遠回りしながら家に帰るのがいいだろう。

マンモグラフィ検査に最適なタイミング

失敗　痛みを我慢しながらいやいや検査を受けたのに、鮮明な画像を得ることができない。

成功　あまり痛みや面倒もないまま、鮮明な画像を得る。

◉研究でわかったこと

マンモグラム《乳房X線写真》は命を救う。マンモグラムを毎年撮影したおかげで命を落とさずにすんだ人を、誰もが一人や二人は知っているのではないだろうか。早期発見は乳がんの克服に大いに役立つ。自分の命が守れるのだから、五分や一〇分の痛みは我慢するだけの価値があるだろう。とはいえ、あまり不快な思いをせずに鮮明な画像を得て、翌年まで何の心配もない爽快な気持ちで病院を去ることができれば最高だ。そのためには、三つの〝タイミング〟が大切だ。

快適さのリズム。あまり知られていないが、カフェインは乳房の圧痛および線維腫の痛みを悪化させる。乳腺線維嚢胞症の女性一一三人を対象にデューク大学が調査したところ、一年間カフェインをほとんど断っていた女性の三分の二が、胸の痛みが減ったあるいはなくなったと報告したのである。[注7] **マンモグラム撮影前の一日か二日、カフェインを含むコーヒー、茶、ソフトドリンクを避ける**だけでも、検査を乗り切るのが容易になるだろう。もしあなたが中毒と呼べるほどのコーヒー好きなら、マンモグラム撮影を一日の最初のコーヒーよりも前に予約すればいい。毎月のホルモン変化もまた、痛みへの敏感さに関係している。女性は**月経前の一週間**に、セロトニンやエンドルフィンなど痛みを和らげるホルモンの放出が減るので、とりわけ敏感になる。

では**手軽さのリズム**はどうだろうか？　検査を滞りなく行うのに都合がいい、予約に適したタイミングのことだ。できることなら、その日で最初または二番目の検査を受けるようにしよう。病院や検査施設はどこでもそうなのだが、一日のうちの時間が遅くなるにつれ、スケジュールに余裕がなくなり、遅れが大きくなる。予約時間が早ければ早いほど、待ち時間が少なくなり、いらいらする必要もなくなるということだ。

痛みや面倒の大小も重要ではあるが、マンモグラフィ検査を受ける目的は腫瘍の発見にある。**精密さのリズム**は一カ月の周期と結びついている。シアトルのグループ・ヘルス研究所が行った大がかりな調査によると、検査の予約に最適なのは**月経周期の第一週（月経初日からの一週間）**だそうだ。[注8] 一一年のあいだに検査を受けた三五歳から五四歳までの女性の三八万件ものマンモグラムを分析したところ、この一週間では（しこりが発見された際に）陽性所見が得られる可能性は八〇パーセントだった。この時期、月経前症候群（PMS）によるむくみが弱まるため、乳房の組織がほかの時期ほど密ではないので、しこりの位置を特定しやすいのである。第二週以降では、陽性所見が得られたのはおよそ七〇パーセントだった。

◉リズムのおさらい

快適さのリズム　マンモグラフィ検査の痛みが最も少ないタイミング。
手軽さのリズム　待ち時間が短くなる予約のタイミング。
精密さのリズム　正確な検査結果が得られるタイミング。

×マンモグラフィ検査をするのに最悪な時間

午後遅く。コーヒーを飲んだあと。月経周期の最後の週。

◎マンモグラフィ検査をするのに最適な時間

自分の月経周期の第一週に、その日最初の検査を予約する。

トイレでの排便に最適なタイミング

失敗 行く回数が少なすぎるか多すぎる。無理して行く。予定外の時間に行く。

成功 意識せずとも決まった時間に行く。

◉研究でわかったこと

胃腸管は第二の脳と呼ばれている。腹の底から湧き上がる感情や直感を誰もが経験したことがあると思うが、それらは実際に胃腸管で生じる感覚なのだ。胃腸管も脳と同じ神経系とみなされる。具体的には**腸神経系**と呼ばれていて、食道で始まり肛門で終わる消化管の内側に集まった一億のニューロン《神経単位》で構成されている。それらすべての神経細胞が、あなたに消化活動を〝感じ〟させ、その感覚を感情や思考と結びつけるのだ。例えば、何かが心配でおなかがムズムズするような感覚があるとする。そのとき、ストレスホルモンと腸内酵素が増えて、実際に消化が加速しているのである。**腸神経系は脳の力をまったく借りずに、消化と排泄をコントロールする**。また、胃腸管には独自のバイオ時間も備わっていて、「腸時計」と呼ばれている。

頭の脳と同じで、第二の脳も神経伝達物質とホルモンを放出し、細胞の働きを促している。私たちが一般に脳から放出されると考えるホルモンの一部は、実際には胃腸管で大量に生成されていて、セロトニンの九五パーセント、メラトニンの八〇パーセントが胃腸管でつくられる。当然のことながら、第一の脳からのホルモンの放出を促したり阻害したりする薬品は、第二の脳の健康にも影響を及ぼす。例えば、うつ病治療に用いられるセロトニン再摂取阻害剤（ＳＳＲＩ）は過敏性腸症候群の原因になる。一方、不眠症の治療にメラトニンのサプリメントが誤って使用された場合、過敏性腸症候群の症状を改善することがある。このあたりの事情はとても複雑で、わかりにくい。だからとりあえずは、**腸は脳と同じぐらい賢くて、何をいつしなければならないか理解している**、とだけ覚えておこう。

腸のリズムに合わせて〝腸のチェック〟をするのは、自分の総合的な健康状態を測るのにとても優れた方法だと言える。ホルモン工場である腸がつくり出す生化学物質の種類は豊富で、その多くはバイオ時間にのっとって分泌される。[注9]

- **モチリン**と**グレリン**が胃で始まる筋肉収縮の連鎖、つまり消化のプロセスをスタートさせる。
- **ガストリン**、**グレリン**、**コレシストキニン**、**セロトニン**が小腸と大腸の運動性（食品と排泄物の前進）を維持する。
- **メラトニン**は睡眠だけに関係すると思っていたかもしれないが、実際には腸にも大きな影響を及ぼす。空腹や満腹感と関係していて、さらに消化プロセスのタイミングも支配する。

メラトニンと伝播性強収縮群（九〇分から一二〇分の消化周期）の作用が**ホルモンのリズム**を決める。外が暗くなり、松果体からメラトニンの分泌が始まると、胃腸管の動きと腸の働きが抑制される。日が昇り、メラトニンの放出が止まると――クマにとっては朝の8時ごろ――腸も目を覚ます。クマのほとんどで、起きてから九〇分以内にその日最初の排便があるはずだ。

この時間に規則的に排便があれば、大腸が健康であることの証だ。排便と深く関係している内分泌系もバランスを保っているとみなせるだろう。いつもどおりの時間にトイレに行っている限り、腸とホルモンは調和していると考えていい。しかし、ホルモンだけが**規則性のリズム**を保つ要素ではない。排便を一定に保つためには、**毎日決まった時間に食事をすること**――バイオ時間の同期を維持するための基本中の基本——に加えて、**繊維質に富む食べ物を口にすること**、そして**毎日少なくともコップ六杯の水を飲むこと**も欠かせない。一日のスケジュールを組むときにはこれらすべてを考慮に入れて、例えば就職面接などの重要な予定を間違った時間に入れてしまわないように気をつけよう。

　コーヒー愛好家の三〇パーセント近くが、信頼性が高く即効性もある**刺激のリズム**を経験したことがあるという。**一杯のコーヒーがわずか四分後に腸の運動を促し、三〇分以内に排便につながる**ことが、九九人のコーヒー好きの健康な成人を対象にしたイギリスの研究で明らかになった。[注10]とはいえ、カフェインに下剤効果があるわけではない。もしあるなら、チョコレートやソフトドリンクも排便を促すはずだ。ここで作用しているのはコーヒーに含まれる特有の酸とほかの成分であり、それらが胃に働きかけて消化のスピードを速め、さらにガストリンとコレシストキニンの分泌を促すのである。ガストリンが腸を刺激するので収縮が盛んになり、排泄物の移動が速くなる。さらにコレシストキニンがシグナルとなって胆嚢と膵臓から酵素や胆汁が放出されるので、腸内での脂質とタンパク質の分解が促進される、という仕組みだ。

　一部ではあるが、排便のバイオ時間が食事の時間と一致している人もいる。体が食事の摂取に反応することを、**反応のリズム**と呼ぶ。胃大腸反応と呼ばれる現象のことだ。食事のあと胃が拡大し、それが引き金となってホルモンの連鎖反応が起こり、便を運ぶ筋収縮、いわゆる蠕動《ぜんどう》運動を引き起こす。食べ物が入ってきたので、残り物は出て行かなければならない、というわけだ。子育ての経験がある人なら、授乳している最中に赤ん坊のおむつが重くなったことがあるだろう。大人の場合は数分のあいだ食卓を離れる必要がある。

◉リズムのおさらい

ホルモンのリズム　腸時計が特定のホルモンを放出して、消化活動を促すタイミング。

規則性のリズム　食物繊維、水分、ホルモンなど、複数の要因が組み合わさって、予測可能な時間に便意を催すタイミング。

刺激のリズム　コーヒーを飲むと生じる便意のタイミング。

反応のリズム　食事と同時に生じる便意のタイミング。

×トイレに入るのに最悪な時間

午前1時00分～午前5時00分。メラトニンがあふれている深夜は、腸の活動が弱まっているのが普通なので、真夜中に便意で目が覚める場合は、消化系や内分泌系の異常を疑ったほうがいい。

◎トイレに入るのに最適な時間

イルカ　便意を催したらいつでも。便秘は不眠症のやっかいな副作用だと言えるので、[注11]不眠症患者は一日三回、食事のたびにフルーツと野菜をとるべきだ。そして便意を催したら都合が悪いとか気まずいとか考えずにすぐにトイレへ。我慢すると、便秘がひどくなってしまう恐れがある。

ライオン　午前7時00分。起床の一時間後。

クマ　午前9時00分。起床の九〇分後。毎日決まった時間に食物繊維が豊富な食事をして、水もじゅうぶんに飲むこと。

オオカミ　午前11時00分。腸の活動という意味でオオカミは目覚めが悪く、起きてから二、三時間しないと動き出さないこともある。朝食をとると決めたオオカミは、もう少し早い時間に便通があるかもしれない。

セラピーに最適なタイミング

失敗　必要なときにセラピーを受けない。または素直になれないタイミングでセラピーを受ける。

成功　必要なときに、そして素直になれるタイミングでセラピーを受ける。

◉研究でわかったこと

私は睡眠医療を専門とする心理学者だ。仕事の中心は患者のより深い眠りのために彼らの睡眠習慣を改善することにあるが、彼らと心の問題について話すことも多い。対話によるセラピーは実際に効果がある。胸に抱える悩みが一時的なものであろうと、長期的な問題であろうと、**セラピストと話すことで、治療の質は向上する**と言える。

一般論として、特定のクロノタイプはほかのクロノタイプよりもセラピーを必要とすることが多い。人生や人間関係に満足できるか、未来に明るい目を向けられるかどうか、つまり**人生満足度のリズム**は、クロノタイプによってはっきりと異なる傾向があるのだ。世界各地のさまざまな研究を通じて、朝型の人は人生の満足度が高く、夜型の人は低いことが確認されている。[注12]

- ライオンが最も安定した人格をもち、生活、健康、未来の展望、すべての面でいちばん満足している。
- オオカミは気分にむらがあり、何らかの依存症に陥りやすい。生活、健康、未来の展望などでほかのクロノタイプよりも満足度が低い。

もちろん、すべてのライオンが一度もセラピストの世話にならずに順風満帆な生活を送れるわけでも、すべてのオオカミが〝今すぐ〟セラピーを必要としているわけでもない。だが、依存症やうつ病、あるいは人格障害など、オオカミがとりわけ陥りやすい状況が存在するのも事実である。ただし、セラピストの助けを借りれば、克服できる可能性は高まるだろう。

私は診察を通じて毎日のように**不眠症・うつ病のリズム**の例を目にしている。うつ病には不眠が伴うことが多い。イルカが急性の不眠症に陥った場合、**「不眠症の認知行動療法」**と呼ばれる治療法が用いられることが多い。この療法を受ければ、次第にうつ病も和らいでいく。オーストラリアの研究で、睡眠障害クリニックを訪れる四一九人の外来患者が自身のうつ病を自己評価したのち、不眠症の認知行動療法による個人セラピーまたはグループセッションに参加した。[注13]**一連のセッションが終わったとき、患者は睡眠パターンだけでなくうつ病も明らかに改善していたのである。**イルカはセラピー嫌いではない。実際、神経質な傾向が強いイルカは、セラピストの助けを最も頻繁に求めるクロノタイプだと言える。睡眠の専門家に相談しようかどうか悩んでいるイルカは、一度セッションに参加してみよう。とりあえず一度だけでいい。通いつづける義務なんて、ないのだから。

クマはほかのクロノタイプよりも人当たりがよく、のんきな性格だが、**感情知能のリズム**という意味ではサポートを必要とすることもある。スペインで行われた一八歳から五〇歳までの健康な男女一〇〇〇人を対象とする調査では、研究者は被験者のクロノタイプを特定してから心理テストを行い、彼らの感情知能の三側面を測定した。[注14] 感情的注意力（他人の話を聴く力）、感情的明晰さ（何が問題なのかを察知する力）、感情的修復力（問題に対処する力）の三つの側面である。全体的に、女性の被験者は人の話をよく聞き、男性は問題の修復が得意だった。クロノタイプ別に見ると、クマとオオカミはライオンよりも聞き上手なのだが、その一方で、明晰さや修復力の点ではクマがいちばん低い評価だった。**クマはバランスを保つことを好むので、自分の感情に厳しい目を向けたり、壊れそうな何かを修復したりすることに積極的になれないのだろう**。私の経験からも、クマはカウンセリングに抵抗する傾向が強く、否応なくカウンセリングを受けた場合も、セラピーが遅々として進まないことが多い。

セラピーを受けると決断したら、次のステップはセラピスト選びだ。ここで**相性のリズム**、つまり自分に最適なセラピストをどうやって選ぶか、という疑問が生じる。候補のセラピストに、彼らのエネルギーと覚醒度の変動について尋ね、自分のリズムと同じ相手を選べれば理想的だ。イルカとオオカミは夜に、ライオンとクマは朝と昼に、頭が冴えているセラピストを選ぶべきだ。もちろん、セラピストとの相性は、さまざまな要素によって左右されるが、自分が元気なときにぐったりしているセラピスト、あるいはその逆のパターンでは、初めからセラピーを受ける気にはなれないだろう。

スケジュールのリズムのことを考えて、あなたが（そしてセラピストが）最も覚醒している時間にセラピーを受けよう。覚醒度がピークになっている時間は、脳が最も戦略的および分析的に考えられる時間だ。セラピストは、セラピーのセッションが感情的になりすぎて治療プロセスの妨げになったり、クライエントがむき出しの感情をもったまま部屋を出て行ったりしないように気をつける必要がある（これを専門用語で「コンテインメント」と呼ぶ）。このコンテインメントを確実にするためにも、**セラピーの際、あなたは分析的に考えられる状態でなければならない。**映画では、患者が突然人が変わったように叫んだり、感情をむき出しにしたりしてから一気に治療が進むことが多いが、現実では知的な過程をへたほうがセラピーの効果が高まるのだ。セッションのあと、覚醒のピークが過ぎてから、クライエントは自分なりに、セラピストとの会話を思い出しながら話した内容を洞察力をもって結びつけ、好きなだけ感情的になればいい。そのときに得た発見を、次回以降のセッションでセラピストと分かち合うのだ。

◉リズムのおさらい

人生満足度のリズム　自分の人生と将来について満足できるタイミング。

不眠症・うつ病のリズム　不眠と陰鬱な感情が重なるタイミング。

感情知能のリズム　人の話に耳を傾けられる、何が問題かを察知できる、感情の問題を修復できるタイミング。

相性のリズム　セラピストのクロノタイプを知り、自分に最も合う相手を選ぶタイミング。

スケジュールのリズム　覚醒度のピーク時にセッションを予定するタイミング。

×セラピーを受けるのに最悪な時間

覚醒度がピークを外れた時間。セッション中に眠ってしまわないためにも、問題に集中するためにも、早朝（ライオンは例外）や午後の半ばのセッションは避けよう。また、オオカミ以外は夜のセラピーも避けたほうがいい。

◎セラピーを受けるのに最適な時間

一時的なものか長期的なものかに関わりなく、心に問題を抱えているなら、あるいは不眠を治したいと思っているなら、専門家に助けを仰ぐことを強くお勧めする。

イルカ　**午後4時00分～午後6時00分。**
ライオン　**午前7時00分～正午。**
ク　マ　**午前10時00分～午後2時00分。**
オオカミ　**午後5時00分～午後8時00分。**

瞑想に最適な時間

瞑想は誰もがいつでもどこでも実践できる心理療法だと言える。私も毎朝シャワーを浴びながら瞑想している。精神を〝ここ〟と〝今〟に集中し、自分をこれから始まる一日の中心に据えるのである。どのクロノタイプも、それぞれ異なった時間に瞑想や深呼吸法を行うことで、日々の生活のなかで神経を落ち着かせ、ストレスを減らし、創造性を高め、精神を研ぎ澄ますことができる。

- **ライオン**　早朝に瞑想することで一日を迎える準備をする。
- **イルカ**　必要に応じて、二、三分という短時間の瞑想でストレスを減らす。就寝前に瞑想して、コルチゾールを減らし、血圧と心拍数を下げる。
- **クマ**　昼食時に瞑想することで、午後の創造性を高めることができる。夕方に瞑想すると仕事からプライベートへの切り替えがスムーズになる。
- **オオカミ**　必要に応じて、二、三分という短時間の瞑想でストレスを減らす。就寝前に瞑想して、覚醒のピークから睡眠への移行をスムーズにする。

入浴・シャワーに最適なタイミング

失敗　間違った時間に入浴して、起きていなければならないときに眠くなったり、眠らなければならないときに目が冴えたりする。

成功　入浴・シャワーを通じて、ここぞというときに覚醒したり、リラックスしたりする。ひらめきを得る。

◉研究でわかったこと

シャワーは朝がいいのですか？　それとも夜ですか？　私のもとを訪れる患者が口にする定番の質問だ。誰もが、シャワーや入浴は覚醒や眠気に影響すると直感的に考えるのだろう。泡風呂のなかでくつろぐ女性は〝リラックス！〟のシンボルとも呼べるイメージだし、頭からシャワーを浴びる男性は〝爽快！〟を表す典型的な映像だろう。リラックス効果やリフレッシュ効果はシャワーや入浴による副次利益に過ぎないのだが、どうやら汚れや油分を落とすという本来の目的よりも重要視されているようだ。実際に、**湯船につかるあるいはシャワーで体を洗い流すタイミングはバイオ時間と関連していて、正しく行えば〝リラックス〟や〝爽快感〟をもたらしてくれる。**

深部体温は一日を通じて変動し、（クマの場合）早朝の4時ごろに最も低く、夜の10時ごろに最も高くなる。体温の変化は、注意力、筋力、柔軟性、そして睡眠・覚醒の周期に作用する。ノースウェスタン大学の研究によると、哺乳動物の場合、体温が二度か三度変わっただけで、全身のさまざまな体内時計に影響が出るという。[注15] つまり、**一日の体温変化を後押しするために、シャワーと入浴を利用することができる。**これを**体温のリズム**と呼ぶことにしよう。

人は目が覚めると、深部体温が上昇していく。この上昇を速めるために、冷たいシャワーを浴びるといい（冷たすぎるのはだめ）。水が皮膚に当たると、血液が体内の深部に集まる。重要な臓器を温かく保つためだ。要するに、冷たいシャワーを浴びると深部体温が上がり、覚醒が進むのである。

夜に深部体温が下がると、メラトニンが分泌され、脳に「もう寝よう」とシグナルが送られる。そのタイミングで湯につかると、血液が四肢に流れる（ジャグジーやサウナのあと肌がほてるのはそのため）ので、深部体温がさらに下がり、眠気が増すのだ。

では、運動後はどうなのか？　運動すると〝体表温度〟、つまり皮膚と筋肉の温度が上がるが深部体温は上がらない。運動後に汗を流すために手早くシャワーを浴びるだけでは、体表の温度は下がるが、深部体温にはほとんど影響しない。

シャワーのタイミング？　いつでもどうぞ。ただし、時間に応じて水温を調節すること。

・**朝はぬるい、または水のシャワーを浴びる。** 朝に熱いシャワーを浴びると睡眠慣性が長引いてしまう。

・**就寝前は風呂かシャワーが眠気を誘う。** 夜にぬるい、または水のシャワーを浴びると、眠気が弱くなる恐れがある。

では、**ひらめきを得るためには、いつシャワーをすればいいのだろうか？** 必死に考えても解決策が思い浮かばない、やっかいな問題を抱えているときに何気なくシャワーを浴びたら、突然それまで想像もしなかったような名案が頭に浮かんだ。誰もがそんな経験をしたことがあるだろう。シャワーの下の「アハ体験」は、実際に起こるのである。思いがけず洞察が得られる**ひらめきのリズム**は、科学的に証明された現象なのだ。

一九二六年、イギリス人の心理学者グレアム・ウォーラスが創造プロセスを四段階に分類した。

・**準備。** 創造の基礎作業。大ざっぱな考えや思いつきについて調べたり概略を描写したりする。

・**孵化。** アイデアについて考えるのを意識的にやめ、潜在意識にまかせて温める奇妙で不思議な期間。

- **ひらめき。**創造的な洞察が突然訪れるひらめきの瞬間。
- **検証。**ひらめきが理にかなっているかどうか確かめる洗練の時間。

孵化は一晩だけのときもあれば、一日、一週間、一年続くこともある。あるいは、一瞬で終わることも。湯船につかって……「あ、ひらめいた！」というように、たった五分ほどの時間でもひらめきが得られるという事実を、数多くの研究が証明している。[注16]

バスルームでそのようなひらめきが得られることが多いのはなぜだろうか？（ほとんどの場合）あなたは一人だし、体は動いているが意識は集中していない。誰とも話さず、テレビやコンピュータ、家族、仕事、本、夕食、掃除などに紛らわされることもないからだ。犬に餌をやることもできない。もしバスルームに防水テレビなどを設置してしまえば、ひらめきの瞬間は訪れなくなるかもしれない。

何も考えないことが孵化の目的なのだから、ひらめきを得るぞと計画的にシャワーを使うのは理にかなっていない。しかし、思考が安定しないタイミング、つまり**覚醒のピークを外れた時間にシャワーを浴びる習慣を身につければ、ひらめきのリズムを味方につけることができるだろう。**

もう一つ、個人的な話を。私は一日の最初に、毎日の**瞑想のリズム**のためにシャワーを利用している。シャワーを頭から浴びながら、呼吸に集中して、心をすっきりさせるのだ。簡単ではないが、意識を〝ここ〟と〝今〟に集中するのにとても効果的で、私にとっては有効なバイオ時間の活用法だ。あなたもシャワーを浴びながら六〇秒ほど瞑想してみてはどうだろうか。

◉リズムのおさらい

体温のリズム　目覚めるために、または眠気を促すためにシャワーや入浴をするタイミング。

ひらめきのリズム　突然のひらめきを得るためにシャワーや入浴をするタイミング。

瞑想のリズム　心をすっきりさせ、今に意識を向けるためにシャワーを瞑想の手段として用いるタイミング。

×シャワーや入浴に最悪な時間

午前11時00分。どのクロノタイプも、昼前にシャワーを浴びると目を覚ましていなければならない時間に眠くなる。覚醒のピーク時にシャワーをして、創造的なアイデアが生まれることはめったにない。この時間、脳は冴えているのでひらめきが訪れにくい。

◎シャワーや入浴に最適な時間

イルカ　午前7時30分。冷たいシャワーで覚醒を促す。**午後9時30分**に熱い湯につかると就寝前の精神が落ち着く。

ライオン　午前6時00分。朝に体を洗い流したいときはこの時間に。**午後6時00分。**運動後に冷たいシャワーを浴びて、夜の早い時間の眠気を抑える。

クマ　午前7時30分。冷たいシャワーで覚醒を促す。**午後10時00分**に熱い湯につかると就寝前の精神が落ち着く。

オオカミ　午後11時00分。熱い湯につかり、就寝前の精神を落ち着かせる。午前にシャワーをしない。オオカミは朝できるだけ多く寝る時間をとるほうがいい。

「やらなければ、気分が悪くなってしまう」

早朝に冷たいシャワーを浴びて、夜には熱い風呂に入るようにアドバイスしたとき、**イルカのステファニー**は「そんなに長い時間水のなかにいろって、私は本物のイルカじゃないんですよ!」と反論した。しかし、アドバイスを数週間実行したあと、彼女はこう言った。「もう慣れました。

今ではシャワーが朝の中心です。エクササイズ、シャワー、朝食。これで頭がすっきりします。そして入浴が夜の中心になりました。セックス、入浴、読書。これで気持ちが落ち着くんです。入浴する時間なんてないと思っていましたけど、とても役に立っています。それに、具体的な日課がある状況はありがたいです。もし、入浴しなければ、気分が悪くなってしまいます」。気分が悪くなるって、どんなふうに？「朝はぼうっとして、夜は興奮して眠れない。以前の私がそうでした。以前は普通だったのが、今では変になったんです」

薬の服用に最適なタイミング

失敗　効果がいちばん薄いタイミングで薬を飲む。
成功　効果が最もよく現れるタイミングで薬を飲む。

◉研究でわかったこと

フランツ・ハルバーグは時間生物学の生みの親として知られている。ルーマニア生まれだがキャリアのほとんどをミネソタ大学で過ごし、ハルバーグ時間生物学研究センターを設立した人物だ。「概日リズム」という言葉を最初に使ったのもハルバーグだと考えられている。第二次世界大戦中、兵士の治療を行うかたわら、感染や治癒の概日リズムを研究した。

のちにハーバード大学医学大学院でマウスを使った実験を始め、**体温、免疫機能、毒素代謝能力が時間にともない変動する**事実を発見した。一九五九年の実験では、マウスをグループに分け、毒性のあるエタノール溶液を二四時間にわたり四時間ごとに注入した。[注17]グループの一つでは、マウスの半数が死亡した。もう一つのグループでは一二時間後に注射を開始したのだが、死亡したのは三〇パーセントに過ぎなかった。注入の時間の違いだけで、生存率に二〇パーセントもの差が開いたのである。毒を注入する時間が違うだけで、死亡するマウスの数が増えるのなら、治療薬も使う時間を工夫すればもっと多くのマウス（そして人間を）救えるのではないか、とハルバーグは考えた。ハルバーグは生涯を通じて（二〇一三年に九三歳で他界するまで）時間生物学を研究し、三〇〇〇を超える論文を書き、インドのがん患者に実験を行い、日本では患者の血圧を調べた。そして自らの妻ががんを患ったとき、研究成果をもとに化学療法のタイミングを調節したのである。妻は当初予想されたよりも長く生きることができた。

ハルバーグはまさに天才だった。時代を先取りしていた。彼のマウス・エタノール実験からすでに五〇年以上が過ぎているというのに、いまだに医師の多くが「一日一回、この薬を飲んで」などという昔ながらの処方を行っているのだから。しかし、一部の科学者と医学者が投薬のタイミングを見直しはじめている。**一部の薬は特定の時間に用いると効果が増すことも、すでに証明されており、そこには私たちの多くが日常的に使う薬も含まれている。**

・アスピリン　二〇一四年、オランダのライデン大学医療センターが心臓発作から回復した人々三〇〇人を二つのグループに分けて実験を行った。[注18] 心臓発作や脳卒中は血液の凝固が原因だが、その血液凝固を引き起こすのが血小板だ。血小板の活性を低下させる薬として、アスピリンが知られている。そこで実験では、一〇〇ミリグラムのアスピリンを、一つ目のグループは朝の8時に、もう一つのグループは夜の11時に服用した。試験期間は三カ月。これを二回行う。血小板は朝に活性が最も強くなるので、夜のグループよりも朝のグループのほうが経過は良好になると思われたが、実際はどうだったのだろうか？　意外なことに、**夜に服用したグループのほうで血小板活性が弱くなり、アスピリンが引き起こす胃の不調を訴える声も朝のグループよりも少なかったのである。**なぜだろうか？　夜に服用することで血小板の生成が妨げられるのだ。しかも患者はその後すぐに眠るので、胃の不調も感じないのである。

・スタチン　スタチンは朝と夜のどちらで血中コレステロールをより下げてくれるのか？この問いに答えるために、イギリスのサンダーランド大学の研究者が実験を行った。[注19] 八週間にわたり、五七人の患者が事前に決められた時間に指定された量のスタチンを服用し、血中脂質を検査した。すると朝に服用したグループで総コレステロールとＬＤＬ（悪玉コレステロール）の両方が著しく増加していることがわかった。この結果を受けて研究者は、コレステロールは夜間に大量に生成されるため、**スタチンは夜に服用したほうが効果的に**

脂質（血液内の脂肪）を減らすことができると結論づけた。

・**血圧の薬**　すでに指摘したように、血圧はバイオ時間に左右され、朝に上昇し、夜間に一〇パーセントから二〇パーセントほど低下する。ところが、高血圧の人はずっと高いままで、夜になっても下がらない。そこでスペインのビーゴ大学の研究者が心臓発作および脳卒中に対する高血圧の影響を知るために、五年にわたり三〇〇〇人を超える高血圧の男女を調査した。[注20]すると、**朝に薬を飲む人に比べて、夜に薬を飲む人は心臓発作と脳卒中のリスクが三三パーセント低かったのだ。**

患者のほとんど、そして医師の多くも、**投薬のリズム**、つまり薬が最もよく効く時間を知らない。私が患者に「いつ薬を飲んでいますか？」と尋ねると、返ってくるのはたいてい「一日一回」や「食後」などで、誰も時間（朝、昼、夜など）について答えない。どうやら、彼らはすべての薬を一度に服用するのが便利だと考えているようだ。

しかし、医師と薬剤師は薬を飲むタイミングが効き目に影響することに、もっと関心をもつべきだ。患者であるあなたも、薬の服用時間について医師にどんどん質問しよう。もしかすると、あなたのほうが医師にあれこれ説明するはめになるかもしれないが、それがきっかけになって医師のほうも実証済みの新たな投薬法について関心を向けはじめるかもしれない。

◉リズムのおさらい

投薬のリズム　薬を最も効果的に作用させる服用のタイミング。

×薬を飲むのに最悪な時間

気が向いたとき。何より大切なのは、薬をよく考えて服用すること。思い出したとき、便利なとき、ではいけない。タイミングが重要だ。これまでの習慣を変える前に、主治医にどの時間に服用するのがいいか、質問しよう。

◎薬を飲むのに最適な時間

寝る前や思い出したとき、あるいは「胃のむかつきを抑えるために食事といっしょに」など、薬を飲む時間は人それぞれだ。ときには、そのような習慣が、あるいは自分なりに考えた時間が、バイオ時間と見事に一致していることもあるだろうが、その一方では、まったく効き目のない時間に薬を飲んでしまっているケースもあるに違いない。

ここで紹介する一覧では、クロノタイプごとにさまざまな薬品の服用時間を指定するのではなく、「朝食前」や「就寝前」など大ざっぱなタイミングだけを示している。あなたはすでに自分に適した就寝や食事の時間を知っているはず。それに応じて、服用の計画を立てよう。**繰り返すが、これまでの服用習慣を変える前に、必ず医師に相談すること。この表はあくまで医師との会話のきっかけであり、医学的な指示ではないのだから。**

薬品	服用のバイオ時間
抗ヒスタミン薬	夜
アスピリン	就寝前
ＡＣＥ阻害剤およびＡＲＢ	就寝前
胃酸分泌抑制薬	朝食前
ベータ遮断薬	就寝前
コルチコステロイド	夜間の炎症を軽減するために午後
胸焼けの薬	夕食後
マルチビタミン剤	朝食後
非ステロイド抗炎症剤	痛みが最大になる四時間前
骨粗鬆症薬	朝食の一時間前
プロバイオティクス	朝食時

抗関節リウマチ薬……………就寝前
スタチン……………………就寝前

危険な時間

時間によって薬の効き目に差が生じるのは、疾病や体調そのものが概日リズムによって変動するからだ。

- **アレルギー**は朝に症状がひどくなる。夜中に花粉が蓄積するからだ。患者はひどいくしゃみとともに目を覚ます。
- **関節炎**。夜中に免疫系が過剰に活動し炎症を引き起こすので、朝の8時から11時ごろに関節のこわばりが最も強くなる。
- **ぜんそく**の発作は肺機能が弱まっている午前4時から6時ごろに起こることが多い。
- **うつ病**は目覚めたばかりの朝8時ごろに症状が最もひどくなる。
- **心臓発作**がよく起こるのは朝の6時から正午のあいだ。血小板と凝固タンパク質の活性が高まっている時間帯だ。

- **胸焼け**は食後に胃酸の量が最大になると起こり、ソファやベッドで横になると悪化する。
- **高血圧**は夜の9時に最高値に達する。
- **高血糖**は午前4時から6時のあいだ、覚醒を促すために肝臓が血液にグルコースを放出するときに起こりやすい。
- **ほてり**は閉経期の女性に一般的であるが、夜の9時ごろに最も強く生じやすく、朝まで続く。
- **偏頭痛**は午前4時ごろに始まるので、朝起きてすぐに感じられることが多い。
- **むずむず脚症候群**は深夜に症状がひどくなる。
- **てんかん発作**が起こりやすいのは午後3時から午後7時。
- **脳卒中**は午前6時から正午に起こりやすい。
- **緊張性頭痛**はおもに午後遅くに発症する。

体重を量るのに最適なタイミング

失敗 体重計を使わない、または使い方を間違っている。
成功 体重計をうまく利用して減量し、健康的な体重を維持する。

◉研究でわかったこと

ダイエット中の人には、体重計がバスルームの隅に潜む恐ろしい怪物に見えるようだ。あなたも乗るのが怖いかもしれない。意を決して飛び乗ると、予想していたよりも高い数字が表示され、心が折れたあなたはストレスからやけ食いへ。

しかし、バイオ時間にのっとって体重を量ることで、あなたは体重計を怖くもなんともない単純な道具とみなせるようになる。健康のため、自分の体重とうまく付き合うことができるようになるだろう。

最低値のリズム、要するに一日で体重がいちばん低いタイミングは、クロノタイプに関係なく簡単に予想することができるだろう。**起きてすぐトイレに行ったあと、まだ何も食べても飲んでもいない時間だ。**その後何を食べたか（塩分の多いものを食べると水分が体内に保持されるし、アルコールを飲んでも体は膨張する）、排便したか、運動したかなどの要因に応じて、体重は一日で二キロ前後増えたり減ったりする。運動して汗をかくと、水分の重量が減る。そのタイミングで体重を量りたくなるだろうが、やめたほうがいい。その体重はいわば偽りの数字だから。水を飲むとすぐに、体は失われた水分を補充してしまう。ダイエットの専門家は、三日間続けて同じ時間に体重を量るようにアドバイスすることが多い。量った体重をすべて足して三で割った数字がその週の平均体重、というわけだ。体重だけでなくあらゆる点において、一貫性がバイオ時間を完璧に保つ鍵になる。だから私は、ダイエット専門家の意見に反対だ。

毎日量りつづけるほうがいい。以下にその理由を説明する。

多くの人は体重を量ると悲観的な感情を抱いてしまう。表示される数字を、自分自身の価値のように感じてしまうのだ。頭では、その数字と自分の価値は何の関係もないとわかっているが、それでもやはり、体重には感情的に反応してしまいがちだ。しかし毎日体重計に乗って数字を目にすることに慣れてしまえば、つまり**習慣のリズム**を身につければ、その数字は自分の価値などではなく、ただのデータだと思えるようになるだろう。**毎日繰り返すことで感情的にならずにすみ、体重計を道具として使うことができるようになる。**食事や運動が自分の体重にどう作用しているかを知るための道具だ。

減量のリズムは毎朝空っぽの胃のまま裸で体重計に乗り、結果をノートやアプリに記録することを意味する。一六二人の過体重の成人がミネソタ大学とコーネル大学の二年にわたる共同研究に参加し、毎日自分で体重を量って記録することで実際にダイエットできるか試してみた。その結果、彼らは一年で五パーセントの減量に成功したのである。[注21] さらに重要なことに、二年目も体重が元に戻ることはなかった。研究主任のデビッド・レビツキー博士は『コーネル・クロニクル』に、次のように説明している。「**毎日体重を記録する**という方法は「食事と体重のあいだに相関関係があることに気づかせてくれます。今までは毎日体重を量るべきではないと言われていましたが、逆だったのです。体重計がきっかけになって食べ物を意識するようになり、体重を増やさない食品を選ぶことができるのだと思います」

維持のリズム。過去一年間で体重の最大二〇パーセント分の減量に成功した三一四人がブラウン大学で行われた実験に参加した。[注22] 被験者は比較対照グループ、インターネット支援グループ、面接支援グループの三つに分けられ、インターネット支援グループにはオンラインで、面接支援グループには面と向かって、サポーターが一年半にわたり数回の面談を行った。面談をしなかった対照群では、七二パーセントの人で体重が二・三キロ以上増えた。オンライン支援グループでも五五パーセントで体重が増えた。一方の面接支援グループで体重が増えたのは四六パーセントだった。(オンラインか直接の面談かに関わりなく)サポーターに毎日体重を量っていると報告した人では、そうでない人に比べてリバウンドのリスクが八二パーセントも低いことも確認された。研究主任のレナ・ウィングはこう書いている。「**毎日自分で体重を量ることは体重を維持するのに大いに役立ち**」、**それを他人に正直に話すこと**で効果が増すのだ。

◉リズムのおさらい

最低値のリズム　体重がいちばん軽いタイミング(朝起きてすぐの排尿後、朝食の前)。
習慣のリズム　体重計の数字を見ることに慣れてネガティブな感情に陥らないようにするために規則的に体重を量るタイミング。
減量のリズム　減量をするために体重を量って記録するタイミング。
維持のリズム　減量後のリバウンドを防ぐために体重を量り、それを人に話すタイミング。

×体重を量るのに最悪な時間

午後10時00分。たらふく食べて、ワインも一、二杯飲んだあとは体重が増えている。（職場、車、食卓で）数時間座っているあいだに蓄積した水分の重量は、日によっては一・五キロ近くになることもある。

◎体重を量るのに最適な時間

どのクロノタイプにも朝一番の排尿後、朝食前が最適。ダイエットしたいなら、毎日欠かさず同じ時間に体重を量り、数字をノートやアプリに記録すること。

イルカ　毎日午前6時30分。
ライオン　毎日午前5時30分。
ク　マ　毎日午前7時00分。
オオカミ　毎日午前7時30分。

大学一年生は太る!

予想してみよう。大学に通いはじめると最も太るのはどのクロノタイプだろうか?

ヒント。ライオンではない。

ライオンをうらやむ声がまた聞こえてくるような気がする。フィラデルフィアのドレクセル大学で、研究者が新入生一三七人(男女ほぼ同数)を朝型、中間型、夜型の三つのグループに分けて調査を行った。[注23] まず、学生たちに食生活、睡眠、運動習慣などについて質問する。学生たちは基本的に同じようなBMI値だった。また、勉強量、ジャンクフードを食べる量、アルコールの消費量、運動、睡眠の質など、ほかの点でもおおよそ似通っていた。

八週間後、学生たちの体重をもう一度計量すると、オオカミの学生は平均しておよそ一キロ体重が増えていた。では、ライオンとクマはどうだったのだろう? 彼らのBMIと体重は変わっていなかった。きっとオオカミは夜にパーティーをすることが多かったか、寮の部屋で宅配ピザばかり食べていたのだろうと思うかもしれないが、それが理由ではない。彼らの食生活や運動に、ほかのグループと違う点は見当たらなかった。ならば、体重の差を生んだ原因は一つしか考えられない。クロノタイプだ。夜に活発になる学生が「オオカミは生まれつき不公平な扱いを受けている!」とプラカードを掲げてデモ行進している声が聞こえてきそうだ。

私が思うに、ここで重要なのはクロノリズムのずれ、つまり社会的時差ぼけだ。一人暮らしを始め、寝る時間を自分で決められるようになった新入生は夜更かししてしまう。ときには長寝することもあれば、授業のために無理に早起きしなければならない日もある。このように睡眠サイクルが乱れることで、代謝ホルモンもバランスを崩し、体重が増えてしまうのだろう。早寝早起きのライオンは、オオカミと同じ量のピザを食べてビールを飲んでも太らないのである。

第9章

睡眠にまつわる「いつ？」

起床に最適なタイミング

失敗　ぼうっとしたまま目を覚まし、それから数時間は頭の霧が晴れない。

成功　爽やかな目覚めで頭もすっきり。

◉研究でわかったこと

すでに紹介したが、目覚めたときのもうろうとした状態を**睡眠慣性**と呼ぶ。一般には「寝ぼけ」と表現されることが多い。実際に、睡眠慣性のあいだは認知能力が低下している。二〇〇六年、コロラド大学ボルダー校で睡眠ラボに九人の被験者を招き、シャワーや朝食、運動の時間を与えずに、起床直後の認知能力をテストした。[注1] 内容は二桁の足し算問題に過ぎないのだが、午後に同程度の問題を解いたときに比べ、朝の正答率は明らかに低かったのである。被験者はさらに二六時間眠らずに起きつづけたあと、同様の問題を解いた。すると徹夜あとの成績のほうが八時間の睡眠直後の成績よりもよかったのだ。

睡眠慣性は前頭前野をノックアウトする。前頭前野とは脳の作業記憶に関係する部分で、コンピュータと同様、起動に時間がかかるのだ。起動が終わるまで、人は記憶力、集中力、判断力、認知、パフォーマンスが低下している。さまざまな点で運動能力も制限されている。道具を器用に使うこともできないし、交通事故を起こす危険性も極めて高い。AAA交通安全財団の統計によると、自動車事故の二〇パーセント、数にすると毎年一二〇万件ほどが、寝ぼけた状態での運転に起因しているそうだ。

クロノタイプごとに睡眠慣性の時間は異なっていて、最短はライオンの五分から一〇分、最長はイルカの二時間から四時間である。目覚めてすぐにエンジンを全開にしなければならない人――救急治療室勤務の医師や看護師、兵士、乳児の親など――にとって、睡眠慣性は馬鹿にできない問題だ。自分と他人の命にかかわっているのだから。

何十分も何時間も無駄にすることなく、すぐに頭の霧を取り払う方法があればなあ……。

もちろん、もっとすっきり目覚めるために、**睡眠慣性の時間を短くしたり、程度を和らげたりするコツ**は存在する。最初の一つは**睡眠周期のリズム**だ。目覚ましが鳴ったときに、あなた

図表9　睡眠の各ステージにおける脳波の波長と振幅
（出典：国立衛生研究所）

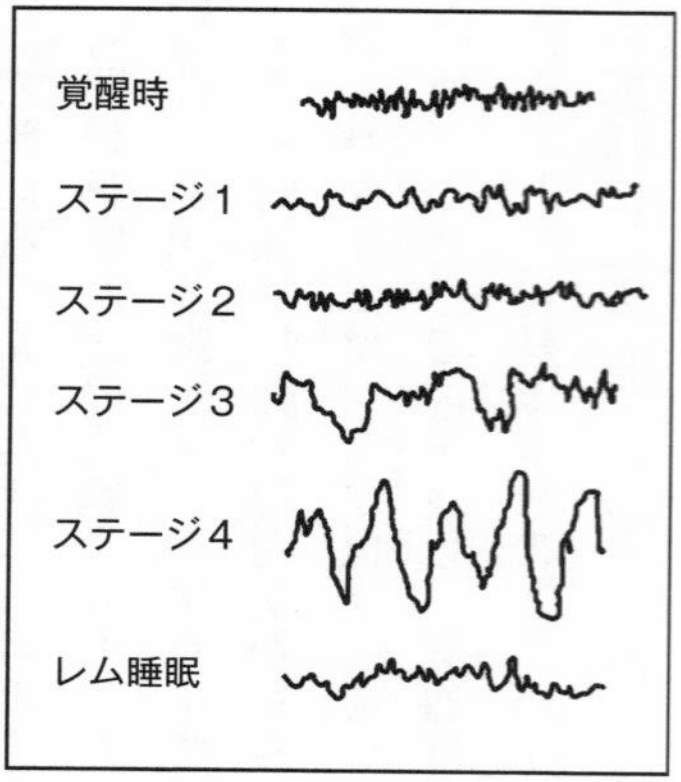

がどの睡眠段階にいるか、それによって寝ぼけ度合いが決まる。

睡眠には四つの段階（ステージ）があって、人はそれを夜のあいだに四、五回繰り返す。四ステージを一回りするのに九〇分、各ステージに何分費やすかは時間によって変動する。

- **ステージ1**　覚醒から睡眠への移行。筋肉は弛緩し、呼吸は遅くなる。この段階で目覚めると、寝た気がしない。ステージ1は夜の二パーセントから三パーセントを占め、寝入りばな、あるいは睡眠中に一瞬覚醒したあとに起こる。
- **ステージ2**　睡眠が深まり、脳波が次第に緩やかになるが、ときどき速くなることもある。体温と心拍数が下がり、筋肉が弛緩する。睡眠の五〇パーセントを占め、この段階からの目覚めがいちばん簡単。

- **ステージ3およびステージ4**　最も深い眠り。脳波は長くてゆっくり（デルタ波）。デルタ波睡眠の最中、眼球運動は起こらない。血圧は下がり、呼吸もゆっくりになる。成長ホルモンが分泌され、組織が修復される。体温がいちばん低くなるこの段階は睡眠の二〇パーセントを占め、ここから目覚めるのはかなり困難。この両ステージの大半は総睡眠の最初の三分の一の時間内に起こる。
- **レム睡眠**　レム睡眠はステージ3およびステージ4よりは浅い睡眠で、眼球が動くのが特徴。心拍、血圧、体温が上昇する一方、筋肉は麻痺している。脳波は速まり、覚醒時と同じぐらいの振幅になる。夢を見るのはたいていこの時間だ。レム睡眠は睡眠の二五パーセントを構成し、ここから目覚めるのは簡単ではない。レム睡眠の大半は総睡眠の最後の三分の一に起こる。

ほとんどの人は子供を学校へ送り出したり、自分が出勤したりするために決まった時間に起きなければならない。だから目覚まし時計を使う。睡眠のステージ1または2で目覚ましが鳴れば、睡眠慣性は軽い。レム睡眠中に起こされたときは、夢の内容を思い出すことができるし、睡眠慣性もそれほどひどくはならない。しかし、ステージ3かステージ4で目を覚ますと、フライパンで頭を殴られたかのような状態になる。

そうなるのを防ぐための方法をいくつか紹介しよう。まず、睡眠計を使って脈拍を追跡することをお勧めする。睡眠計はあなたの睡眠ステージを監視し、ステージ1またはステージ2、あるいはレム睡眠から三〇分以内に起こしてくれる。〝Sleep Cycle〟といったアプリもあるので、スマートフォンなどにダウンロードしてもいいだろう。

もう一つの方法は、寝室でカーテンやブラインドを使わないこと。**日光のリズム**が日の出にともない自然に覚醒を促してくれる。私もそうしている。夜が明けて部屋が次第に明るくなるにつれ、私の体も深い睡眠から浅い睡眠へと移行し、そのまま覚醒にいたる。だから、起きたときにはぼうっとしていることはほとんどない。

不眠症患者の多くは光にとても敏感で、部屋が少しでも明るいと寝つけない。そのため私は、就寝時の部屋をできるだけ暗くするために、**遮光カーテン**を使うようアドバイスする。ところがこれには弱点があって、彼らが起きる時間も部屋が真っ暗なままなのだ。その結果、睡眠慣性がひどくなってしまう。この悩みを解決してくれるのが、**夜明けシミュレーション機能付きの目覚まし時計**だ。適切な時間に電気がついて次第に部屋を明るくしてくれる。あるいは、目覚めたらすぐに遮光カーテンを開けて、五分から一〇分、日光を直接浴びるのもいい。

副腎のリズム、つまり副腎ホルモンの分泌を高めることも、頭の霧を追い払う効果的な方法だ。目が覚めると自然にコルチゾールとアドレナリンの量が増える。この二つとインスリンがいわゆる活力のもとになるのだが、体に軽い〝ストレス〟を与えることでそれらの分泌を促すことができる。例えば数回の腕立て伏せや腹筋運動、足踏み、あるいは冷たいシャワーなどだ。コーヒーじゃだめなのか、とあなたは考えたかもしれない。

カフェインは地球上で最も乱用されている物質と呼べるだろう。私たちは寝ぼけの特効薬は朝のコーヒーだと思い込んでいるが、**コーヒーは睡眠慣性の撃退には役に立たない**。確かにカフェインには刺激作用があって神経を興奮させるが、眠気を抑えることはできても、覚醒度を高めるわけではないのである。私たちに眠気を感じさせるのは脳内のアデノシンという物質だ。カフェインはアデノシン受容体の働きを阻むので、眠気にブレーキがかかるのである。アデノシンは細胞代謝の副産物なので一日の時間の経過とともに増えていく。だから、午後2時に眠気を抑えたいならカフェインは有効だ。しかし目覚めたばかりのとき、体内にはアデノシンがない。要するに、早朝にコーヒーを飲むのは、すでに消えた火にさらに水をかけるようなものなのだ。コーヒーを飲むとアドレナリンが急増するので、元気が出たような気になる。しかし問題は、カフェイン耐性は時間とともに高まるので、同じ効果を得るために、飲む量をどんどん増やす必要があるということだ。この点では、コーヒーはほかの依存性の高い薬物と同じなのである(コーヒーを飲む理想的なタイミングについては第10章を参照)。

効果の疑わしい物質に頼るのはやめて、日光と副腎活性化戦略を活用しよう。**日の光を浴びながら少し散歩するだけで、コーヒーを飲むよりも確実に睡眠慣性を吹き飛ばしてくれる。**

◉リズムのおさらい

睡眠周期のリズム　覚醒をスムーズにするために、睡眠ステージに起床時間を合わせるタイミング。

日光のリズム　まだ寝ぼけている前頭前野をたたき起こすために、日光を浴びるタイミング。

副腎のリズム　コルチゾールとアドレナリンの分泌を増やして覚醒を後押しするタイミング。

×起床に最悪な時間

デルタ波睡眠の最中。深く眠っているステージ3またはステージ4の途中で目が覚めると、睡眠慣性が長く続く。

◎起床に最適な時間

イルカ　午前6時30分。夜明けシミュレーション機能付きの目覚まし時計を使って部屋をゆっくりと明るくする。すぐにベッドを出て直接日光を浴びる。そのときに五分ほどエクササイズができれば理想的。午前9時30分までコーヒーを飲まない。

ライオン　午前5時30分～午前6時00分。カーテンやブラインドを開けたままで寝る。または睡眠計を使ってステージ1か2あるいはレム睡眠中に起きる。目覚めてから一〇分間は、頭を使うことをしない。

ク　マ　午前7時00分。カーテンやブラインドを開けたままで寝る。または睡眠計を使ってステージ1か2あるいはレム睡眠中に起きる。スヌーズボタンを押さないこと。すぐにベッドを出て直接日光を浴びる。そのときに五分ほどエクササイズができれば理想的。午前10時00分までコーヒーを飲まない。

オオカミ　午前7時30分。夜明けシミュレーション機能付きの目覚まし時計を使って部屋をゆっくりと明るくする。スヌーズボタンを押すのは一回だけ。そのあとすぐにベッドを出て直接日光を浴びる。ここでエクササイズができれば理想的。午前11時00分までコーヒーを飲まない。

昼寝に最適なタイミング

失敗　誤った時間に長すぎる昼寝をして、寝る前よりも疲れてしまう。または昼寝をまったくしないため、認知能力や創造力が回復しない。

成功　適切な時間に正しい長さで賢く昼寝する。活力と創造力をリフレッシュする。

◉研究でわかったこと

人間は一晩に七時間から八時間睡眠をとるように、そして昼間にほんの少し昼寝をするように進化してきた。つまり午後にエネルギーが低下するのには、ちゃんとした理由がある。すべての活動を停止して定期的にバッテリーを充電しなさい、と体が教えてくれているのだ。

生物学的に見た場合、人は誰もがクロノタイプに応じて**午後1時から3時までのあいだに深部体温が下がり、メラトニン（眠気のきっかけ）が放出される。**中南米諸国では昼寝（「シエスタ」）は社会に広く浸透している。一方、北米の勤勉な競争社会では意図的に休息をとることが毛嫌いされる。もったいない話だ。昼寝すれば、私たちはもっとよく働き、よく考え、気分もよくなるというのに。

集中して物事をやり遂げる能力の浮き沈み、つまり**パフォーマンスのリズム**は午後の昼寝のあと、急激に上昇する。人の脳はそのようにできているのだ。それを証明するために、カリフォルニア大学サンディエゴ校の研究者が昼寝によるパフォーマンスの向上を客観的に分析する実験を二〇〇九年に行った。[注2] 被験者に昼寝をしてもらい、その前後にいくつかの課題を出す。それを解く際の被験者の脳の活性を、ｆＭＲＩ（機能的核磁気共鳴画像法）を使って計測したのだ。すると、昼寝をしなかった対照群に比べて、昼寝をした人々のニューロンは著しく活発になっていることがわかった。実際、昼寝をした人の脳は朝と同じぐらい活発だったのだ。昼寝をしなかった人々では、時間がたつにつれ脳活性は弱まっていた。

図表10　クマの覚醒度の変化

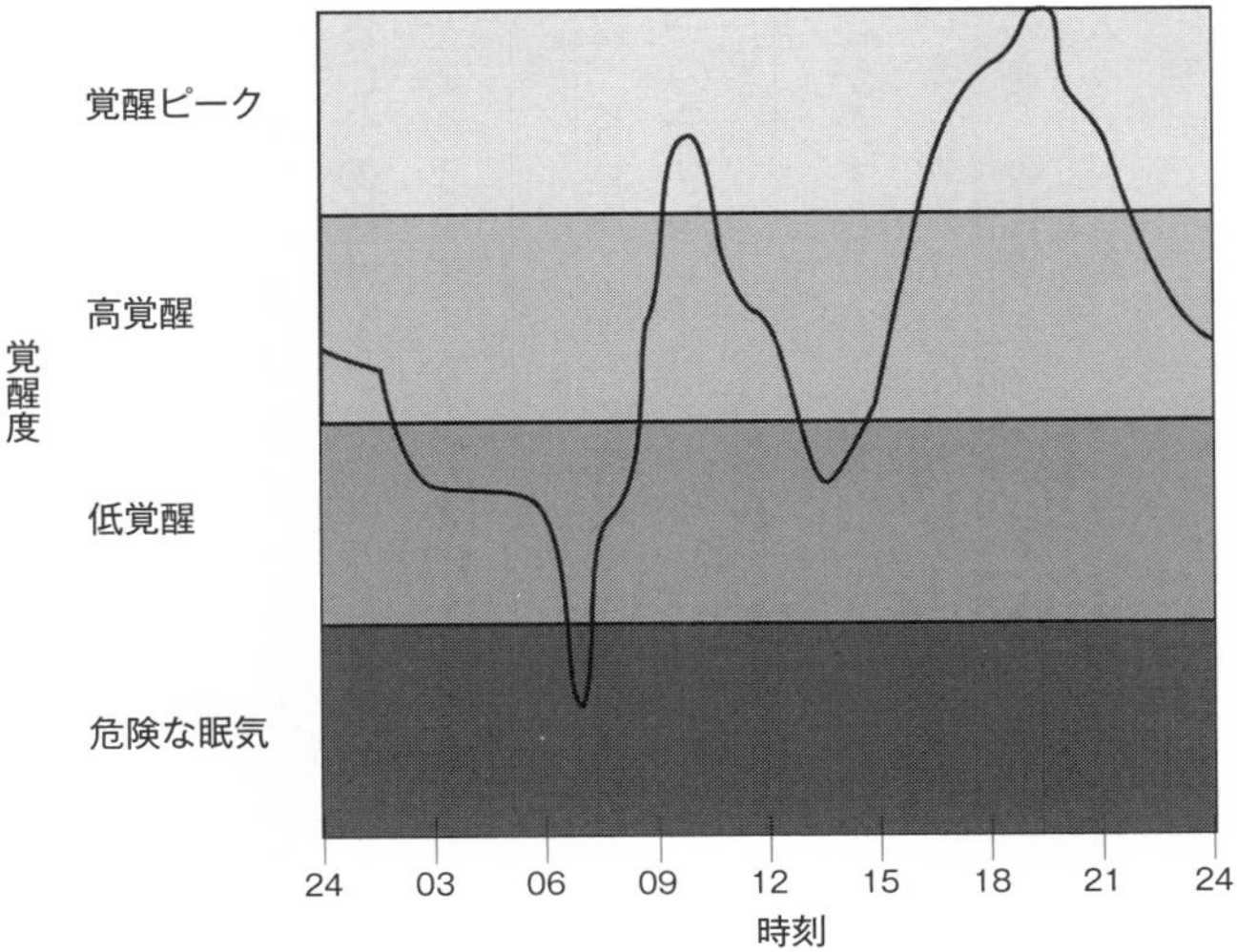

覚醒度は一日を通じて変動する。クマの場合、午前の半ばと夜にピークが来る。

パフォーマンスの回復は、昼寝時間の長さによって左右される。長すぎても短すぎても効果は減る。オーストラリアで行われた研究では、睡眠が良好な二四人の被験者を五つのグループ——昼寝なしの対照群、ならびにそれぞれ五分、一〇分、二〇分、三〇分の昼寝をする四つのグループ——に分け、午後3時に昼寝をしてもらった。[注3]

三時間後に昼寝から起きたあとの覚醒度、疲労、エネルギー、認知能力などを被験者自身に評価してもらう。すると、次のようなことがわかった。

- **五分の昼寝**をした人は昼寝をしなかった人と同じで、特に変化を感じなかった。

- **一〇分の昼寝**をした場合、起きてすぐにあらゆる点で劇的な向上が感じられ、その状態が二時間半続いた。
- **二〇分の昼寝**をした人たちは、起きて少し時間がたってから、わずかな向上を報告した。効果が現れたのは起きてから四五分を過ぎてからで、およそ二時間続いた。
- **三〇分の昼寝**をした場合、目覚めてすぐ、すべての項目が五〇分にわたり劇的に低下した。その後ようやくかなりの向上を見せたが、一時間半しか続かなかった。

では、昼寝選手権の勝者は？　昼寝に費やした時間をパフォーマンスでじゅうぶんに取り返せる**一〇分グループ**だ。たった一〇分眠るだけで、その日の仕事終わりまで続く覚醒と脳の働きの向上をすぐに得られたのだから。

昼寝が長すぎると、起きたときに能力が低下しているだけでなく、眠った本人は能力が低下している自覚がない場合もある。昼寝をしなかった人と一時間昼寝した人の二つのグループに、昼寝のあとの仕事ぶりを〝自己採点〟してもらう実験が日本で行われた。[注4] 予想どおり、昼寝をした人々は目覚めてからしばらくのあいだ仕事に集中できなかったが、本人たちは、自分はかなり仕事ができていると評価した。彼らは自分の仕事ぶりを過大評価したのである。昼寝のあとのもうろうとした状態は、クロノタイプにより五分で終わることも数時間続くこともある。クマとオオカミは、回復にだいたい昼寝と同じぐらいの時間を要する。ライオンはクマやオオカミより回復が早いが、昼寝が長すぎると判断力と集中力が低下する。

ここで言う「長すぎる」とはどういう意味だろうか？　精神を深い霧で満たすのが好きなら話は別だが、普通は誰も深いデルタ波睡眠の最中に目を覚ましたいとは思わないだろう。従って、次の二つの選択肢が考えられる。

1　**昼寝は長くても一五分まで。**深い睡眠に入る前に目を覚まし、その後の数時間の覚醒と活力を手に入れる。または……

2　**九〇分昼寝する。**睡眠のサイクルを一回りして再び浅い眠りに戻った時点で目を覚ますことで、その後の集中力を高める。

昼寝から目が覚めたらすばらしいアイデアが浮かんでいた、という経験をしたことはないだろうか？　**創造性のリズム**は実際に存在する。ジョージタウン大学機能分子イメージングセンター准教授のアンドレイ・メドベデフ博士を中心とした研究チームが、二〇一二年に発見した。一五人の被験者に近赤外線装置が付いた帽子をかぶらせ、酸素を多く含む血液が脳内でどう動くか調べたのだ。すると、昼寝中に覚醒時よりも盛んに（創造性と洞察をつかさどる）右脳と（論理と分析をつかさどる）左脳のあいだで血液の往来、つまり〝会話〟が行われていることがわかった。また、右脳そのものがふだんよりも活発に働いていた。この結果は、**昼寝のあい**

だに脳が全体的に活発になり、クモの巣の掃除や情報の整理と記憶が行われていることを示している。一時間の睡眠でも右脳と左脳の会話を促進し、それまでは思いもよらなかった着想をもたらしてくれるのだ。

新しい情報を解釈する能力、つまり**学習のリズム**は短時間の昼寝で加速する。子供に限らず大人でも同じ効果がある。ハーバード大学の研究によると、一日の学習を強化するという意味では、一時間の昼寝も、夜間の睡眠と同じぐらい効果がある。[注5] しかもその効果は二四時間続く。

あなたは今、できることならさっさとベッドに横になって、今すぐ昼寝のすばらしい働きを確かめたい、と思ったことだろう。でも、**ロジスティクスのリズム**がそうはさせてくれない。悲しいかな、昼寝に最適な時間――クマの場合は午後2時から3時――は、子供たちを学校に迎えに行ったり、午後のミーティングが招集されたりする時間なのだ。たとえ午後のスケジュールが空いていたとしても、オフィスが個室でない限りは、頭をデスクにのせて目を閉じていると、サボっていると誤解されるのがオチだ。

昼寝にすばらしい効果があることはすでに証明されている。しかし、社会のほうがまだ追いついていない。そのうち、午後2時半になると一五分間電気を消す会社がきっと現れるだろう。職場に、そしてそれ以外の場所に欠かせない注意力、創造力、学習能力、その他あらゆる才能が、ほんのちょっとのうたた寝で向上するのだから。では、誰もがその事実に気づき、オフィスに椅子やコンピュータがあるのと同じぐらい当たり前に仮眠室がある日が来るまで、私たちはどうすればいいのだろうか？　耳栓とアイマスクをもって、トイレの個室にこもるのか？

本当に難しい問題だ。でも、**もし昼寝ができる静かな場所があるなら、アラームを一〇分後にセットしてから目を閉じよう。**昼寝の効果は二四時間続くのだから、日曜日の午後に昼寝すれば、月曜日のための創造力と学習能力を再充電できる。今の私にできるアドバイスは、できるだけ昼寝しようということだ。昼寝なんて無理だ、とあきらめないでほしい。意志あるところに昼寝あり。一〇分うとうとするだけで、残り一日のパフォーマンスが大きく向上するはずだ。そう考えると、トイレにこもるのも悪いアイデアではないのかもしれない。

◉リズムのおさらい

パフォーマンスのリズム　精神の状態を高めるために昼寝をするタイミングと長さ。

創造性のリズム　創造的な発想のつながりを得るために昼寝をするタイミングと長さ。

学習のリズム　新しい情報を吸収する能力を高めるために昼寝をするタイミング。

ロジスティクスのリズム　喉から手が出るほど欲しい昼寝の時間と場所を見つけるタイミング。

×昼寝をするのに最悪な時間

午後7時00分。就寝前の四時間に少しでも寝てしまうと、一日を通じて高まってきていた睡眠欲がそがれ、夜に眠れなくなる。

◎昼寝をするのに最適な時間

理想的な昼寝の時間を計算するために、私は「ナップ・ホイール」を使っている。ナップ・ホイールとは、『Take a Nap!（昼寝をしよう！）』の著者であり、本章で紹介した研究のいくつかにも携わったサラ・メドニック博士の発明だ。彼女の調べによると、〝**究極の昼寝**〟**ができるのは起床から七時間後あたり**。この時間に昼寝すれば、徐波睡眠*とレム睡眠のバランスが完璧な昼寝ができるので、起きたあともぼうっとすることがほとんどなく、すっきりと目覚めることができる。[注6] 朝の起床から七時間たたないうちに昼寝するとレム睡眠の比率が高くなり、創造力が高まる。起床から七時間を過ぎてから昼寝すると、徐波睡眠が得られ、体の疲れがとれる。

イルカ　**昼寝をしない**。昼寝は睡眠欲を減らすので、イルカには向いていない。残念ながら、得るものよりも害のほうが大きい。

ライオン　午前6時00分に起床する場合、究極の昼寝が得られるのは**午後1時30分**。

クマ　午前7時00分に起床する場合、究極の昼寝が得られるのは**午後2時00分**。

オオカミ　午前0時までに就寝したいのなら、オオカミは昼寝しないほうがいいだろう。でも日中にリフレッシュする必要があるなら、午前7時30分に起床する場合、究極の昼寝が得られるのは**午後2時15分**。

ディスコ・ナップ

一九七〇年代や八〇年代を経験した人は、「ディスコ・ナップ」という言葉を聞いたことがあるかもしれない。朝まで踊り明かすために、夜遅くにクラブやディスコへ行く前に仮眠をとることを意味していた。私は不規則な睡眠には反対なので、クロノリズムを無視して徹夜しろと言うつもりはないが、特別な出来事や祝い事などで夜通し起きていなければならないときは、ディスコ・ナップをすることで眠気に抵抗できるのは事実だ。その際、次の三つのヒントを参考にしていただきたい。

1　**睡眠サイクルを一周する。**できるだけ九〇分を目安に仮眠する。目覚めてからしばらくはもうろうとするだろうが、それが過ぎればエネルギーが回復する。

2　**仮眠する前に一杯のコーヒーを。**短時間しか眠る時間がないのなら、横になる前にコーヒーを飲もう。カフェインが体に影響を及ぼすのは、飲んだあと二〇分たってから。仮眠の前に飲んでおくと、起きてからカフェインとアドレナリンが血液中を駆け巡りはじめる。私はこれまで〝フォーチュン100（フォーチュン誌が発表する全米上位一〇〇社）〟のクライアントに、何度もこの方法を勧めてきた。彼らの話によると、四時間ほど頭が冴えるそうだ。

3

いつもどおりの時間に起きる。たとえパーティーが夜明けまで続いて、一、二時間ほどしか眠れないとしても、そのあとはいつもどおりの時間に起床する。もちろん簡単なことではないが、ふだんよりも遅くまで寝てしまうと、その悪影響が数日続き、日々のスケジュールが完全に崩れてしまう。乱れたクロノリズムがもとに戻るまでの一週間、疲れがとれずに、いらいらしたまま生活し、記憶も曖昧になるよりも、一日だけ寝不足でつらい日を過ごすほうがましだろう。

長寝に最適なタイミング

失敗　週末にふだんより何時間も長く寝て、クロノ不整合とその副作用（疲労、集中力の低下、いらいら）を引き起こす。

成功　週末もふだんより一時間以上長寝することはせず、クロノ不整合とその副作用を予防する。

◉研究でわかったこと

土曜日と日曜日の朝にいつもより長寝したせいで日曜の夜になっても眠くならない——これは「日曜夜の不眠症」と呼ばれ、クマとオオカミが特に陥りやすい。ベッドに横になっても明日からやらなければならない仕事のことを考えてしまって気が休まらない。ついつい時計に目をやってしまい、このまま眠れなかったらどうしようと不安になる。もうろうとしながらも、気力を振り絞って月曜日を乗り切り、火曜日もなんとかやり過ごす。水曜日には、ありがたいことに生活のリズムがバイオ時間に近づいてくる。しかし、不足した睡眠時間（睡眠負債）を体のほうがどうにか取り返そうとするのだ。その結果どうなるか？ 結局、土曜日にまた朝寝坊をしてしまい、悪循環が続いてしまう。

金曜日と土曜日に夜遅くまで起きていてはだめだ、と言いたいのではない。現実問題として、人は社会的な生き物で、（クロノタイプにより程度の差はあるが）他人との交流を必要としている。楽しい催しはだいたい金曜日か土曜日の夜に集中するのは、誰もが土曜日と日曜日の朝には早起きしなくてもいいと考えるからだ。オオカミの皆さん、週末はあなたたちのためにあります。週末の二日間は、みんながオオカミのバイオ時間に合わせてくれるのだから。とは言っても、いいことばかりではなくて、場合によっては悪影響を及ぼすこともある。個人的には、私も週末は夜更かししたいと思う。妻といっしょに映画を見たり、外食したり、友達や子供たちと楽しい時間を過ごしたり、とても貴重な時間だ。でも、**翌朝どれだけつらくても、寝坊だけは避ける**ようにしている。

長寝してしまうと、体が自然な概日リズムから大きくかけ離れてしまい、結果として**クロノ不整合のリズム**が生じてしまうからだ。その症状として次を挙げることができる。

- 疲労
- いらいら
- 落ち着きのなさ
- 集中力の低下
- 睡眠惰性

ある試算によると、人口のじつに七〇パーセントが毎週クロノ不整合または社会的時差ぼけに苦しんでいるそうだ。例えばパリへ旅行したときには本物の時差ぼけが生じるが、これはわりと簡単に克服することができる。どこにいても、体が日の出・日の入りを察知して、バイオ時間を取り戻すからだ。本物の時差ぼけから回復するには、平均して、超えたタイムゾーンの数と同じ日数が必要だとされているが、これはメラトニンと光とカフェインを適切なタイミングで利用すれば短縮することができる。

その一方で、社会的時差ぼけとは、残業、夜更かし、深夜のパーティーなどで、自ら太陽との同期を破ったすえに生じる現象である。自分のクロノリズムがどれぐらいずれているか、簡単に導き出すことが可能だ。ふだん起床する時刻と、週末に起きる時刻の差を計算すればいい。ふだん朝の7時に起きていて、週末に朝の9時に起きたのなら、二時間の時差ということになる。「よかった！　睡眠負債はたった二時間か」とあなたは思ったかもしれない。しかし、話はそれほど単純ではないのだ。

この場合、あなたが抱えている睡眠負債は長寝（および夜更かし）によって生じたもの。**夜、思うように眠れずに疲れたまま目を覚ます。そんな日が数日続くことで生じた睡眠負債は、週末に長く寝たところで返済できないのである。**不足分を絶対に取り返せないから、いわばずっと赤字のまま生活を続けることになる。

夜更かしで生じる睡眠負債は、長寝をして取り返せる種類の睡眠ではない。例えば、ふだん夜10時半に就寝する人が週末に午前0時まで起きていた場合、体の回復に必要な睡眠のステージ3およびステージ4が一サイクル分まるまる不足する。翌朝長く寝たところで、レム睡眠の時間が長くなるだけで、第3と第4のステージは増えないのだ。だから、肉体的な疲労が回復したと感じられないのである。身のまわりの生活のリズムは変動することがあっても、体に備わる概日リズムは一定の時を刻みつづけるのだから。

気の毒な話だが、オオカミがこの悪循環にいちばん陥りやすい。[注7]社会的時差ぼけに苦しむ人はたばこやコーヒー、さらには糖分やカロリーに富む食品でなんとか乗り切ろうとする。これが、長寝が**肥満のリズム**を引き起こす理由だろう。二〇一二年、ミュンヘン大学の臨床心理学科が六万五〇〇〇人の一週間の睡眠パターンを調査した[注8]。その結果、平日と週末の睡眠時差が一時間ある人では三分の二で肥満の傾向が見られた。時差がまったくない人に比べると三倍の比率だ。時差が大きい人ほど――被験者の一〇パーセントは三時間の時差があった――ＢＭＩも高かった。二〇一五年にイギリスで八〇〇〇人を対象に行われた調査でも、睡眠スケジュールが一定していて社会的時差ぼけがない人に比べて、二時間以上の時差がある人ではＢＭＩだけでなく糖尿病や炎症のリスクも高いことが確認されている[注9]。

◉リズムのおさらい

クロノ不整合のリズム　長寝で社会的時差ぼけが生じ、いらいらや疲労、落ち着きのなさ、集中力の低下などを引き起こすタイミング。

肥満のリズム　週末の長寝がＢＭＩの上昇や肥満につながるタイミング。

×長寝をするのに最悪な時間

土曜日と日曜日の朝。長寝をするたびに、クロノリズムにずれが生じ、代謝、食欲、認知力、エネルギーが低下する。長寝してもいいことはひとつもない。特にいつもより二時間以上長くベッドにとどまることだけは避けよう。

◎長寝するのに最適な時間

この節をちゃんと読んだ人にはわかるだろう。

長寝をするのに最適な時間など存在しない！

週末にいつもよりも二時間以上遅くまで寝た人は不機嫌になり、体重が増え、そして病気になる可能性が明らかに高くなる。週末もいつもの起床時間から一時間以内に起きるなら、クロノリズムのずれが引き起こす障害に悩まされることはないだろう。**どうしても長寝せずにいられないときは、三〇分から四五分までにとどめることが大切だ。**従って……

イルカ　仕事のない日の朝は**午前7時15分**まで寝てもいい。
ライオン　仕事のない日の朝は**午前6時45分**まで寝てもいい。
クマ　仕事のない日の朝は**午前8時00分**まで寝てもいい。
オオカミ　仕事のない日の朝は**午前8時15分**まで寝てもいい。

朝寝のベッドで眠ってはならない

多くの読者が「日曜日にも朝8時に起きるなんて無理だ」と、この本を目覚まし時計といっしょに投げ捨てようとしたことだろう。私だって日曜日にベッドでだらだらするのが好きだ。あなたも気が済むまでベッドに横たわったまま本を読んだり、温かい飲み物をすすったり（でもコーヒーは午前10時までだめ）、映画を観たりすればいい。一日ずっとベッドにいてもいい。とにかく、目を覚ましていることが大切だ。たとえ夜更かしして早朝の4時に寝たのだとしても、それでもいつもどおりの時間に目を覚まそう。あとで少し昼寝をすればいいのだから。

いつもより数時間も遅く起きれば、そのあとの一週間、ずっと悪影響に悩まされることになる。それでも長寝したいのなら、お好きにどうぞ。あなたの人生、あなたの選択なのだから。でも、その決断が引き起こす影響には気をつけてほしい。日曜日に一時間や二時間レム睡眠を長くすることに、月曜日から木曜日までの毎日を台無しにするだけの価値があるのだろうか？

「日曜の夜、熟睡しました」

「一週間でいちばん楽しみな時間が朝寝の時間でした。月曜から金曜まで懸命に仕事をする代わりに、土曜日の朝は10時か11時まで寝坊する。それが私にとっての贅沢だったのです。なのに、ブレウス先生はその時間を奪おうとする！」クマのベンが言った。「うれしいことじゃありませんよ。でも、とにかく一週間は自分のクロノリズムに従って生活することに決めたんです。最初の土曜日、アラームを朝の8時にセットしました。前の夜は私も妻も夜中の1時半まで起きていたのに。六時間ちょっとしか眠れなかったので起きても調子が悪くて、これで睡眠不足が解消できるのかと思いましたよ。結局土曜日も夜更かししたんですが、日曜日の朝も同じ時間に起きました。一日ずっと不機嫌で、疲れも感じていました。

ところが日曜の夜、どうなったと思いますか？　以前は深夜の2時か3時ごろまで眠れなかったのに、その日は夜の11時に眠りに落ちて、熟睡できたのです。翌朝、この一〇年で初めて、すっきりした頭で月曜日を迎えることができました。私は自分に問いかけました。月曜日の朝すっきりと目覚めるために、週末を少し疲れたまま過ごすだけの価値はあるのか、と。結局、バランスの問題だと思います。翌週、私は週末の二日ではなく、一日だけ夜更かしすることにしました。これで週末の疲れも少なくなりました。何らかの形で、妥協は必要なのです。私の場合は、最終的に、月曜日の朝を調子よく迎えるためなら、日曜日を寝ぼけまなこのまま過ごしてもいいと考えるようになりました」

就寝に最適なタイミング

失敗　最適な時間よりも遅く、または不規則に寝ることでじゅうぶんな休息がとれず、睡眠不足が引き起こすさまざまな症状や弊害に悩まされる。

成功　毎日欠かさず適切な時間に就寝し、肉体が回復し精神が安定するのにじゅうぶんな量の睡眠をとる。

◉研究でわかったこと

じゅうぶんな睡眠って、何時間ぐらいですか？　私は、毎日五回はこの質問を浴びせられる。答えは「人による」だ。赤ん坊は毎日一二時間から一八時間の睡眠を必要としている。幼児は一三時間。小学生は一〇時間から一二時間で、一二歳前後で一〇時間か一一時間。それ以降、一〇代のうちは八時間から一〇時間寝る必要がある。成長が止まってからは（通常は二〇代前半）、必要な睡眠時間は短くなる。成人に対して、国立睡眠財団は**七時間半から九時間の睡眠**を推奨している。

ダイエットをしている人が〝目標体重〟を決めると、目指した体重になったとたんにまた太り、欲求不満に陥ったり失望したりすることが多いが、私の見るところ、睡眠でも同じような現象が起こるようだ。睡眠時間を決めると、逆に睡眠障害につながることが多い。必要な睡眠の量は遺伝で決まっている。第1章ですでに〝睡眠欲〟について説明したが、人によっては他人よりも多く寝なければならないように、遺伝で決まっているのである。長いPER3遺伝子をもつ人は、ほかの人よりも睡眠不足に苦しめられやすく、心臓病や脳卒中、糖尿病、肥満、うつ病、認知障害、記憶障害にかかりやすい。短いPER3遺伝子をもつ人は、六時間の睡眠でもうまくやっていけるかもしれない。もしあなたが長いPER3遺伝子をもっているのなら、七、八時間の睡眠がとれなければ最低の気分だろう。

では、何時間眠ることを目指せばいいのだろうか？　最低でもこれだけ、という数字はあるのだろうか？　まずは誤解を解くことから始めよう……。

八時間睡眠という神話

睡眠時間は人それぞれだ。トーマス・エジソンのように六時間以下でも平気な人もいれば、八時間眠らなければ何もできなくなる人もいる。私の観察では、毎日九時間以上寝なければやっていけない成人はうつ病かナルコレプシー（日中でも制御できないほど強い眠気に襲われる睡眠障害）を患っている。通常、過度の睡眠はそのような症状の表れだとみなされる。また、睡眠の質も睡眠の量と同じぐらい、あるいはそれ以上に大切だ。**質の悪い八時間の睡眠より、質の高い六**

時間の睡眠をとるほうがいい。

私は患者に対して「一晩につき七時間の睡眠を目指せ」と言うことにしている。八時間寝られればすばらしいが、多くの人の生活にとって八時間というのは現実的な数字ではない。また、体にとっても最適な数字ではない。理想を言うなら、毎日六時間か七時間寝て、さらに九〇分の昼寝ができれば最高だろう。合計すれば、二四時間のうち七時間半から八時間寝たことになる。

実際のところ、睡眠は時間ではなく、九〇分の睡眠サイクルで数えるほうが理にかなっている。五回のサイクル（これで七時間半）が完全に得られれば、肉体も精神もじゅうぶんに回復する。五回目が完全でなくても（七時間）、認知機能、食欲の制御、記憶、肉体の回復にはじゅうぶんだ。四回の完全なサイクル（六時間）ではライオンとクマとオオカミには足りない。

不眠症の人にもほかのクロノタイプの人と同じ量の睡眠が必要なのかどうか、まだはっきりとした結論は出ていない。実際にイルカは、六時間以下の睡眠でも普通に生活できるのである。なのに八時間眠れないことから生じる不安が、さらに睡眠の妨げになってしまう。だから私は、不眠症患者に対しては六時間の睡眠を目指すように言っている。もし彼らがある日それ以上寝ることができれば、それは〝すばらしい〟ことなのだ。

では、じゅうぶんな睡眠時間をとるために、何をすればいいのだろうか？　早めにベッドに入る？　そのアイデアは最悪だ。

クロノタイプに関係なく、ベッドに入る時間を〝早くしすぎる〟と、睡眠不足を補おうとする作戦は裏目に出てしまう。**早めにベッドに入ったところで、バイオ時間はいつもどおりに進むので、結局すぐには寝つけない。**疲れだけが募り、眠れないことに対するいらだちが生じる。感情が高ぶると余計に目が冴えてしまい、いつもなら熟睡している時間になっても、眠れなかったりする。

そうならないためにも、バイオ時間に合った就寝時間を見つけ、**計算上のリズム**を身につけよう。平日の起床時間から七時間と二〇分を引いた時間（二〇分というのは、ベッドに入ってから入眠までの平均的な時間）を目安にする。朝の7時に起きなければならないのなら、就寝時間は11時40分だ。

計算は少し複雑になるが、起床時間から睡眠サイクルを差し引く方法もお勧めできる。一回のサイクルは九〇分。最初の二サイクルで肉体の回復に欠かせないステージ3の睡眠が得られる。その後の二回か三回のサイクルで、レム睡眠――記憶を定着させる浅い眠り――を得ることができる。夢を見るのもこのときだ。睡眠から〝完全な〟恩恵を受けてすっきり目覚めるためには、最低でも四回、できれば五回のサイクルが必要になる。このサイクルの途中で目覚めてしまった場合、睡眠慣性がひどくなる。

七時間半（九〇分を五回で四五〇分）に二〇分（眠るまでの時間）を足し、その合計四七〇分を起床時間から逆算する。要するに、「起床時間」引く「四七〇分」が「就寝時間」となる。この単純な計算を使って**ライオンとクマの計算上のリズム**を導き出すと次のようになる。

ライオン　午前6時00分－470分＝**午後10時10分**
クマ　午前7時00分－470分＝**午後11時10分**

出てきた答えを守る気がなければ、いくら計算しても意味がない。とはいえ、ライオンとクマは基本的にこのリズムを守ることができるだろう。例外は彼らが規則を自ら破るときぐらいだ（この点については後述する）。

一方、イルカとオオカミにとっては、眠るまでの時間が二〇分では少なすぎるだろう。そのため、「どうせ四七〇分前にベッドに入っても五回の周期が完全に得られないのなら、さらに九〇分起きたままでいて、四回の周期で満足すればいいのでは？」とも考えられる。その答えは「正解ではないが、間違ってもいない」だ。

私が患者に必ず伝えるルールに**「眠くなるまで絶対にベッドに入るな」**というものがある。イルカのクロノリズムは就寝前の数時間で心身が落ち着くようにできている。彼らはリラックスできるのだ。しかしときには、疲れているはずなのに疲れを感じないほど興奮しているときもある。そんなとき、まったく眠気を感じないのに就寝時間だからと無理にベッドに入ってしまえば、イルカは寝つくことができずに**不安・不眠のリズム**に陥り、朝まで眠れなくなってしまう。

従ってイルカの場合は、五回のサイクルを得ることに失敗するよりは、四回をちゃんと得ることを目指すほうがいいだろう（実際のところ、イルカはクマが四回のサイクルを得る時間で五回を得ることができるようだ。不眠症患者の睡眠サイクルは九〇分よりも短いため、彼らは少ない睡眠時間でもじゅうぶんにやっていけるとする説がある）。イルカはベッドに入ってから眠りに就くまでの時間をクマやライオンの倍、つまり四〇分で計算しよう。この四〇分のあいだに、「**ベッド制限**」法と呼ばれる睡眠戦略（後述）を用いればいい。あるいはリラクゼーション法*や瞑想などを実践するのもいいだろう。

（90分×4周期）＋40分＝400分。イルカの就寝時間計算は、「起床時間－400分＝就寝時間」。つまり、イルカにとっての**計算上のリズム**は次のようになる。

イルカ　午前6時30分－400分＝**午後11時50分**

オオカミの場合、夜中の1時にベッドに入って朝の9時に起きるのが理想だ。しかし、クマが多数を占める社会に生きるオオカミは、仕事のために、あるいは家族のために、もっと早い時間に起きなければならない。**不安・不眠のリズム**に陥り、眠れないまま何時間も寝返りを打ちつづけるリスクが高くなるため、オオカミも眠くなるまでは横にならないほうがいい。

私の患者のオオカミが眠気を覚えるのは早くても午前0時だが、オオカミは誰もがこの時間に就寝するべきだ。そして、素早く眠りに就く術を身につけたほうがいい（「それができないから困ってるんだ」と考えた人もいることだろう）。次ページに紹介する**「ベッド制限」**法を使うのが、そのための近道だ。私がアドバイスする就寝時間を守り、素早く入眠することができれば、オオカミもほぼ五回の睡眠周期を得たうえで、さらにアラームが鳴ってからベッドを出るまで二〇分ほどまどろむこともできる。オオカミの場合は、クロノリズムがこのまどろみの二〇分——脳波が長さの点でも強度の点でもレム睡眠のそれに似ている時間——を必要としている。

（入眠までの40分＋まどろみの20分）＋（90分×4周期）＝４２０分。オオカミの就寝時間計算は、「起床時間－４２０分＝就寝時間」。つまり、オオカミにとっての**計算上のリズム**は次のようになる。

オオカミ　午前7時00分－４２０分＝午前0時00分

ベッド制限法

目的　「ベッド」は「睡眠」の場所であることを頭に刻み込み、そこに入るやいなや眠れる状態をつくり出す。

方法　簡単に言うと、睡眠とセックス以外の理由でベッドに入るな、ということ。ベッドのなかで読書や考え事をしない。テレビも絶対に見ない。眠る気がないのなら、ベッドの縁に腰掛けてもいけない。ベッド制限で睡眠時間は減るかもしれないが、代わりにアデノシンの放出が高まる。アデノシンが大量にあふれ出すことで、オオカミは自然な睡眠欲が高まり、素早く眠れるようになる。私はこの方法をイルカにも用いるが、イルカの場合はしっかりと監視する必要がある。

ヒント

1　**「不眠症で、電気を消してベッドに横たわっても眠れないときは？」**　その時間もベッド制限を。二〇分たっても眠れないときは、いったんベッドを離れて一五分ほど椅子に座り、呼吸の数を数えたり、漸進的筋弛緩法（つま先からリラックスを始めて、次に足首からふくらはぎへ、そして最後は額そして頭頂へと力を抜いていく）を試したりする。その後、ベッドに戻る。それでも眠れないなら同じことを眠れるまで繰り返す。

2　**「身につくまでどのぐらいかかる？」**　七日から一〇日ぐらいだろう。ベッド制限法をしっかりと身につければ、いつもすぐに眠れるようになったことに、自分でも驚くはずだ。私は一五年間で数百人の患者にこの方法を紹介してきたが、うまくいかなかった例は片手で数えられるほどしかなかった。その全員が、不眠以外の深刻な健康問題を抱えていた人々だった。

ベッドに入るべき時間がわかったからといって、その時間に寝ようと思うとは限らない。**先延ばしのリズム**は現代社会の抱える大問題だ。多くの人が就寝時間を過ぎても——翌日ひどい気分になることがわかっていても——寝ようとしない。睡眠遅延障害は実在するばかりでなく、本当に危険な問題だ。オランダのユトレヒト大学が一七七人の睡眠について調査をしたところ、彼らの半数が少なくとも週に二回、わざと就寝時間を遅らせていたのである。[注10]「ドラマをもう一話だけ」や「このリンクだけクリックしてから」とか、そんな理由だ。傾向として、睡眠を遅らせる人は衝動的で自制心に乏しい。どちらもオオカミと共通する特徴だ。

ここで誤解してはならないのは、睡眠遅延は病気などではなく、喫煙や酒の飲み過ぎ、野菜を避けてチーズバーガーを食べる、などと同じで、一つの選択でしかないということだ。ただしその選択がほかの例と同じように健康を害するのである。睡眠遅延に始まり、心臓病、糖尿病、脳卒中、肥満、うつ病、記憶力低下、集中力不足、判断力の低下、皮膚の老化、そして最悪の場合は死へといたる。（研究開始当時）三五歳から五五歳までの一万人のイギリス人公務員の行動と健康習慣を調べるために、ロンドン大学医学部が一〇年間の調査を二回にわたって行った。[注11]その結果、かつて毎日七時間以上寝ていた人が何らかの理由で五時間以下に睡眠時間を減らした場合、あらゆる死因で死亡率が二倍に跳ね上がったそうだ。

口やかましい医師と思われないように努めながら、私は患者の多くに就寝時間を決めることの大切さを説明する。確かに、「ホームランド」は本当におもしろいドラマだし、「キャンディークラッシュ」は病みつきになるゲームだ。それは私にもわかっている。子供のころに両親から「さっさと寝なさい！」と怒鳴られたことがトラウマになって、大人になってから夜更かししてしまうという心理状態についても承知している。

でも、**就寝時間は〝生物学的な〟ルールなのだ**。そして、そのようなルールが存在する理由は一つしかない。生存と繁栄だ。生物としてのルールを破って、栄養価の高い食品ではなくジャンクフードばかり食べていたら、あなたは太る一方で細胞は栄養が不足し、最後には糖尿病や心臓病あるいは脳卒中で倒れてしまうだろう。生物としてのルールを破って睡眠をじゅうぶんにとらなくても、同じような病に冒され、死にいたるリスクが高まるのだ。

睡眠を先延ばしにしないために、一つ簡単な方法を紹介しよう。就寝時間の一時間前にアラームをセットして、それが鳴ったらパワーダウン時間に入るのだ。すべてのスクリーンを消して、緊張を解きほぐす時間を。テレビがついていなければ、ドラマを見ようとは思わない。コンピュータが消えていれば、猫の動画を探す気にはならない。携帯電話がオフになっていれば友達にメッセージを送るのは明日にしようと思うだろう。

パワーダウン時間

就寝前の一時間はリラックスの時間。スクリーンを消してからは眠気を誘う活動だけをすることで、コルチゾール値と体温と血圧を下げ、メラトニンの分泌を促す。私はスクリーンを消してから電気を消すまでの一時間を三つのパートに分けることを勧めている。

パート1（最初の二〇分）。やらなければならないこと、もしやらずにいたら気になって眠れなくなるようなことをする。例えば――

- 翌日にやることのリスト作成。
- 日記をつける。
- 子供のランドセルや自分の仕事書類の整理。
- 翌朝の生活を楽にするための準備。

パート2（次の二〇分）。夜の衛生管理。例えば入浴やシャワーを薄暗い、あるいはブルーライトを遮断する特殊な電球で照らしたバスルームで。

パート3（最後の二〇分）。リラックスにつながる行動を。例えば――

- 軽めのストレッチ運動や〝ベッドヨガ〟。
- 紙の雑誌、新聞、本（例えば本書！）を読む。
- 友人や家族と気楽な話をする。ただし、電話を使うのは通話のためだけ。
- トランプやゲームを楽しむ（ただし、興奮したり、勝ち負けにこだわったりしない）。
- 瞑想。
- 祈りの言葉や聖書を読む。

◉リズムのおさらい

計算上のリズム　最低四回の睡眠サイクルを確保するために起床時間から逆算して割り出した、ベッドに入るタイミング。

不安・不眠のリズム　じゅうぶんに眠れないのではないかと心配するあまり目が冴えてしまう悪循環に入るタイミング。

×就寝するのに最悪な時間

起床時間の八時間以上前。早めにベッドに入って余分な睡眠をとろうとしないこと。概日リズムの乱れを防ぐために、決めた就寝時間を守る。

◎就寝するのに最適な時間

イルカ　できるだけ午後11時30分前後。
ライオン　できるだけ午後10時00分前後。
クマ　できるだけ午後11時00分前後。
オオカミ　できるだけ午前0時00分前後。

パートナーとの就寝時間の食い違い

いっしょに暮らすパートナーと就寝時間が大きく食い違っている場合、関係がぎくしゃくし、場合によっては大きな問題に発展することもある。最近では「ダイナミックスリープ（動的睡眠）」あるいは「スリープハーモニー（睡眠調和）」に関する研究が盛んに行われている。夜、二人の人物が互いにどのように作用し合い、睡眠や人間関係にどう影響を及ぼすかを調べる学問のことだ。

私の知る限り、パートナー関係にある二人はほとんどの場合で、たとえクロノタイプが異なっていても就寝時間の差は一時間、多くても二時間で収まる。ライオンとオオカミが恋愛関係を築いたり、結婚したりすることはほとんどない。夜の10時にベッドに入るライオンと0時から1時ごろに就寝するオオカミが出会う機会は単純に少ないのだろう。その一方で、オオカミとイルカのペア（両者とも夜型）、あるいは似た者同士のライオンとクマのペアやクマとオオカミのペアには何度もお目にかかってきた。

不眠のイルカがベッドで何度も寝返りを打つと、パートナーも眠れなくなるだろう。レム睡眠中のクマのいびきが、一分でも長く眠りたいオオカミを起こしてしまうかもしれない。どちらか一方が夜遅くにベッドに入ってきたり、電子機器をベッドのなかで使ったり、朝早く起きたりしたら、二人の関係に亀裂が入る原因になる。患者の多くが、就寝と起床の時間が一致していないせいでパートナーと過ごす時間が少ないと嘆く。欲求不満、睡眠の邪魔、いびき、これらすべてが感情的なこじれだけでなく健康問題も引き起こす。[注12] 結果、夫婦の愛情さえもむしばんでしまう。

実際のところ、睡眠のタイミングがパートナーと一致していなくても幸せな関係を築くことはできる。しかしその一方で、誰にとっても睡眠は必要だ。就寝時間のずれのせいでじゅうぶんな睡眠がとれなくなれば、さまざまな弊害が生じ、二人の関係を壊しかねない。睡眠不足はいらいら、誤った考え、健康状態の悪化などの原因になるからだ。

クロノタイプを変えることはできない。だからこそ互いに助けあって、**それぞれができるだけたくさんの睡眠がとれるようにしよう。**二人のクロノリズムを可能な限り近づけるのだ。早起きの人はまだ眠っているパートナーに配慮して、すぐに電気をつけるのではなく、できるだけ静かに起床する。夜型の人は眠気の訪れを早めるために就寝の九〇分前にメラトニンを〇・五ミリグラム服用する。もし何をやってもうまくいかず、両者ともに満足のいく睡眠がとれなくなった場合は、専門家の助けを求めること（第8章を参照）。あるいは両者ともに睡眠負債を返済し、冷静に問題について話し合えるようになるまで別々の部屋で寝たほうがいいかもしれない。

＊徐波睡眠とは、急速眼球運動をともなわないノンレム睡眠のうち、脳波の周波数が低い成分（徐波成分）が中心となる睡眠。ステージ3、4がこれに当たる。

＊リラクゼーション法とは、ストレスによって生じた心身の過度な緊張を軽減させる技法で、漸進的筋弛緩法や深呼吸法などがある。

第10章
食事にまつわる「いつ？」

朝食・昼食・夕食に最適なタイミング

失敗　バイオ時間を無視して食べて太り、糖尿病や心臓病のリスクを高める。
成功　バイオ時間に合わせて食べて適正体重を維持しながら、より多くのエネルギーを得て空腹感を減らし、糖尿病や心臓病を予防する。

◉研究でわかったこと

これまであなたは、食事に関しては炭水化物やタンパク質など、〝何を〟食べるかに気を遣ってきたに違いない。実際、世間には栄養にまつわる数多くの主張や警告があふれている。健康な食事法を続けるのは事実上、不可能だ。ある年は脂肪を悪と決めつけ、次の年には脂肪は善だと言う。それが、「ある種の脂肪は大丈夫」に変わったり、「悪いと思われていた脂肪もやっぱりいいのかもしれない」になったりする。たとえあなたが医師よりも最新の栄養情報に詳しいとしても、減量となると話は別で、知識があっても体重を減らすのは簡単なことではない。それに、年をとればとるほどやせるのは難しくなる。

新しい患者が診察室に入ってくると、私は五秒でその人物がバイオ時間と同期した生活を送っているかどうかがわかる。そのときに注目するのは腹回りの肉づきだ。**クロノ不整合とおなかの贅肉は直結しているからだ。**バイオ時間がきちんと守られていれば、体もすらっとしている。そうでない場合、消化や代謝に問題が起きやすい。

すでに説明したように、体のなかには数多くの体内時計がある。すべての体内時計が互いに同調しながら太陽の動きと同期するとき、あなたは完璧に動く機械さながら、すべてのことを正しい時間に、正しい順番と完璧なリズムでこなすことができる。もちろん、消化や代謝をつかさどる器官も独自の時を刻んでいる。

- **肝臓**は解毒システムであるだけでなく、グリコーゲン（糖）、コレステロール、胆汁の生成と分泌も制御している。
- **膵臓**はインスリンの生成および血糖値の増減に関係している。

・**消化管**は食べ物の移動と栄養の吸収をつかさどる。消化管が栄養を吸収してくれるから、全身の細胞は健康に働くことができる。
・**筋肉**は一般に代謝器官とみなされないが、例えば階段を上るときや瞬《まばた》きをするとき、体内で放出された脂肪や糖分が筋肉で消費される。
・**脂肪細胞**は空腹あるいは満腹を知らせるホルモンを放出する。ほかにも消化や代謝に関係する役割を担っている。

ここで詳しい話をするつもりはないが、数多くの遺伝子や酵素も消化プロセスに複雑に絡み合っている。もし、消化や代謝、あるいは遺伝子の働きの一つでも同期を外れたら、システム全体が混乱するのである。小さな、しかし重要な部品を取り外したら、機械が止まってしまうのと同じことだ。

消化プロセスは駅を出る列車にたとえられるかもしれない。最初の列車がトンネルを抜けると、次の列車が、さらにその次の列車があとに続く。無事に目的地に到着するためには、どの列車も運行表どおりに走らなければならない。

そんなとき、二本、四本、あるいは一〇〇本の列車が同時にトンネルに突っ込もうとしたらどうなるだろうか。スケジュールに乱れが生じたら、大破した車両が積み重なるのだ。

バイオ時間を無視して食べつづけたら、無駄な体重が積み重なる。過剰な脂肪と代謝ホルモンの機能不全が炎症や酸化を促し、あらゆる疾病、特に心臓病、がん、糖尿病を引き起こす。それを避けるために、さらには消化と代謝の機能を向上させるために、私たちは〝何を〟ではなく〝**いつ**〟**食べるか**に注意を払うべきだ。〝何を〟を変えなくても、〝いつ〟食べるか、を変えるだけで、体重を落とすことができる。

まずは**食事時間制限のリズム**に従うことだ。二〇一二年、ラホヤのソーク生物学研究所の研究者がマウスのグループに高脂肪の餌を二四時間与えつづけた。[注1]もう一つのグループにも同じ餌を同じ量与えたが、与える時間は八時間に限った。二四時間食い放題のマウスは太り、糖尿病になった。時間制限のあったマウスはほとんど体重が増えず、健康なままだったのである。

追跡調査として、ソーク研究所はマウスを四つのグループ（高脂肪グループ、高糖分グループ、高脂肪かつ高糖分グループ、そして対照群として普通の餌グループ）に分けて同量のカロリーを与え、各グループをさらに時間制限グループ（九時間、一二時間、一五時間）と無制限グループ（二四時間）に分けた。[注2]三八週間に及ぶ調査の結果、予想どおり一日中食べることができたマウスは太り、糖尿病になった。九時間あるいは一二時間に制限されていたグループのマウスは餌の種類に関係なくやせたままで、健康だった。

さらにおもしろい発見もあった。時間制限グループのマウスの数匹は、週末だけ二四時間ずっと食べることを許されていたにもかかわらず、まったく太らなかったのである。一方、無制限のグループにいて太ったマウスの数匹に時間制限を課したところ、例外なく体重が減ったのだ。

これはマウスを使った実験だが、人間にとっても食べ物を口にする時間を一日八時間から一二時間に制限することは理にかなっている。なぜなら、**消化管は二四時間よりもはるかに短い四時間周期の〝超概日リズム〟に従っているからだ。**[注3] 従って、**(八時間または一二時間の大枠のなかで)四時間ごとに食事をすることで消化のバイオ時間を完全に守ることができるのだ。**

ほかの研究では、減量するときは特に**早食のリズム**が大切であることが証明されている。スペインで行われた研究で、肥満の男女四二〇人が二〇週間にわたり、一四〇〇キロカロリーの食事制限を受けた。[注4] 被験者の半分は〝早組〟として午後3時までに、残りの半分は〝遅組〟で午後3時以降に一日でいちばん重い食事をした。どちらのグループも食べ物の種類と量は同じで、同程度の運動を行い、同じ時間の睡眠をとり、食欲ホルモンや遺伝子の働きも大差なかった。では、どちらのグループがより多く体重を減らせたのだろうか? **平均して、早組は約一〇キロ、遅組は七・七キロ減量していた。二五パーセントの差だ。**また、遅食の人々は朝食を抜く傾向が強かった。体重を減らすという目的にとっては大きな間違いだ。ハーバード公衆衛生大学院が一六年にわたり二万七〇〇〇人の男性を対象にした調査を通じて、朝食を抜くと冠動脈性心疾患のリスクが二七パーセント高くなることを確認している。[注5] 夜遅くに食べる男性は五五パーセントもリスクが高かった。

なぜ人もマウスも、早い時間に食べると代謝性疾患のリスクが減り、体重も維持できるのだろうか? これには**同調因子**が関係している。体内時計にバイオ時間を守らせる働きをもつ外的な要因のことだ。最も強力な同調因子は日の出と日の入りだろう。気温も同調因子の一つだ。ほかには？　食事時間枠の制限と早い時間の食事を挙げることができる。

目から入った日光が視神経を通じてSCN（視交叉上核）と呼ばれるニューロンの一団にもたらされると、脳内の時計が「一日が始まった」と理解する。朝のうちに何かを食べると、それが食道から胃に到達する。すると第二の脳（胃腸管）も「一日が始まった」と考える。朝の日光と食事、この二つがほぼ同時に起こることで、脳と腸の時計が同期するのだ。消化が進み、食べ物は効率的にエネルギーに変換されるので、脂肪が付きにくく、活力がみなぎる。

逆に朝食を抜いた場合、第一の脳は一日が始まったことに気づいているのに、第二の脳は活動を始めない。そのようなちぐはぐな状態では、体も時間がわからない。しばらくしてから何かを食べると、消化器官が混乱して働きが鈍くなる。その結果、炎症（心臓病）やホルモン機能障害が起こり、糖分や脂肪の摂取がうまくいかず（糖尿病）、肥満や倦怠感につながるのだ。

ここで、クマを例に、超概日リズムにのっとった食事のスケジュールを紹介しよう。

起床から一時間以内にたっぷりと朝食。午前8時00分。
四時間後に中程度の量の昼食。正午。
四時間後少しだけ軽食。午後4時00分。
少量の夕食を午後7時30分に。一二時間の大枠にとどまるため、8時00分以降は何も食べない。

本書の第1部で紹介したクロノタイプごとのクロノリズムでは、食事のスケジュールは必ずしも四時間おきになっていない。食事のほかにも一日には重要なスケジュールがあるからだ。ただし、できるだけ理想的な四時間リズムに近づけてある。私の考案したスケジュールは完全でないが、次の三つのルールに従っている。

1　起床から一時間以内に朝食。
2　朝食は王・女王のように、昼食は王子・王女のように、夕食は貧民のように。
3　就寝前の三時間は何も食べない。

◉リズムのおさらい

食事時間制限のリズム　八時間または一二時間の大枠のなかで朝食、昼食、夕食をとるタイミング。
早食のリズム　肥満、心臓病、糖尿病を避けるために、一日に必要なカロリーの大半を摂取するタイミング。

×朝食、昼食、夕食に最悪な時間

早朝から夜の早い時間までの一二時間の制限枠の外。

◎朝食、昼食、夕食に最適な時間

次の食事時間の目安にはおやつの時間が含まれていない。
この点については本章の「間食」の節で詳しく説明する。

イルカ　朝食は午前8時00分。昼食は正午。夕食は午後7時30分。
ライオン　朝食は午前6時00分。昼食は正午。夕食は午後6時00分。
クマ　朝食は午前7時30分。昼食は午後0時30分。夕食は午後7時30分。
オオカミ　朝食は午前8時00分。昼食は午後1時00分。夕食は午後8時00分。

「もうダイエットなんてしない」

「私は本当にありとあらゆるダイエット法を試してきました」と**オオカミのアン**が言った。「もちろん、やせたことなんて一度もありません。日中はなんとかやっているけれど、夜になると食べてもいいとされているもの——低炭水化物、低脂肪、はやりのダイエット食——についつい手を出してしまう。それがお決まりのパターンでした。要するに、昼間お利口さんでいると、夜までに意志の力が尽きてしまうのです。

何を食べてもいい、食べたいものを四時間おきに、ただし朝から晩へと量を減らしながら食べる。遅い夕食のあとは何も食べない。この方法を聞いたとき、私は〝これだ〟と思いました。夕食を遅い時間にとることで、私は夜におなかがすくことがなくなりました。以前の私は、夕方6時に子供たちといっしょに食事をしなければならないと思い込んでいました。よき母親は家族と夕食をともにするものだ、と。でもこの考えを捨てて、夫がデザートを食べているころに自分の夕食をとるようになってから、食べ過ぎることがなくなりました。食事が終われば、それ以降は何も食べない。そんな生活が一カ月も続いています。

何回か、夜におやつに手を伸ばしたこともありましたが、以前よりはずっと減りました。しかも、2キロ以上やせたんです！　つらいことは何もしていないのに！　これからはダイエットなんてしません。食事の時間を少し遅らせるだけでやせるんです。この生活を続けるだけです」

飲酒に最適なタイミング

失敗　飲みすぎで酔っ払い、二日酔いに苦しみ、体内時計と肝臓と消化管を痛める。

成功　酔うことも二日酔いになることもほとんどなく、内臓や体内時計にも最小限のダメージしか与えずに、酒を楽しむ。

◉研究でわかったこと

私は酒をあまり飲まない。アルコールがバイオ時間にどんな影響を及ぼすか知っているからだ。想像してみよう。時計を岩の上に置いて、それをワインの瓶でたたき壊すのだ。酒の飲みすぎはこれと同じようなことで、体内時計を粉々に壊してしまう。修復にはかなりの時間がかかり、修復できないときもある。酒好きの人には申し訳ないが、研究結果は否定のしようがないのだ。

すでに説明したように、体内には数多くの生物時計があって、厳密なスケジュールにのっとって全身の組織を制御している。ところが、アルコールがスケジュールの多くを乱してしまうのだ。まず、親時計である脳内のＳＣＮをノックアウトしてしまう。被害はさらに広がり、ほかの時計も狂ってしまうので、例えば次のような問題が生じる。

・**睡眠と覚醒のサイクル。**夜に飲酒するとメラトニンの分泌量が減る。ブラウン大学の研究者が二〇代前半の二九人の健康な男女に一〇日間の睡眠調査を行った。[注6] そのうちの三日で、被験者の半数にはプラセボ飲料を、残りの半分にはウォッカを就寝の一時間前に飲ませた。すると、ウォッカを飲んだ人では唾液中のメラトニン量が最大一九パーセントも減ったのである。たった一杯で、メラトニンは一気に減少することがわかった。

・**消化。**飲酒すれば、第二の脳も我を忘れる。親時計がまともに動かないので、腸はいつタンパク質や酵素を放出すればいいのかわからなくなる。その結果、「腸漏出」[注7]や「漏出性腸症候群」と呼ばれる不快な症状が発症する。バリアの役割を果たしていた腸内バクテリアの働きが弱まり、細菌やウイルスあるいは毒素が腸内に入り込み（あるいは腸の外に漏れ出し）、膨満感、ガスの充満、炎症、頭痛、肌荒れ、食物アレルギー、疲労、関節痛などを引き起こすのだ。

・**肝機能。**解毒と代謝の組織である肝臓は独自の時計をもち、それに合わせてタンパク質や分子を放出する。ところがアルコールがそのスケジュールを混乱させるので、肝臓のミトコンドリアがまともに機能しなくなり崩壊を始める。これが肝障害につながる。[注8]

強調しておくが、アルコール依存症にならなくても、体には長期的なダメージが加わり、概日リズムが崩壊するのだ。**一日二杯を続けるだけで親時計は混乱に陥り、それに伴って、全身**

に存在する一〇〇の子時計の同期が崩れてしまう。だから私は、男性にも女性にも、飲酒は〝多くても〟週に四杯までにするよう忠告している。もちろん、探せばもっと多く飲んでいいと言う医師を見つけることができるだろう。しかし私の忠告は、あくまでも概日リズムに対する影響を考えての結論だ。慎重を期して、二日に一杯までにしておこうと言いたいのである。消化器や肝臓に問題を抱えている人や免疫疾患あるいはうつ病を患っている人は、完全に酒を断ったほうがいい。

アルコールは体内時計を乱す

週に四杯？ 一日に四杯の間違いじゃないのか？ 私とて、毎晩ディナーといっしょに飲む一杯か二杯のワインを楽しみにしている人がいることも、サッカーの試合を見ながら、あるいはパーティーをしながら、半ダースほどビールを飲む人がいることも知っている。酒好きの人はたくさん飲む。愉快な時間を過ごしている人やパーティーを楽しんでいる人を批判するつもりはない。

私が指摘したいのは、酒を飲むことには、両親やジムのトレーナーから小言を聞かされる以外にも、やっかいな問題がつきまとうという事実である。アルコールは概日リズムを乱すのだ。飲む量が増えるほど、体内時計に対する悪影響は大きくなる。就寝前に飲めば睡眠の質が下がり、睡眠不足と二日酔いのせいで翌日は本調子が出なくなる。アルコールと概日リズムの関係を知ったあなたが、今後一週間に飲む量を一杯でも三杯でも減らすなら、それはすばらしいことだ。午後9時を過ぎたら酒の代わりに炭酸水を飲むのもいいだろう。

でも、何も変えないと言うのなら……酒を飲んでもいい年齢だということは、あなたはもう自分のことは自分で決めて、自分で責任がとれる大人なのだろう。私にできるのは、情報を提供することだけ。それをどう利用するかは、あなた次第だ。


ブランチや昼食でビールやカクテルをたしなむ人は**許容のリズム**に気をつけること。一日のうちに何度か、アルコールの影響が強くなる時間があるのだ。時代は大学生に相当きわどい実験をすることがまだ許されていた一九五六年にまで遡るが、スタンフォード大学医学部が六人の被験者に一時間ごとに(午前3時にも)ウイスキーやカクテル(アルコール二〇パーセント)を与えた。[注9]「少量のアルコールを摂取した場合、被験者の体内アルコール濃度はゆっくりと上昇したので、実験を四八時間続けても重度の中毒症状を起こした者はいなかった」と、研究主任のロジャー・H・L・ウィルソンは報告している。研究チームは一時間ごとに被験者の血液と唾液を採取してアルコール濃度と代謝率を測定した。

その結果、**アルコールを代謝して分解する能力は夜に高く、朝に低くなることがわかった。**与えるウイスキーの量を増やした場合、被験者は朝の10時にはひどく酔ったが、夜の8時ではほろ酔い機嫌になる程度だったのだ。ウィルソンらの実験から六〇年後の今も、この発見は否定されていない。アルコールなどを解毒する働きをもつ脱水素酵素《デヒドロゲナーゼ》には、独自の概日リズムがあるのだ。これを**バイオ時間のハッピータイム**と呼ぶことにしよう。解毒酵素があふれている夜遅くない時間にワインやビールやカクテルを飲めば、酔っ払わずに友達と楽しいひとときが過ごせるだろう。

寝酒は睡眠の害になる

睡眠薬の代わりに寝る前に酒を飲むと、結局はさらに疲れてしまうので注意しよう。アルコールのおかげで寝つきは早くなる（あるいは、たくさん飲めば意識を失う）かもしれないが、睡眠の質はとても悪くなる。アルコールに混乱させられた脳は睡眠のステージ3と4、つまり深いデルタ波睡眠にとどまり、レム睡眠に移行しなくなるので、精神の回復や記憶の定着が起こらない。加えて、酔ったまま眠りに就くと、寝言、夢遊状態での歩行、無意識の買い物や摂食などの可能性も高くなる。睡眠時にあなたがすべきことは……寝ることだけ。寝る前に最後に飲むのは炭酸水にしよう。

酒には二日酔いがつきものだ。アルコールはバイオ時間を乱してしまうため、目覚めたときには社会的時差ぼけのような状態に陥っていて、疲れ、もうろうとした感覚、いらいらが残っている。これが**二日酔いのリズム**だ。痛む頭を正常に戻すためにできることといえば、時間がたつのを待つことと水分を補給することぐらい。そしてバイオ時間のずれをなくすために、できることを何でもしよう。例えば、どれだけつらくても直射日光を浴びるとか。

ケント州立大学の研究者がハムスターを三つのグループ──水を飲むグループ、アルコール一〇パーセント溶液のグループ、アルコール二〇パーセント溶液のグループ──に分けて実験を行った。[注10]弱い光を当てたところ、水を飲むグループはいつもの起床時間の一時間前に早くも活発になり、回し車にも飛び乗ったが、アルコール一〇パーセントのグループは四〇分遅れて目を覚ました。アルコール二〇パーセントのグループは？　起きるまでさらに一時間かかったのである。

二日酔いのハムスターと同じような状態に陥った友人に遭遇したことのある人は多いだろう。ひどい二日酔いに苦しむ人は、まるで夜がずっと続いているかのように光を避け、いつもの起床時間を何時間も過ぎてもベッドから出ることができない。実際、**飲みすぎると、バイオ時間が完全にひっくり返ってしまう**。二日酔いの症状は、社会的時差ぼけのそれにとても似ている。睡眠や起床の時間が乱れた場合と同じように、飲酒でも概日リズムが混乱し、その結果として二日酔いになるのである。だからほぼ同じ症状が出るのだ。

気の毒だが、アルコールにいちばん溺れやすいクロノタイプはオオカミだ。当然、二日酔いで概日リズムを大きく崩しやすいのもオオカミということになる。五一七人の被験者を対象にしたバルセロナ大学の研究を通じて、夜型の人ほど依存性物質に手を出す傾向が強く、アルコールの飲みすぎや二日酔いの症状——頭痛、音と光に対する過剰な反応、疲労、不安、不機嫌など——に悩まされやすいことが証明されている。[注11]

◉リズムのおさらい

許容のリズム　アルコールの代謝が盛んで、酒を飲んでも悪影響が少ないタイミング。

二日酔いのリズム　飲みすぎが社会的時差ぼけの症状を引き起こすタイミング。

×飲酒するのに最悪な時間

午前と深夜。早朝に飲酒すると酔いやすく、病気にもなりやすい。夜遅くに飲酒すると体内時計が乱され、睡眠の質が落ちる。

◎飲酒するのに最適な時間

イルカ　バイオ時間のハッピータイムは午後6時00分から午後8時00分。
ライオン　バイオ時間のハッピータイムは午後5時30分から午後7時30分。
クマ　バイオ時間のハッピータイムは午後6時30分から午後8時30分。
オオカミ　バイオ時間のハッピータイムは午後7時00分から午後9時00分。

コーヒーに最適なタイミング
（または私のお気に入りのカフェイン摂取法――チョコレート！）

失敗　朝一番に、または夜遅くにコーヒーを飲むためカフェイン耐性が高まり、不眠症を引き起こす。

成功　コルチゾール値が低下したタイミングでコーヒーを飲み、効果的にエネルギーを充填する。

◉研究でわかったこと

カフェインはドラッグだ。合法的な興奮剤と言える。このドラッグを世界中の街角に、あらゆる家庭に届けるための〝おいしい〟手段がコーヒーである。なぜだか、コーヒーを目覚めと結びつけて考えるのが当たり前になっている。テレビをつければ、「最高の目覚めはフォルジャーズ・コーヒーから」などという宣伝文句が聞こえてくる。起きてすぐにコーヒーを飲むために、目覚まし時計が鳴ると同時に起動するようにコーヒーメーカーを設定している人もいる。

しかしここで、皆さんの多くにとってショッキングな事実を指摘しなければならない。**朝一番にコーヒーを飲んだところで、目が覚めるわけでも、頭がすっきりするわけでも、エネルギーが高まるわけでもないのだ。**朝一番のコーヒーにできることといえば、カフェインの許容量を増やすことぐらい。そのうちあなたは、いくらコーヒーを飲んでも効果を感じなくなってしまうだろう。

目覚めの時間が近づくと、心臓の活動と血流を促進するために、体がインスリン、アドレナリン、コルチゾールなどを放出する。ほかの臓器と同じで、副腎（アドレナリンとコルチゾールの製造工場）もまた、独自の時計に厳密に従って活動している。そのおかげで**コルチゾールのリズム**、つまり一日に数回繰り返される闘争・逃走ホルモンことコルチゾールの放出と抑制の周期が守られるのだ。

・コルチゾール値が高いタイミングでコーヒーを飲んでも効果はない。コルチゾールに比べて、カフェインの力など微々たるものだからだ。起床から二時間以内にコーヒーを飲んでも、カフェイン耐性が高まるだけだ。

・コルチゾール値が低いときにコーヒーを飲むとカフェインが副腎を優しく刺激するのでアドレナリンが分泌され、覚醒度が上がる。

これまでの研究成果とバイオ時間を組み合わせると、コルチゾール値の低下に対処するためにコーヒーを飲むべき時間がはっきりと指定できる。平均的なクマの場合、**午前9時半から午前11時半および午後1時半から午後5時半**にコルチゾール値が低くなる（ほかのクロノタイプにとってコーヒーを飲むべき時間は本節の「コーヒーを飲むのに最適な時間」で紹介する）。

だからといって、コルチゾール値が下がる〝たびに〟コーヒーをたくさん飲めばいいという話ではない。そんなことをすれば、カフェイン耐性が上がりすぎて、いくら飲んでも効き目が現れなくなってしまう。コルチゾール反応を調べるために、オクラホマ大学がおよそ一〇〇人の男女を対象に二重盲検試験を行った。[注12] 被験者には五日間にわたりコーヒーの摂取を禁止し、代わりに毎日三回、プラセボまたはさまざまな用量のカフェイン錠剤を与えた。六日目に、全員に再びコーヒーを飲んでもらったうえで、唾液に含まれるコルチゾールの量を調べた。プラセボを飲んでいた対照群では、コーヒーを飲んだあとにコルチゾール値がかなり上昇したことが確認できた。では、カフェイン錠剤を飲んでいたグループはどうだったのか？　コーヒーに対するコルチゾール反応は弱まっていたのだ。まったく反応しなかった被験者もいた。

この研究から何がわかるのだろう？　一日に三回コーヒーを飲めば、コルチゾール反応が弱くなるということだ。飲めば飲むほど、反応は弱まっていく。コーヒーの味が好き。だからたくさん飲みたい、と思うのなら、**カフェインレスのコーヒー**を飲むようにしよう。そうすれば、耐性の上昇や副腎の酷使を避けることができる。

一日に五〇〇ミリグラム以上のカフェイン（コーヒー五杯、エナジードリンク二杯、ソフトドリンク一〇杯、またはこれらの組み合わせ）を摂取すると、いらいらし、落ち着きがなくなり、不機嫌になる。胃がむかついたり、筋肉が震えたり、動悸が高まることもある。**カフェインを過剰に摂取しつづけると、副腎が疲弊し、自分の力ではじゅうぶんな量のコルチゾールを生成できなくなってしまう。**副腎疲弊の症状としては疲労、体重の増加、物忘れ、不安、性欲の減退、クロノ不整合などが挙げられる。それらがさらにうつ病、肥満、心臓病などのリスクを高める。

もちろん、不眠症も例外ではない。ペルーのリマにあるサン・マルティン・デ・ポレス大学が二五八一人の学生を調査した結果、夜型の生活は日中の疲労および興奮剤の使用と強く関連していることが証明されたのだ。[注13]　オオカミタイプの学生は、日中に疲れを感じると報告したのだが、同時に彼らは朝型あるいは昼型の学生よりもはるかに多くのコーヒー、たばこ、アルコールを摂取していた。興奮剤の使用は日中の疲労に直結していることもわかった。コーヒーを飲めば飲むほど、昼間の眠気が増していたのである。

おそらく、コーヒーの摂取が学生たちの睡眠・覚醒サイクルを混乱させていたのだろう。**メラトニンのリズム**はおもに太陽の動きに従うが、アルコールのような抑制剤やコーヒーのような興奮剤によって同期が乱されてしまう。何がどの程度メラトニンの分泌に影響するのかを調べるために、ある研究チームが四九日にわたり、明るい光、薄暗い光、または二倍量のエスプレッソを就寝前の被験者に与えた。[注14] 明るい光も薄暗い光もメラトニンの分泌を抑制したが、**作用が最も強かったのはコーヒーで、四〇分もメラトニンを遮断したのである。**睡眠が完全に乱され、クロノリズムにずれが生じるにじゅうぶんな時間だ。

私の診察を受ける患者は、カフェインがまったく効かないと言う。コーヒーを飲んだあともすぐに眠れる、と。そんなとき私は、それは睡眠不足のせいで脳が眠りに就くからに過ぎず、眠ってもメラトニンが〝オフ〟になっているので睡眠の質は悪いはずだと説明している。

従って、就寝時にメラトニンが抑制されることがないように、じゅうぶんな時間的余裕をもってその日最後のコーヒーを飲むようにしなければならない。体がカフェインを排除するのにかかる時間を**代謝のリズム**と呼ぶ。一杯のワインあるいはビール一本を代謝するのに、体はおよそ一時間を必要とする。では、コーヒー一杯分のカフェインを代謝するのに、どれぐらいの時間がかかるのだろうか？

コーヒーを飲んでから効き目を実感できるまで最大で四五分ほどかかることがあるが、通常は二五分程度で効果が現れる。その後、**六時間から八時間かけて、カフェインの興奮作用が半減する。**つまり、朝のコーヒーの効果は午後まで続き、午後にコーヒーを飲めば、夜まで効き目があるのだ。夕食後にコーヒーを飲めば、就寝後もカフェインが作用しつづけるだろう。

デトロイトのウェイン州立大学の研究者がカフェインの効果を調べるために実験を行い、被験者を三つのグループに分けて、それぞれ就寝の直前、三時間前、六時間前に四〇〇ミリグラムのカフェインを投与した。[注15] 対照群として、四つ目のグループにはカフェインを与えなかったのだが、このグループに比べてほかのグループでは睡眠の質が明らかに低下したのである。

なら、どうすればいいのかって? 「コルチゾール値が下がっているとき以外はコーヒーを飲むな」が私のアドバイスだ。**午後2時(イルカとオオカミ)または午後3時(ライオンとクマ)を過ぎたら、コーヒーを飲まないこと。**

◉リズムのおさらい

コルチゾールのリズム　副腎がコルチゾールを放出したり抑制したりするタイミング。増減は一日の時間に応じて周期的に行われる。

メラトニンのリズム　カフェインの摂取がメラトニンの分泌を遮断するタイミング。

代謝のリズム　体がカフェインを排除するタイミング。

×コーヒーを飲むのに最悪な時間

起床から二時間以内および就寝前の六時間。特にイルカ、あるいは睡眠障害やストレスを抱えている人は就寝前に飲むのは避ける。

◎コーヒーを飲むのに最適な時間

コルチゾール値が下がっているとき。クロノタイプごとの理想的なコーヒー時間は次のとおり。

イルカ　午前8時30分〜午前11時00分と午後1時00分〜午後2時00分。午後2時00分以降はカフェインを含むものを飲まない。カフェインレスのコーヒーもだめ（カフェインレスといえども、少量のカフェインが含まれているから）。

ライオン　午前8時00分〜午前10時00分と午後2時00分〜午後4時00分。

クマ　午前9時30分〜午前11時30分と午後1時30分〜午後3時30分。

オオカミ　正午〜午後2時00分。午後2時00分以降はカフェインを含むものを飲まない。カフェインレスのコーヒーもだめ。

「寝起きのコーヒー」はコマーシャルに植えつけられた習慣

何？　朝にコーヒーを飲むな？　お前は親切を装っているが悪魔のような奴だ、と思ったかもしれない。本書で提案した変化のなかで、コーヒーを飲む時間を変えることほど人々の理解を得られないことはない。アルコールの制限や週末に早起きすることを受け入れる人ですら、その日一杯目のコーヒーを飲む時間を遅らせることには抵抗する。コーヒーを飲むなと言っているわけではないのに！　私は、一杯目のコーヒーまで数時間待って、と言っているだけだ。最初のうちは三〇分だけでもいい。そのうち一時間、一時間半と延ばしていこう。

あなたが寝起きのコーヒーを習慣にしたのは、コマーシャルが目覚めとコーヒーを結びつけたからだ。しかし睡眠の専門家や内分泌学者が、起きてすぐにコーヒーを飲んだところでカフェインが眠気を吹き飛ばしてくれるわけではないと主張している。飲んでも落ち着きがなくなるだけだ。だから、効き目がある時間までカフェインは奥の手としてとっておこう！　寝ぼけまなこのうちにコーヒーを味わいたいなら、カフェインレスを。そのほうが気分はすっきりすると、私が約束する。

チョコレートにもカフェインが含まれている

私はホテルに協力して、宿泊客のための「スリープキット」を開発したことがある。小さな袋のなかに耳栓、アイマスク、心を落ち着かせるラベンダースプレー、さらには部屋の照明をつけなくてもトイレに行けるように夜間灯、そして外からの光を遮断できるようにカーテン用のクリップも入っている。ホテルの多くは夜のお供として枕元にチョコレートを置いているが、どうせ置くならスリープキットのほうがよほどましだ。ほんのひとかけらのチョコレートなら悪くないが、量が増えると睡眠が乱されてしまう。

最近、多くの人々がミルクチョコレートをやめてダークチョコレートを食べるようになったが、これはすばらしいことだ。ダークチョコレートのほうが、抗酸化物質が多く含まれているからだ。でも、その代わりにカフェインの含有量も多い。カカオ七〇パーセントのダークチョコレートの場合、およそ五七グラムのなかにカフェインが七〇ミリグラム含まれている。エスプレッソ・コーヒー一杯とだいたい同じ量だ。また、チョコレートにはテオブロミンも含まれている。この物質には血管拡張作用があるので、血圧を下げてくれる。その一方で、血管が広がると心臓が刺激され、尿意も促される。眠りたいときにはあまりありがたくない作用だ。

だから、夕食後のデザートにチョコレートを食べるのはやめたほうがいい。食べるなら朝が理想的。一日かけてチョコレートのカロリーも消費されるし、カフェインも代謝される。ただし、体重が増えてしまうほどたくさん食べると、チョコレートの優れた作用も相殺されてしまうのでご注意を。

「ランチでコーヒー」

「私の幸福にいちばん影響のある変化を二つ挙げるなら、朝のセックスと午後のコーヒーでしょう」と**クマのベン**が言った。「朝のセックスには妻も私も戸惑いました。子供たちを学校へ送り出したり出勤したりする前にそんな時間があるとは思えなかったからです。でも、かつての夜のおざなりな行為とは違って、まるで一〇代のころのようにこそこそとセックスするのは刺激的で、とても楽しいことでした。今では朝の楽しみの一つになっています。

それに、朝食ではなくて昼食のときにコーヒーを飲むのも、とても大きな変化をもたらしてくれました。以前は朝食のときに二杯飲んでも頭がすっきりしないので、職場でも一杯飲むのが日常だったんです（今ではセックスが新しい目覚めの特効薬です！）。今は昼食のときにコーヒーを一杯だけ飲むのですが、それで午後は頭が冴えわたります。以前の三分の一の量しか飲まないのに、カフェインの効果は一〇倍になりました。この本を読んでいる人にも試してもらいたいです。朝、コーヒーの味と香りが恋しくなったときは、カフェインレスを飲むことにしています」

大食いに最適なタイミング

失敗　食べすぎて過剰なカロリーを脂肪に転化し、翌日の認知能力を悪化させる。
成功　たまに大食いして、心身にエネルギーを補充する。

◉研究でわかったこと

フォークを手に、そして罪悪感を胸に、冷蔵庫の前に立っている。誰もが経験したことがあるだろう。ジャンクフードに対する抑えがたい欲求は、なぜいつも夜に湧き起こるのか？　そして、クロノリズムに一致していない時間に暴食すると、どんな影響が出るのだろうか？

クロノリズムには**意志力のリズム**も含まれる。一日中〝いい子〟にしていると、夜に羽目を外してしまう理由はすでに研究されている。ある有名な研究では、好きなときにクッキーを食べていいグループと、クッキーを食べるのを我慢するように指示したグループに被験者を分けた[注16]。そして、両グループに頭を使うパズルを解いてもらう。すると、クッキーを食べたグループ、つまり意志の力を使う必要がなかった人々のほうが、意志の力でクッキーを食べるのを我慢しなければならなかった人々よりも成績がよかったのだ。意志の力を使うと、精神的なエネルギーが弱まる。**要するに、欲求を抑えることができるのは〝いい子エネルギー〟が残ってい**

るうちだけ、ということだ。

そこに**食欲・人工光のリズム**が組み合わされる。人が夜になると不健康な食べ物に手を出してしまうのには、れっきとした理由がある。二〇一三年、オレゴン健康科学大学が一二人の肥満ではない成人を集めて調査を行った。[注17] 一三日間にわたって研究室の薄暗い部屋に入ってもらい、彼らの様子を観察しながら、食欲を記録する。食事は規則的に提供されたのだが、何をどれだけ食べるかは被験者が自分で決めることができた。朝の8時、彼らの食べる量は少なかった。夜の8時、食欲が増し、被験者はおもにでんぷんを含む塩分の多い、あるいは甘い食品を大量に食べた。

なぜ、彼らは夜になると暴食したのだろうか？ 「もうこれ以上食べられないよ」と感じさせる満腹ホルモンことレプチンは、午後にいちばん量が減り、夜になると最大値になる（昼食にたっぷり食べる文化は理にかなっている）。つまり、本来は日が暮れると食欲がなくなるはずなのに、なぜかそうならない。どうしてだろう？ その原因は、照明やスクリーンが発する人工の光にある。オレゴンの実験では、被験者は薄暗い照明の部屋で生活した。オハイオ州立大学の実験では、夜間に明るいあるいは薄暗い光を当てると、マウスのＢＭＩが著しく高くなることも確認された。[注18] 正常な周期で光と闇を繰り返した対照群のマウスでは、変化がなかった。

夜遅くの大食いは**記憶のリズム**にも影響する。カリフォルニア大学ロサンゼルス校の研究者がマウスを使って食事の時間（概日リズム）と記憶の関係を調べた。[注19] 一つのグループには健全な概日リズムに従って、規則的な時間に餌を与える。もう一つのグループには本来寝ている時間にだけ餌を与えた。両方に同じ量の餌と睡眠を与えたので、違っていたのは時間だけだ。三週間後、マウスの**記憶を検査したところ、夜に餌を食べたマウスよりも昼に餌を食べたマウスのほうが圧倒的に高成績だった。**マウスの脳をMRIで検査してみると、夜のグループでは、わずか三週間の実験だったにもかかわらず、学習と記憶をつかさどる部分に組織的な変化が生じていたのである。

◉リズムのおさらい

意志力のリズム　食欲に抵抗する意志力が時間とともに弱まるタイミング。

食欲のリズム　夜に人工光を浴びることで空腹と食欲のリズムが逆になるタイミング。

記憶のリズム　バイオ時間に従わない食行動が記憶と認知機能を損なうタイミング。

×大食いするのに最悪な時間

午後9時00分から午前5時00分。この時間はすべてのクロノタイプに共通だが、オオカミは特に気をつけよう。夜中に高炭水化物、高カロリーのものを食べると、太るし記憶も乱れる。一日の早い時間に食べるとBMIが下がり、代謝が活発になる。

◎大食いするのに最適な時間

ライオン　**午後2時00分。**午後のエネルギーの低下に対抗するために、たくさんのタンパク質を。
イルカ　**午前10時00分。**またはブランチの時間に。
クマ　**午前8時00分。**一日でいちばん豪勢な食事を朝食で。食べすぎるなら朝。
オオカミ　**午前8時00分。**一日でいちばん豪勢な食事を朝食で。食べすぎるなら朝。

間食に最適なタイミング

失敗　気が向いたときに何も考えずに食べて、余分なカロリーを脂肪に変えてしまう。
成功　決まった時間にちゃんと考えておやつを食べる。摂取したカロリーをエネルギーと覚醒に活かす。

◉研究でわかったこと
食事と食事の間隔が長くなると、血糖値が下がり、脂質・糖分の代謝が弱まる。体重を減らしてエネルギーと覚醒を維持したい人にとっては、歓迎できない状態だろう。**間食には消化と**

代謝の時計を同期し正しく動かす働きがある。

従って、この同期の維持を目指すなら、おやつのスケジュールも守らなければならない。これをちょっと、次にあれを一袋だけ、などと気まぐれな食べ方をしていると、腸や肝臓のバイオ時間が大きく乱れてしまう。私たちはいつでも、どこでも食べ物に囲まれている。私もあれはだめ、これはいい、などと言うつもりはない。**私が指摘したいのは、いつ食べるべきか、という点だけだ。間食もスケジュールどおりに。間食の時間でないときは、食べないようにしよう。**このルールを守るだけで、あなたの体重は減り、空腹を感じることもなくなるだろう。

では、間食はいつがいいのか？　ライオンは**朝食と昼食の中間のリズム**に従うのがいいだろう。ライオンは朝の6時半に朝食をとるので、昼食までの時間が長くなる。そのため**午前の半ば、9時半に間食をとろう。**望むなら、このときにコーヒーを飲んでもいい。

ほかのクロノタイプは**昼食と夕食の中間のリズム**を守る。シアトルで閉経後の過体重の女性一二三人を対象に行われた研究で、このタイミングで間食をとると、ほかの時間に比べて体重の減りが大きく、食生活も健全になることが実証されている。[注20] その際、減量プログラムに参加した被験者の食事パターンが一年間にわたって追跡されたが、午後の半ばにおやつを食べた人（体重の一一・五パーセント分の減量）は午前の半ばに間食をした女性（体重の七パーセント分の減量）よりも明らかに体重が減ったのである。加えて、午前におやつを食べる人は一日に二回以上間食をとる傾向が強いこともわかった。逆に、午後に間食する人はフルーツや野菜を多くとり、摂取するカロリーも少なかった。この結果を踏まえて、研究者は午前の間食と食べ過ぎのあいだに関連があると結論づけている。彼らは空腹でもないのに、何かを食べてしまうのだ。意味もなく食べてしまう習慣を打ち破る最善の方法は、午後になるまで絶対に間食しないことだ。

では、夜のおやつはどうだろう? **夕食後のおやつのリズム**はクロノタイプによって違う。

- **イルカ**　おなかがすいたら、半分は炭水化物、半分は脂肪からなる一〇〇から二〇〇キロカロリーのおやつを就寝の一時間前に食べてもかまわない。コルチゾール値が下がり、セロトニンの分泌が促される。
- **ライオン**　ライオンは夜遅くにおやつを食べたいと思わないはず。空腹にならないので、眠りに就くためにおなかを満たす必要がない。
- **クマ**　クマには就寝前に何も食べないことをお勧めする。二〇一一年にブラジルで行われた調査によると、就寝前にものを食べると寝つきと睡眠の質に悪い影響が出る。[注21] 特に女性にその傾向が強い。この調査では、健康で太ってもおらず、たばこも吸わない五二人の被験者に、数日のあいだ食事日記をつけてもらい、その後ラボで眠る彼らの様子を観察した。この調査を通じて、夜遅くに脂肪分の多いものを食べる男性は、夜食を食べない人に比べてレム睡眠の時間が少なく、睡眠効率（睡眠と眠れずに横になっている時間の関係）も低いことがわかった。**夜食を食べる女性は、それが高脂肪かどうかに関わりなく、睡眠評価のあらゆるカテゴリーで点数が低かった。**入眠するまでの時間も、レム睡眠に入る時間も、眠りが落ち着くまでの時間も、夜食を食べない女性よりも長くなった。たくさん食べれば食べるほど、睡眠の質が下がる。クマは寝る前にものを食べてしまう癖があるので、頑張って我慢しよう。夜食の代わりに〝バナナ・ティー〟を飲むことをお勧めする（あとでレシピを紹介する）。

- **オオカミ**　オオカミは深夜にがっつりと食事ができれば幸せだろう。ブラジルでもう一つ別の調査が行われた。[注22]一〇〇人の被験者の大半は中年で太り気味の女性で、研究者は朝型と夜型を分類したうえで、夜食や過食の傾向を調べた。夜型のグループは夜遅くに食べすぎる傾向があった。オオカミがこの悪習慣に陥りやすいのは、彼らが夜に活動的になりエネルギーを消費するからだ。だから高脂肪の食べ物への欲求が強くなる。**クロノタイプに関係なく、夜遅くにものを食べる習慣があると、体重が増えて病気やうつ病を引き起こす。**だからオオカミには、就寝の一時間前にほんの少しだけ食べることをお勧めする。半分が脂肪分、半分が低ＧＩの炭水化物（ナッツ類、フムスと野菜）からなる一〇〇キロカロリー程度のものを食べることで、就寝前の食欲を満たそう。あるいは胃に何かを入れて神経を落ち着かせるために、〝バナナ・ティー〟を飲むのもいい。

バナナ・ティーのレシピ

バナナにはマグネシウムが含まれていることを知る人は多いが、皮に果肉の三倍ものマグネシウムが含まれていることはあまり知られていないようだ。マグネシウムには神経を落ち着かせる働きがあるので、バナナ・ティーは夜に最適な飲み物だ。

材料

熟したバナナ　１本
水　２・５カップ

作り方

１　汚れ、細菌、農薬を落とすためにバナナをしっかりと洗う。できれば、有機バナナを使う。
２　バナナの両端を一センチほど切り落とす。
３　皮をつけたまま、バナナを縦に半分に切る。
４　切ったバナナの両方を沸騰したお湯に入れて、そのまま一〇分間煮込む。
５　バナナ液を濾してカップに注ぐ。
６　好みで蜂蜜やシナモンを加える。

◉リズムのおさらい

朝食と昼食の中間のリズム　バイオ時間との同期を守ったまま、ライオンが間食すべきタイミング。

昼食と夕食の中間のリズム　バイオ時間との同期を守ったまま、イルカ、クマ、オオカミが間食すべきタイミング。

夕食後のおやつのリズム　バイオ時間を乱してしまうリスクが高いタイミング。

×間食するのに最悪な時間

夜中。　一日の総カロリーの二五パーセント以上を夜遅くや深夜に摂取する人は、夜間摂食症候群（NES）と呼ばれる摂食障害の可能性がある。以下の項目をチェックしてみよう。

- 夜遅くなっても、ちょっとしたものをずっと食べている。
- 夜中に何度か起き出して、何か食べてからまたベッドに戻る。
- 週に数回、夜中にベッドを抜け出して何かを食べてしまう。
- 夜中に何度も目を覚まして食べてしまうことに恥や罪悪感を覚えている。

これらの項目が当てはまる場合、睡眠専門医に相談して、治療法を探したほうがいいだろう。

◎間食するのに最適な時間

イルカ　午後3時00分。
ライオン　午前9時00分。
クマ　午後4時00分。
オオカミ　午後4時00分。

運動後のおやつ

一時間以上の激しい運動後は、三〇分以内に軽食をとろう。タンパク質と複合炭水化物と単純炭水化物を均等に含む食品（シリアルとベリー入りのヨーグルト、ホエイプロテインのシェイクなど）が、筋肉の再生に最適だ。代謝も促進され、体の脂肪がエネルギーに変換されやすくなる。

一時間未満の軽いあるいは中程度の運動後は何も食べないほうがいい。運動の一時間から二時間後に食事の時間が控えている場合は特にそうだ。その程度の運動なら、カロリーを補給する必要はない。おそらく、炭水化物もタンパク質もいらない。ただし、水分は補給すること。エナジードリンクは砂糖や人工甘味料を豊富に含み、ときにはカフェインも入っているので避けたほうがいい。

第11章
仕事にまつわる「いつ？」

セールス電話に最適なタイミング

失敗　何かを売り込むために、面識のない人、知人、または人から紹介された誰かに電話して……ろくに相手にされない。

成功　何かを売り込むために、面識のない人、知人、または人から紹介された誰かに電話して……相手の興味をそそるか、折り返しの電話を得る。

◉研究でわかったこと

もしあなたが何かを始めたばかり、あるいは新しい分野に参入した、または新しい仕事を探しているのなら、見ず知らずの人に電話をかけて面会を申し込んだり、アドバイスを求めたりする機会があるだろう。販売、個人金融、不動産などの分野で働いているなら、セールス電話は仕事の中心だ。仕事をしていれば、〝誰もが〟見知らぬ人に電話して、ちょっとした売り込みや勧誘をしなければならない時が来る。

セールス電話がうまくできるかどうかにも、クロノタイプが関係している。相手から拒絶されたり、うまくいかなくてがっかりしたり、とにかくフラストレーションがたまる仕事なので、レジリエンス、楽観性、粘り強さの三つの特性が求められる。

まず、**レジリエンスと楽観性のリズム**を見てみよう。驚くことではないが、スペインのマラガ大学で行われた調査を通じて、クロノタイプ、レジリエンス、そして楽観性の三つは互いに関連していることが明らかになっている。[注1] 朝型の人（ライオン）はレジリエンスも楽観性も最も高かった。中間タイプ（クマ）はこの点でも中程度で、夜型（オオカミ）が最も低い。調査報告には、「この結果は、中間型および朝型の人物に比べて、夜型の被験者は逆境に耐え、ポジティブな考えを受け入れる能力、さらに、ポジティブな出来事への期待感も少ないことを示唆している」とある。要するに、オオカミはセールス電話に向いていないのだ。

では、**粘り強さのリズム**はどうだろうか？　えっ、あなたは自分のやっていることに前向きにはなれないが、根性でとにかくやりつづけることができる？　まあ、そういう可能性もあるが、研究では、粘り強さの点でもオオカミの成績が低いことがわかっている。クロノタイプと気質の関係を調べたドイツでの研究によれば、粘り強さと協調性の点で、朝型が最高点を、夜

型が最低点を得たのだ。中間型はここでも中程度の成績だった。[注2]

だからといって、オオカミがセールス電話で必ず失敗するというわけではない。性格的にセールスに向いていないかもしれないが、成功する確率が上がるタイミングを利用すればいいのだ。肝心なのは、相手が受話器を取り、五分ほどあなたの話を聞いてもいいと思うタイミングを知ることだ。

まず何より、電話をかける相手のバイオ時間を考慮しなければならない。**週ごとの気分の移り変わりのリズム**、つまり電話をするのに最適な日は週末の社会的時差ぼけからの回復と深く関係している。

現在ブリガム・ヤング大学の准教授を務めるジェームズ・オールドロイド博士がマーケティング調査会社に在職中だった二〇一〇年に、ある包括的な調査を行った。過去三年間に一〇万件を超えるセールス電話を行った六社のデータを調べたのだ。その際、どの曜日に電話が相手に通じ、セールスに結びつきやすいかに注目した。

- **月曜日**　〝受話器を下ろそう〟。セールス電話にとって、月曜日はひどい一日だ。調査ではその理由までは明らかにされていないが、私は日曜夜の不眠症と月曜日の社会的時差ぼけが原因だと考えている。人はいらいらしているうえに、疲れていて不機嫌だ。売り込みの話を聞く気分ではないのだ。

・**火曜日**　〝やっても無駄〟。火曜日は最悪だ。社会的時差ぼけはタイムゾーンを越えるようなもの。大ざっぱに言って、回復するのに、越えたタイムゾーンの数、あるいは睡眠が遅れた時間数と同じ日数が必要になる。例えばクマが日曜日に、ふだんより三時間遅い午前10時に起きたのなら、そのとき生じる社会的時差ぼけから回復するのは水曜日になる。

・**水曜日**　〝電話してよし〟。セールス電話にとって、水曜日が二番目に適した日。たいていの人は社会的時差ぼけから回復し、バイオ時間とのずれが解消されているので、あまりいらいらもしていないし、疲れてもいない。

・**木曜日**　〝電話しつづけよう〟。火曜日に比べて、相手につながる可能性が四九パーセントも高くなる。セールス電話がいちばんうまくいきやすいのが木曜日だ。

・**金曜日**　〝してもいいかも〟。相手が電話に出る可能性は低くはないが、それ以上のこと（インタビューやセールス）は期待できない。週末を目前にした人々は電話の相手をして時間をつぶすことには前向きかもしれないが、それ以上のことを受け入れる可能性は低い。

データの調査を通じて、**一日の気分の移り変わりのリズム**を知ることもできた。それをもとに、セールス電話にとって最適な時間を割り出すこともできる。

・**午前7時00分〜午前8時00分**　早朝は電話をするのに最悪な時間であることは、説明する必要もないだろう。この時間、すでに仕事モードに入っているのはライオンだけだ。

- **午前8時00分〜午前10時00分**　朝は仕事を先送りにしようとする心理が働くので、電話をするのに向いている。イルカとクマとオオカミはまだ自分の仕事に集中も没頭もしていないので、電話に出る可能性が高い。
- **午前10時00分〜午後2時00分**　一日の中心になる時間帯に電話をかけても、相手にされる可能性は低い。特にクマはこの時間にパフォーマンスのピークが来るので、自分の仕事に没頭している。
- **午後2時00分〜午後4時00分**　昼食後にコルチゾール値が下がるこの時間は、（ライオン以外の）誰もがぼうっとしているので、電話には不向きだ。
- **午後4時00分〜午後6時00分**　セールス電話をするのに最高に有利なのは午後遅く、昼食後の脱力が収まったこの時間だ。イルカとクマとオオカミはエネルギーが回復し、気分もよくなっているので、あなたの話を聞くことに前向きになれる。
- **午後6時00分〜午後7時00分**　やっても無駄。この時間にまだ会社にいる人も、もう退社する心づもりになっている。

◉リズムのおさらい

レジリエンスと楽観性のリズム　ポジティブ感情を活かして拒絶された痛手から立ち直り、次の電話こそ成功につながると信じるタイミング。

粘り強さのリズム　何が起ころうと、仕事をやりつづける意志の力を発揮するタイミング。

週ごとの気分の移り変わりのリズム　社会的時差ぼけのせいで、特定の曜日に相手が電話に応じやすくなったり、応じにくくなったりするタイミング。

一日の気分の移り変わりのリズム　ホルモンや体温の変動により、一日の特定の時間にセールス電話が通じやすかったり、通じにくくなったりするタイミング。

×セールス電話をするのに最悪な時間

正午から午後2時00分。セールス電話でランチ中の人の邪魔をしないこと。仕事に関係のない個人的な電話は？　もちろんOKだ。

◎セールス電話をするのに最適な時間

セールス電話では、相手が電話に出た場合、一分以内に言いたいことを伝えなければならないので、意志と集中が必要だ。従って、自分が最も覚醒していて、しかも相手が電話に出る可能性が高い時間を選ぶ。この意味で最適な時間は、朝の8時から10時までと午後の4時から6時までに限られる。

イルカ　午後4時00分～午後6時00分。イルカにとって最適な〝ゾーン〟時間。

ライオン　午前8時00分～午前10時00分。ライオンにとって最適な〝ゾーン〟時間。

ク　マ　午後4時00分～午後6時00分。クマの覚醒度の第二波が最高点に達して気分もいいので、もし拒絶されてもうまく対処できる時間。

オオカミ　午後4時00分～午後6時00分。オオカミが活動期に入る時間。

いつ電話をかけ直すか？

想像してみよう。あなたは何度も電話をした相手が折り返し連絡してくるのを待っている。受話器を置いてしばらくデスクを離れたあとに戻ってくると、留守番電話に相手がもう一度電話してくれとメッセージを残していた。さて、この場合、どのタイミングで電話をかけ直すのが正解なのだろうか？

答えは〝**今すぐ**〟だ。オールドロイドの計算によると、五分以内に電話をかけ直せば、相手につながる可能性が三〇分待った場合よりも二〇倍も高くなるそうだ。一時間を超えた場合は、相手が電話に出る可能性はさらに一〇倍低くなる。人の関心は時間とともに低下していくことが関係しているのかもしれない。鉄は熱いうちに打て。一時間も待たせたら、相手は冷めてしまう。だから、私のアドバイスはこうだ。留守番電話を頻繁に確認すること、そして仕事中は電話をサイレントモードにしないこと！

通勤に最適なタイミング

失敗　事故を起こしやすいタイミングで通勤する。渋滞に巻き込まれて時間を無駄に費やす。

成功　安全な時間に通勤する。車中・電車内での時間を有意義に過ごす。

◉研究でわかったこと

住む家も働く場所も、その日の気分次第で変えることはできない。引っ越ししたり転職したりしない限り、通勤の距離や時間を大幅に改善することはできない。

すべての企業がフレックスタイム制を導入し、なおかつ出社義務を撤廃して在宅勤務を認めれば理想的だが、まだ実現していない。車で通勤する三四〇九人を対象にしたカナダの調査を通じて、通勤時間が長い人ほど人生の満足度が低くなることがわかっている。[注3]通勤する人々は

〝時間に押しつぶされるような感覚〟を味わうそうだ。つねに時間に追われて、ストレスを感じているのである。一方、フレックスタイム制を導入した会社で働いている人たちは、自身の幸福度や将来の展望を高く評価する。人生の満足度が総じて低いオオカミやイルカにとって、通勤では**柔軟性のリズム**が特に重要になる。**あなたがオオカミかイルカで、好きな時間に出勤できる自由を認めるよう上司を説得できるチャンスがあると思えるなら、必ずそうすべきだ。**上司が自由な出勤時間を認めてくれないのなら、いつかグーグルに就職できる日が来るまで、まだ完全に目が覚めていない状態で出勤するというストレスと何とか折り合いをつけてやっていくしかない。

この〝何とか折り合いをつけてやっていく〟ための方法を身につけるのはオオカミとイルカにとってはとても大切なことだ。それができなければ、自分と他人の命を危機にさらすことになるのだから。**警戒のリズム**を活用すれば、安全に運転することができる。二〇一二年、クロノタイプと一日の時間が車の運転能力（反応時間、用心深さ、自信、リラックスした運転）にどう影響するのかが、スペインで調査された。[注4] 参加者のクロノタイプを特定したうえで、午前8時と午後8時に運転のシミュレーションテストをしてもらったのである。夜型の人が午前に運転すると、夜の運転よりも多くのミスをした。警戒心が弱まるのだ。朝型の人は夜型の参加者よりも総合的に警戒心が強く、運転もうまく、ミスも少なかった。朝のテストでも夜のテストでも、警戒を怠らなかったのだ。

- **オオカミとイルカ**　できるだけ公共交通機関を利用するか、朝はほかの人に運転してもらう。
- **ライオンとクマ**　できるだけ公共交通機関を利用するか、夜はほかの人に運転してもらう。ライオンのあなたは、自分は運転しているとき、つねに警戒を怠らない、と言いたいだろう。だが、交通事故は朝よりも夜の帰宅時に起こる確率のほうが高いのだ。

総合的な人生の満足度を高めるもう一つの方法として、**能動的通勤のリズム**を挙げることができる。歩いてまたは自転車で通勤する、ということだ。イギリスのイースト・アングリア大学ノリッジ医学部が一万八〇〇〇人の通勤者を対象に調査を行ったところ、通勤を受動的な方法（車）から能動的な方法（徒歩、自転車）に切り替えると、通勤時の心理状態、健康、集中力が大幅に向上することがわかった。[注5]早朝に体を動かすと睡眠慣性が消し飛ぶのだ。だから、イルカ、クマ、オオカミは職場に到着したときには（電車や地下鉄で通勤していたころよりも）頭が冴えている。調査に参加した人々は、徒歩または自転車だと通勤時間は長くなるが、それが苦にならないほど健康や幸福度が増したと報告している。ここでオオカミとクマの皆さんに朗報を。早朝に能動的に通勤すれば、それが運動になるので、夜に運動するはずだった一時間を浮かすことができる。

◉リズムのおさらい

柔軟性のリズム　総合的な人生の満足度を高めるために、柔軟なスケジュールで通勤するタイミング。

警戒のリズム　自動車で最もミスが少なく、安全に気をつけながら通勤できるタイミング。

能動的通勤のリズム　心身の健康を高め、のちに運動するはずだった時間を節約するために徒歩または自転車で通勤するタイミング。

×通勤するのに最悪な時間

午後6時00分から午後9時00分の夜のラッシュアワー。平日はこの時間帯に最も事故が起こりやすい。

◎通勤するのに最適な時間

ほとんどの人は、出社する時間を自分で選べない。しかし、もし選ぶ自由があるなら、用心深く運転でき、ラッシュアワーのストレスにもうまく対処できるタイミングで通勤すべきだろう。

イルカ　出勤、午前9時30分。帰宅、午後6時30分。
ライオン　出勤、午前7時00分。帰宅、午後3時00分。
ク　マ　出勤、午前8時30分。帰宅、午後5時30分。
オオカミ　出勤、午前11時00分。帰宅、午後7時00分。

居眠り運転

飲酒運転、脇見運転と並んで、交通事故の三大原因に数えられるのが居眠り運転だ。睡眠慣性のせいで疲れている、あるいはもうろうとしている状態で運転すると起こる。AAA交通安全基金が二〇一四年一一月に発表した統計から、居眠り運転に関して次の事実がわかっている。

- すべての死亡事故の三一パーセント。
- 人が病院へ搬送された全交通事故の一三パーセント。
- 現場から自動車が牽引されなければならなかった事故の七パーセント。
- けが人の治療が行われた事故の六パーセント。

居眠り運転は睡眠慣性が引き金になっているとはいえ、早朝に事故が起こりやすいわけではない。実際はその逆で、幹線道路交通安全局の発表によると、**死者が出た交通事故の大多数は夜の通勤で発生している。**なぜなら、家族や友人とあまり多くの時間をともに過ごせない罪悪感から、人々は時間に追われているような気になり、スピードを出しすぎてしまうからだ。

居眠り運転を防ぐためのヒント

- 車内でペパーミントの芳香剤を使い、ペパーミントキャンディやミント味のガムを口に含む。ペパーミントの香りには活性化作用がある。
- 明るい光をしばらく浴びる。
- 途中で休憩を挟み、車体を使った斜め腕立て伏せなどの運動をする。体を動かすことで血流がよくなり、眠気が覚める。また、運動のために車を停めることになるので、単調な運転を続けることによる眠気を予防することにもなる。
- お笑いのポッドキャストを聴く。集中して聴きながら笑うことで覚醒度が高まる。
- 舌先で口蓋をくすぐる。とにかく試してみて。
- コーヒーと仮眠。二〇〇ミリリットル前後のぬるめのコーヒーまたはアイスコーヒーを飲んでから、二〇分ほど仮眠する。寝ることで睡眠欲が下がり、起きたころにカフェインが効果を発揮する。

・パートナーといっしょにドライブする。

・可能なら、車に乗る前に仮眠しておく。

メールに最適なタイミング

失敗　できの悪いEメールを書いて、無視されやすいまたは見落とされやすいタイミングで送信する。

成功　巧みな表現でEメールを書き、読まれやすいタイミングで送信する。

◉研究でわかったこと

大多数の人と同じように、私も毎日たくさんのEメールを受け取る。受け取ってうれしいメールもあるが、ほとんどは迷惑メールだ。重要なメールにはできるだけ返事を書こうと思うし、自ら登録したニュースレターはすべて目を通そうと努力している。しかし、平日に重要なメールの多くに関心を向けるのは不可能だ。単純に時間が足りない。そのため自宅で、妻と子供たちがベッドに入ってから、メールの受信トレイを見ることがどうしても多くなってしまう。しかしその時間は夜も更け、私自身眠くなっているので、大急ぎで返事を書いたり、ちゃんと読みたかったと思いながら多くのメールをゴミ箱送りにしたりしてしまうのだ。時間がないから読むのを先送りにして、結局はろくに読まずに捨ててしまう。あなたにも、身に覚えがあるに違いない。受信トレイを見るたびに、やることがたくさんあるという事実を思い出し、さらには返信すらおろそかになってしまう。これでは時間の無駄ではないか。

受信トレイを見ているのにちゃんと読むのは後回しにする、つまり**先延ばしのリズム**はクロノタイプによって異なっている（この点ではメールも人生におけるさまざまな活動と変わりない）。未読メールを何千件もためてしまうのはどのタイプだろうか？　受信トレイが整理されていて、すべて既読になっているのは？　どのクロノタイプが優柔不断に先延ばしして、どのタイプがしないのだろうか？

- **イルカ**は自他ともに認める先延ばし屋だ。神経質な完璧主義者であるゆえ、タスクを終えるまで時間がかかる。
- **ライオン**は午前中に困難な課題に取り組む性質があるため、自分のことを先延ばしにするようなタイプではないとみなす。
- **オオカミ**は先延ばし屋と自己評価する。午前は活動が鈍いからだろう。

・**クマ**はどちらでもない。朝には先延ばしにする傾向があるが、午後に後れを取り戻すからだ。

クロノタイプと二種類の先延ばし（優柔不断と回避行動）の関係を調べるために、デポール大学とマドリード・コンプルテンセ大学が五〇九人を対象に共同研究を行ったところ、次のような結果が出た。[注6]

・**ライオン**は回避行動の度合いが低く、優柔不断の度合いが高い。
・**オオカミ**は回避行動が高く、優柔不断が低い。

クマはバランスがよく、優柔不断になることなく効率的だ。そのため滞りなく返信と消去をこなす。イルカは受信トレイにメールがたまることに神経をとがらせ、几帳面に各フォルダにメールを仕分けしながら、いらないものは消去する。

一方、ライオンは届いたメールにどう対処すればいいのか自信がもてず、返信も消去もしないまま決断を先送りにする傾向が強い。オオカミは消去の判断は速いが、実際にそうするまで時間がかかる。

つまり、**受信トレイ管理の勝者はクマとイルカだ。**

メールを書くタイミング、つまり執筆のリズムは仕事の連絡か個人的なメールかで大きく違ってくる。**仕事のメールは頭が冴えているときに書くのが理想だろう。**短いメールが届いた場合、私はすぐに返信することが多い。長いメールが届いた場合、すぐには読まずに、あとで読もうと考えてしまう。覚醒度がピークに達している時間、あなたは集中して、簡潔に、必要なことだけを書けるだろう。話がそれたりすることはないはずだ。ある研究を通じて、どのクロノタイプでも、用心深さ（注意や思慮）を必要とする認知タスク――簡潔で要領を得たメールの作成がまさにその典型――は覚醒度がピークになっている時間に行うことで最もできがよくなることがわかっている。[注7]ライオンは朝に最も正確にメールを書くことができる。オオカミは夜。イルカにとっての最適な時間は午後遅く。クマの認知ピークは午前の遅くと午後の早い時間だ。

友人や家族宛の個人的なメールは、覚醒度がピークを外れたときに書くのがいい。写真データの編集やサイトについてコメントしたりしながら、その片手間におしゃべり感覚でメールを書くのだ。

せっかく書いたメールも、送信時間を間違えれば、読まれなかったり返信されなかったりする可能性が高くなる。メールが実際に読まれ、すぐに返信されるかどうかは**送信のリズム**に左右されることが、過去一〇年、複数のマーケティング調査を通じて確認されている。例えば、調査会社のイエスウェアが二〇一四年の第1四半期に発送された**五〇万件のセールスメール**を分析した結果、次の二点が確認された。

・週末のメールは平日よりも競合が少ないため、高い確率で開封され、返信される。

・メールが読まれて返信される確率がいちばん高くなるのは早朝と深夜。

この統計は企業から個人宛のメールだけを対象としている。例えば、家具店があなたに寝具の割引セールを宣伝する、などのケースだ。では、個人間でやりとりされるビジネスメールの場合はどうなのだろうか？　二〇一五年、南カリフォルニア大学ビタビ工学部とヤフー・ラボのチームが、Ｅメール時代におけるメッセージの送信と返信の行動パターンに関して、これまでで最大規模の調査を行った。[注8]その結果の一部を紹介しよう。

・メールに返信する場合、九〇パーセントの人は一日以内、半数は一時間以内に返信する。

・返信までに要する時間は、昼と夕方で短く、夜遅くと早朝で長い。

このように、セールスメールが開封される率がいちばん高い時間（早朝と夜遅く）と個人メールがすぐに返信される時間（昼と夕方）は一致しないのである。私にとって、納得できる調査結果だ。私もほとんどの場合、ソファや椅子に座ってリラックスしているときにメールにざっと目を通し、個人的なあるいは仕事上のメールの返信は昼間、相手がソファや椅子でリラックスしていない時間に送ることが多いからだ。

◉リズムのおさらい

先延ばしのリズム　特定のクロノタイプが受信トレイの整理を避けたり、メールに返信するのを後回しにしたりするタイミング。

執筆のリズム　仕事相手に簡潔なメールを書くタイミングと友人や家族に自由なメールを送るタイミング。

送信のリズム　相手がメールを読み、返信する確率が高くなるようにメールを送信するタイミング。

×メールするのに最悪な時間

仕事のメールでは夜遅く。
個人的なメールでは午前の半ばと午後。

◎メールするのに最適な時間

イルカ　仕事のメールは午後4時00分〜午後6時00分。個人のメールは午前9時00分〜正午。

ライオン　仕事のメールは午前7時00分～午前10時00分。個人のメールは午後3時00分～午後5時00分。
ク　マ　仕事のメールは午前10時00分～午後2時00分。個人のメールは午後4時00分～午後6時00分。
オオカミ　仕事のメールは午後4時00分～午後7時00分。個人のメールは午前10時00分～正午。

就職面接に最適なタイミング

失敗　注意散漫、いらいらした状態で面接を受ける。
成功　冴えた頭で気分よく面接に臨む。

◉研究でわかったこと

第一印象がすべてではない。誰にだって、第一印象は悪かったが、のちにその才能を認めざるを得なくなった人物に心当たりがあるだろう。しかし、就職の面接試験は話が別だ。競争の激しい就職市場では、能力を証明するために二度目のチャンスを得ることなどできない。最初の面接がすべてだ。だからこそ、面接もできるかぎりバイオ時間に合わせよう。

未来の上司あるいは人事部長は面接に来る志望者に何を期待しているのだろうか？　答えは簡単。賢くて、有能で、活発で、熱心な、自信に満ちた候補者だ。さらに社風に合う、明るくて前向きな人物なら、言うことなしだろう。人々の多くは、家族より長い時間を職場の同僚と過ごす。だから雇用主は同僚との付き合いの悪い人物を雇おうとはしない。「いっしょにビールでも飲みに行きたい」と思える人物を好むのだ。

従って、クロノタイプの**好感度のリズム**に注目する必要がある。ライオンは午前の半ばに感情が最もポジティブになり、正午に幸福度が最高になる。クマは午後6時にとてもフレンドリー。イルカのポジティブ感情は午後4時に高まる。では、オオカミは？　オオカミの気分が最高になるのは少し遅くて、午後6時を過ぎてからだ。

特筆すべきは、クマとライオンのポジティブ感情の上昇度（要するに、気分がよくなる度合い）は、イルカやオオカミのそれよりも高いということだ。四〇八人のうつ傾向のない人を対象にしたピッツバーグ大学の調査で明らかになった。[注9]　言い換えれば、オオカミが最高にハッピーになったときも、ライオンが最高に幸せを感じているときに比べれば、幸福度が低いということだ。面接の予定を立てるとき、ライオンとクマのほうが選べる時間が多い（午前から午後にかけて）。一方、オオカミとイルカは選択肢が少なく（午後の遅くか夜の早い時間）、しかもライオンとクマほど明るく輝くことはできないのである。

でも、心配はいらない！　好感度だけで人生や就職が決まるわけではないのだ。本章で紹介したすべてのリズムを考慮した場合、好感度の重要性などささいなものだろう。ケーキの上にのせるチェリーのようなものだ。では、好感度が合格の決め手でないのなら、何が重要なのだろうか？

雇用側は、頭の切れ、オリエンテーション、注意力の三点に注目する。それらが志望者の能力を測る尺度になるからだ。**いちばん求められるのは頭の切れ（反応力、即応性）**。ぼんやりしていて、面接官の質問にすぐに答えられないような者を採用しようとする雇用主はいないだろう。オリエンテーションとは、状況を察知する力があるかどうか、ということ。オフィスに入ったときに何がどうなっているのかを素早く把握する能力のことだ。面接の際、あなたは未来の上司が言うことに注意を向け、すぐに理解しなければならない。そんなときに余計なことを考えているようでは、合格するはずがない。つまり、注意力が必要だ。この三つの資質は脳内でそれぞれ独立した経路を通じて働いているのだが、総合して「実行能力」とみなすことができる。これこそが雇用側が志望者に求める才能である。

実行能力のリズムを調査したのはペンシルバニア州立大学の研究者だ。[注10] 八〇人の被験者をクロノタイプごとに分け、頭の切れ・オリエンテーション・注意力の評価を行った。被験者に午前8時から午後8時まで、四時間ごとにいくつかのタスクとテストをやってもらった（やった人にとっては長い一日だったことだろう）ところ、予想どおり朝型の人はその日の早い時間に、夜型の人は遅い時間に成績がよかった。

- **頭の切れ**は時間によって推移した。ライオンとクマの成績は、驚いたことに、一日の終わりに高くなった一方で、オオカミの成績は一定していた。ところが、被験者の自己評価では、どのタイプも午前中に時間の経過とともに頭の切れがよくなったと報告している。ライオンとクマは午後になってから切れが落ちたと自己評価したが、オオカミは午後も上がりつづけたと主張した。これは何を意味しているのだろうか？　私の考えでは、ライオンとクマは午後の頭の切れを過小評価し、オオカミは過大評価しているのである。
- **オリエンテーション**は一日を通じて変化を見せなかった。クロノタイプに関係なく、人は観察力に優れているかいないかのどちらかなのである。
- **注意力**はすべてのクロノタイプにおいて午前の終わりまでは高い水準だったが、予想どおり時間がたつにつれて低下し、注意散漫になっていった。

面接の時間を自分で選ぶことができるなら、面接官自身も**ランク付けのリズム**に従っているということを、心に刻んでおこう。ペンシルバニア大学ウォートン校とハーバード大学が心理学的に見てとても興味深い調査を行った。[注11]　九〇〇〇人のＭＢＡ（経営学修士）候補者の面接成績と時間の関係を調べたのである。その結果、面接官が、意識的か無意識か、「狭義括り」を行う傾向があることがわかった。専門用語を使わずに説明すると、ある候補者を前にしたとき、面接官はその日すでに面接したほかの候補者のランクに基づいて、目の前の候補者のランクを評価するのである。例えば、同等の素質をもつ五人の候補者がいるとする。面接官が最初の四人に高い評価を与えた場合、五人目には低い評価を与える傾向があるのだ。グループ全体としての評価をばらつかせるためだけに、である。では、この傾向はタイミングとどう関係しているのだろうか? あなたがその日面接を受ける最後の候補者だとしたら、外れくじを引いてしまう確率が高くなるということだ。従って、**面接を受けるなら、順番も時間も早いほうがいい。**

◉リズムのおさらい

好感度のリズム　ポジティブなエネルギーと明るい態度で面接官を感心させるタイミング。
実行能力のリズム　あなたが最も頭が冴えていて注意力の高いタイミング。
ランク付けのリズム　面接官があなたを高くランク付けする可能性が高いタイミング。

×就職面接を受けるのに最悪な時間

よく眠れなかった日。あまり眠れなかった日は、好感度と実行能力が下がるか、完全になくなってしまう。面接でうまく受け答えができるだろうかと不安になると、前日に眠れなくなってしまう。だからこそ、ふだんから睡眠のスケジュールを守ることが大切なのだ。そうしていれば、特別な日に睡眠が少なくなっても、あまり大きなダメージにはつながらないはずだ。

◎就職面接を受けるのに最適な時間

この時間なら自分のポジティブ感情と実行能力を遺憾なく発揮できると思える時間帯のうち、できるだけ早い時間を選ぶ。一日の前半に設定できれば理想的だ。

イルカ　午前11時00分。
ライオン　午前9時00分。
クマ　午前10時00分。
オオカミ　正午。

学習に最適なタイミング

失敗　脳がレンガのようになっているときに新しい情報を取り入れる。
成功　脳がスポンジのようになっているときに新しい情報を取り入れる。

◉研究でわかったこと

睡眠や消化、あるいは人づきあいと同じで、学習にも独自の概日リズムがある。学習のリズムはピークと谷間がはっきりしていて、いわばU字型をしている。この意味では、体温やコルチゾールのリズムと似ている。心理学者の研究によると、新しい言語やスキルの学習が最も効果的になるのは、まず習得、次に休息、続けて習得が繰り返されたときだそうだ。[注12] 伝統的な学習方法は一定のペースでレッスン1が終わればレッスン2へと直線的に進んでいくが、これは理想の形ではないということになる。人間は学習能力に優れているが、一度に吸収できる量は限られていて、それを超えると認知能力が一気に低下するのである。

U字型の認知カーブを**基礎学習のリズム**と呼ぶことにしよう。[注13] 基礎学習のリズムは一定のパターンに従っている。クマの場合、最初のピークは朝の10時から午後の2時まで。このとき、一日で知的能力が最高点に達する。昼食後、午後2時から4時まで谷間に入り込むが、4時から夜の10時までに二度目のピークが来る。いちばん低い谷は早朝の4時から7時までで、この時間に無理に何かを学ぼうとしても、頭にはほとんど何も残らないだろう。しかし学習の波にうまく乗れば、情報をどんどん吸収できる。ただし、谷間を利用して学習した内容を処理する時間を脳に与えなければならない。

新しい情報を取り込むとき、クロノタイプ、一日の時間、内容の複雑さ、この三つの要素に応じて脳のさまざまな領域が活性化する。**脳領域のリズム**を発見したのはベルギーとスイスの共同研究チームだ。[注14] 極端に朝型または夜型の被験者に一日に二回、次第に難しさを増す問題——脳の作業記憶のテスト——を解いてもらった。数字の記憶や特定の順番に単語を並べ直すテストなどだ。課題に取り組んでいる被験者の脳の血流をMRIで観察する。

最も簡単なテストをすると、被験者は全員が時間に関係なく同じ得点を獲得した。一方、**いちばん難しいテストを夜にすると、朝型の被験者の得点が下がった。同じように、朝に難しいテストをすると、夜型の人の成績が悪くなった。**ここまでは想定内だ。しかし研究者は、難しい課題に取り組むときの脳内の血流と領域についておもしろい発見をした。夜型のオオカミが夜に困難な課題に取り組むと、視床領域（脳の中心にあり、覚醒や情報処理をつかさどる場所）が朝型の人よりも活発になるのだ。朝型のライオンが朝に困難な課題を解くとき、中前頭回（大脳にあり、意思決定や高度な情報をつかさどる場所）が夜型の人よりも活発になる。**つまり、認知能力がピークになっているタイミングで何かを学習するとき、ライオンとオオカミは異なる脳領域を駆使するのだ。**だから、クロノタイプは脳の働きにも影響すると結論できる。起きたり寝たりする時間にだけ関係するのではないのだ（どの脳領域が活性化するかというのは、どのタイミングで学習すべきかということとは関係ないが……興味深い話だ）。

睡眠不足のリズムも無視するわけにはいかない。イルカの皆さんは誰もがうなずくと思うが、睡眠が奪われた状態で新しいことを学習するのはほぼ不可能だ。作業記憶、長期記憶、注意力、決断力、言語力、根気（最後までタスクを続ける能力）など、さまざまな点で不眠症は学習の質を低下させることが、数多くの研究を通じて確認されている。[注15] その際いちばんの問題は、**睡眠が足りていないとやる気がまったく出ないことだろう。何かを始めようと思う気力すら出な**

いほど、疲れているのである。それを打ち破る方法はただ一つ。イルカなら六時間、それ以外のクロノタイプなら七時間、毎日きちんと眠ることだ。それさえできれば——本書第9章の「就寝」と「起床」で紹介した方法に従えばできるはず——睡眠のステージ3およびステージ4、そしてレム睡眠が適切に得られるので、学んだ内容が定着し、情報が頭に残るに違いない。

◉リズムのおさらい

基礎学習のリズム　最も効率的に学習できるタイミング。認知能力のピーク時における情報獲得と谷間における休息の繰り返しで、学習は効率的になる。

脳領域のリズム　クロノタイプと学習内容の難易度に応じて、脳のさまざまな領域が活性化するタイミング。

睡眠不足のリズム　眠たすぎ、疲れすぎで新しい情報を頭に取り込めないタイミング。

×学習するのに最悪な時間

夜中。U字型の学習カーブが最低点に落ち込むのは午前4時から7時のあいだ。この時間は、新しい何かを学ぶのではなく、学んだ情報を固定するためにある。学生が徹夜で勉強する場合、この時間は新しいものを覚えるのではなく、すでに学んだことの復習に使おう。

◎学習するのに最適な時間

イルカ　午後3時00分～午後9時00分。この時間、イルカはじゅうぶんに覚醒していて、学習カーブのピークにある。
ライオン　午前8時00分～正午。覚醒度が高く、学習カーブのピークにある。
ク　マ　午前10時00分～午後2時00分。覚醒度が高く、学習カーブのピークにある。
オオカミ　午後5時00分～午前0時00分。覚醒度が高く、学習カーブのピークにある。

決断に最適なタイミング

失敗　頭が冴えないので選べない。感情的になって危険な決断を下してしまう。
成功　よく考えたうえで、のちに後悔しない決断を下す。

◉研究でわかったこと

毎日、私たちは何千もの決断を下す。日ごろから多くの場面で慎重な、そしてよく考えた決断ができれば理想的だろう。特に仕事に関係する場面ならなおさらだ。仕事にも生活にも悪影響が出るほどの誤った判断を下せば、残りの人生が台無しになりかねない。バイオ時間をうまく利用して賢い決断を下せば、人生にも恩恵があるだろう。

決断はときに理性に、ときに感情に左右される。それを決めるのは「フレーミング効果」だと言われている。フレーミング効果とは心理学の世界では広く知られている考え方で、選択肢の提示のされ方（フレーミング）に応じて判断が異なる現象のことだ。

ある選択肢が利益につながる可能性があるものとして提示されると、人はリスクを避ける選択をしがちになる。一方、ある選択肢が損失につながる可能性があるものとして提示されると、人はより大きなリスクを伴う選択肢を選びがちだ。これを感情に当てはめると、**人は自信や安心を感じているときに用心深くなる。逆に、不安や恐れを抱いているときには向こう見ずになってしまうのだ。**決断を迫られたときの反応（感情的か冷静か）は一日の時間によって異なる。これが**フレーミング効果のリズム**だ。

フレーミングの典型例として、いわゆる「アジアの疫病問題」が知られている。研究の一環として、アパラチアン州立大学が被験者を集めて、「アジアの疫病問題」について考えるよう依頼した。[注16]「アジア発の死の病が六〇〇人の命を奪おうとしている。あなたには一部の命を救うためにできることが二つある。一つ目の選択肢を選べば、確実に二〇〇人の命を救うことができる。二つ目の選択肢を選んだ場合は、四〇〇人が死亡する可能性が高いものの、わずかではあるが全員を救える可能性もある」。このケースでは設問の言葉自体がフレーミング効果を発揮している。どちらの選択肢を選んだ場合もおそらく二〇〇人は生き延びるのだから。違いは、一つ目の選択肢はフレームがポジティブで（確実に二〇〇人が助かる！）、二つ目の選択肢はフレームがネガティブなだけだ（四〇〇人が死んでしまうリスクが高い！）。

この質問を一日のさまざまな時間に被験者に投げかけたところ、研究者は回答に特定のパターンがあることに気づいた。クロノリズムがピーク時の被験者は、感情に惑わされずに理性で判断し、リスクなしで二〇〇人が生存する最初の選択肢を選んだのだ。しかし、ピークを外れた被験者は感情的な判断を下し、リスクの高い選択肢、つまり全員を救えるかもしれないが、代わりに四〇〇人が死亡する可能性が高いオプションを選んだ。もしこのシナリオを映画にするなら、科学者が確実な一つ目の選択肢を主張する一方で、これに反対する元兵士は全員を救うというわずかな望みに賭けようと奮闘することだろう。

意思決定をするとき、感情に流されることなく、論理的に考えたほうがいいということは誰でも知っている。次回、あなたが大きな問題に直面したときには、ピーク時間がくるのを待ってから決断を下すようにしよう。

次ページの表では「オン」および「オフ」と表現したが、もう一点、睡眠不足と睡眠慣性がとても重要な要素であることを付け加えておく。**睡眠不足のリズム**の大原則は、眠いときやぼうっとしているときは「オフ」とみなせ、だ。そんなとき、認知能力も身体能力も低下している。睡眠が足りていないときに重要な決断を下すのは、酔っているときに決断するのと同じぐ

図表12　タイプ別の決断に適した時間

	イルカ	ライオン	クマ	オオカミ
決断の「オン」時間	10:00 a.m. -2:00 p.m.; 4:00 p.m. -10:00 p.m.	6:00 a.m. -11:00 a.m.; 2:00 p.m. -9:00 p.m.	8:00 a.m. -1:00 p.m.; 3:00 p.m. -11:00 p.m.	12:00 p.m. -2:00 p.m.; 5:00 p.m. -1:00 a.m.
決断の「オフ」時間	9:00 p.m. -6:00 a.m.; 2:00 p.m. -4:00 p.m.	10:00 p.m. -6:00 a.m.; 11:00 a.m. -2:00 p.m.	1:00 p.m. - 3:00 p.m.; 12:00 a.m. -8:00 a.m.	1:00 a.m. -12:00 p.m.; 2:00 p.m. -5:00 p.m.

らい無責任だ。頭がすっきりするまで、じっと待つこと。それまでどれぐらいの時間が必要かは、クロノタイプによっても違うし、個人差もある。一部の人々（多くはライオン）では、睡眠慣性は一〇分ほどしか続かない。ほかのタイプ（イルカ、クマ、オオカミ）では、起きてから四時間ほど続くこともある。[注17]

決断には**性格のリズム**も大いに関係している。イルカとライオンは慎重派が多く、オオカミとクマは衝動的になりがちだ。クロノタイプのなかには、あれこれ迷ったり、決断を避けようとしたりするタイプもある。

それがどのタイプか、考えてみよう！　答えを聞いたら、あなたはきっと驚くだろう。

先延ばしのリズムが大きな問題になるのは……答えは〝全員〟。ただし、それぞれ違う方法で。

実際にスペインで五〇九人の成人を対象に調査が行われたことがある。[注18]研究者の目的は各クロノタイプが「決断的な先送り」と「回避的な先送り」の点でどのような特徴をもっているかを調べることだった。彼らはまず被験者のクロノタイプを特定してから、それぞれの先送り行動を評価した。その結果、次のことがわかった。

朝型の人は決断を避けようとはしない。新しい服の買い物を例にとると、ライオンは店に入ることはためらわない。でも、いったん店に入ると、何を買うべきか、なかなか決められないのである。

一方、夜型の人は店に入るのをできるだけ避けようとするのに、店に入ってしまえば、何を買うかすぐに決めるのだ。

◉リズムのおさらい

フレーミング効果のリズム　理性または感情にもとづいて決断を下すタイミング。

睡眠不足のリズム　疲労や睡眠慣性が決断に影響するタイミング。

性格のリズム　各クロノタイプの用心深さや衝動性などといった性格が、賢明なあるいは早急な決断を引き出すタイミング。

先延ばしのリズム　クロノタイプごとに異なる、決断の迷いや回避のタイミング。

×決断を下すのに最悪な時間

朝一番と深夜。目覚めてすぐは覚醒がじゅうぶんではなく、思考もフルに回転しない。頭がすっきりするまで、一時間以上待とう。安静時の脳に理性的な思考を強いるべきではない。もし、夜中の3時に誰かが電話をかけてきて重要な決断を迫ったら、朝まで待てと言って電話を切ってしまおう。あなたが医師か、あるいは大統領なら話は別だが。

◎決断を下すのに最適な時間

イルカ　午後4時00分～午後11時00分。
ライオン　午前6時00分～午前11時00分。
クマ　午後3時00分～午後11時00分。
オオカミ　午後5時00分～午前0時00分。

記憶に最適なタイミング

失敗　新しい情報を仕入れてもすぐに忘れる。覚えているはずの情報を思い出せない。

成功　新しい情報を記憶する準備が整っている。覚えた内容はしっかりと保存され、たやすく思い出すことができる。

◉研究でわかったこと

映画の一シーンで繰り広げられた会話を思い出せる、今紹介されたばかりの人の名前を覚えている、などはビジネスでも生活全般でも非常に有益な能力だと言える。タイミングをうまく利用することで、長期記憶も短期の「作業記憶」も、磨き上げることが可能だ。

しかしその前に、どのような仕組みで物事が記憶されるのか、手短に見てみよう。記憶の形成には三つのステップがかかわっている。楽曲の歌詞を例に見てみよう。

1　**獲得**。アデルの「Hello」をラジオで聴く。

2　**定着**。歌詞〝Hello from the other side / I must have called a thousand times〟が記憶に定着する。

3　**想起**。今から二〇年後に「Hello」を聴いても、歌詞のすべてを思い出すことができる。

獲得のリズムは休息がじゅうぶんにとれているかどうかで決まる。疲れているときに「Hello」を一〇回聴いても、脳は歌詞を吸収できないだろう。あなたも試験前に徹夜で勉強したのに、いざ本番で何も思い出せなかった、などという経験があるのではないだろうか。あるいは、試験中は思い出せたが、試験が終わったとたんに全部忘れた、とか。ハーバード大学医学大学院の研究によると、一晩睡眠が不足するだけで、記憶の獲得が損なわれるそうだ。[注19]

吸収した新しい知識を保存し、時間がたっても混乱したり劣化したりしないようにするのが**定着のリズム**で、睡眠中にピークを迎える。睡眠は将来のために記憶を保存するだけでなく、翌日に吸収されるたくさんの情報に場所を譲るために学習中枢を整理整頓する役割も果たす。翌日の商売のためにレジの現金を別の場所へ移すようなものだ。

記憶を定着させるのに、一晩まるまる眠る必要はない。昼寝でもじゅうぶんだ。「Hello」を一回だけ聴いたあとに昼寝すれば、もう歌えるはず。もちろん、アデルさながらに、とはいかないだろうが、歌詞の大部分は覚えているはずだ。ニューヨーク大学の学者がマウスの神経活動を調べたのだが、その際**新しいスキルを学んだ直後に睡眠をとると、学習内容と関連する脳領域のシナプスが成長する**事実が発見された。[注20] 学習後に寝たマウスは、寝なかったマウスに比べてタスクを二倍の優秀さでこなしたのだ。また、その仕組みはいまだに謎なのだが、記憶の定着は徐波睡眠、睡眠のステージ3とステージ4、あるいは重要度は少し下がるが、レム睡眠時に行われると考えられている。イルカは睡眠障害のせいで定着する時間が少ないので、タスクや情報を何度も学習し直す必要があるだろう。

映画俳優の名前を脳の片隅から思い出せるかどうか、あるいは数年間聴かなかった昔の曲を歌えるかどうかは**想起のリズム**の影響を受ける。長期記憶や短期記憶から情報を取り出す能力は、睡眠が不足すると損なわれることが研究を通じて確認されている。[注21] 睡眠がじゅうぶんな人では、長期記憶を思い出す能力のピークは午後にやってくる。ブラジルの研究者が被験者を朝型（ライオン）、夜型（オオカミ）、中間型（クマ）に分け、記憶力をトレーニングするためと称して、一〇の単語を覚えてもらった。[注22] 一週間後（つまり「長期」）、被験者には単語のリストを作成する問題が与えられたが、その際、彼らを混乱させるために偽の単語も候補に含めた。すると、**トレーニングやテストの時間に関係なく、どのクロノタイプも午後に多くを思い出すことができたのである。**その理由は、午後までに睡眠慣性が完全に終わっているからだと考えられる。頭に霧がかかっているときは、記憶から情報を引き出しにくいのだ。

◉リズムのおさらい

獲得のリズム　睡眠が足りていて、脳が新しい情報を吸収できるタイミング。

定着のリズム　睡眠のステージ3およびステージ4、またはレム睡眠時に記憶に鍵がかかり、翌日に吸収される新たな情報のための場所が確保されるタイミング。

想起のリズム　脳の霧が晴れ、情報を思い出しやすくなっているタイミング。

×記憶をするのに最悪な時間

よく眠れなかった翌日と朝一番。

◎記憶をするのに最適な時間

記憶の獲得と定着と想起には、良質な睡眠が欠かせない。記憶の獲得は一日ずっと行われる。定着と想起のピークは、クロノタイプごとに次のようになる。

イルカ　定着は**午前4時30分〜午前6時30分**。想起は**午後3時30分**。

ライオン　定着は**午前3時30分〜午前5時30分**。想起は**午後2時00分**。

クマ　定着は**午前4時00分〜午前7時00分**。想起は**午後5時00分**。

オオカミ　定着は**午前5時00分〜午前7時00分**。想起は**午後6時00分**。

プレゼンテーションに最適なタイミング

失敗　エネルギーが低下していて、聴衆の関心を自分に引きつけることができないタイミングでプレゼンする。

成功　エネルギーと集中力が高まっているタイミングで、聴衆を魅了するプレゼンを行う。

◉研究でわかったこと

大勢の人前で、あるいは会議室で、自分のアイデアを披露すると生き生きとする人がいる（ライオンさん、あなたのことですよ）。逆に、部屋に閉じこもって一人でタスクをこなすのが好きな人（イルカ）もいれば、地元のバーのサービスタイムを職場に変えようとする人（オオカミ）も、聴衆つまりプレゼンされる側の一人でいることで満足な人（クマ）もいる。

人前に立つのが好きか嫌いかに関係なく、仕事をしていれば必ず自分のアイデア（そして自分自身）を会議などで披露しなければならない日がやってくる。もしスケジュールを自分で決めることができるなら、プレゼンテーションを成功に導くためにタイミングの力を利用しよう。

真っ先に注目すべきは**出席のリズム**だろう。じゅうぶんな数の聴衆を集めるには、いつミーティングを開き、プレゼンすればいいのだろうか？　人のいない部屋で話したところで、何も生まれない。ミーティングのセッティングに特化したイギリスのウェブサイトWhenIsGood.netが五〇万件を超えるミーティング提案に対するおよそ二〇〇万の回答を解析したことがある。[注23]どの時間で出席率が最も高くなるかを調べることが目的だった。ライオンには申し訳ないが、クマ、オオカミ、イルカが多数を占めるオフィスでは、ライオンのあなたが朝の9時にプレゼンをしても、出席する人は少ないだろう。ドーナツをふるまっても結果は同じだ。

- 聴衆がミーティングの参加に最も〝前向き〟になるのは午後2時半から3時まで。その次が午前10時から11時までだった。
- 聴衆が参加をいちばん〝ためらった〟のは朝の9時15分。次が正午から午後1時まで（ランチタイム）だった。
- ミーティングに時間を割きやすいのは火曜日の午後。割きにくいのは月曜日の午前だった。

エネルギーが満ち、集中でき、頭が冴えてくるタイミング、つまり**エネルギーのリズム**はほとんどのクロノタイプで――早くても――午前の半ばを過ぎるまで上昇しない。ライオンは朝の8時には活発になっているが、平均的なクマは睡眠慣性がやみ、コルチゾールとアドレナリンが高まってくる午前10時ごろまで調子が出ない。オオカミとイルカにいたっては、午後の半ばになるまで力強くはっきりと自分のアイデアを披露できる状態にはならない。

もちろん、エネルギーと覚醒度がピークになった状態でプレゼンすべきだ。しかし、聴衆のほうが聞く耳をもたなければ、どんなすばらしいアイデアを披露しても意味がない。この**関心のリズム**をうまく捉えて、聴衆の心をわしづかみにするのは難しい。多くの人で構成されるグループにはさまざまなクロノタイプが含まれる。一日のどの時間を選んでも、積極的に関心を向けてくる人もいれば、ぼんやりしている人もいるだろうし、目を開けたまま（口も開けて）居眠りしている人もいるに違いない。従って、自分にとってプレゼンに最適な時刻を探すのではなく、プレゼンにどれだけの時間を要するかのほうを気にかけるほうがいい。

ウェブサイトのMeetingKingによると、聴衆が一つのことに関心を向けていられる時間はとても短い。三〇分もすれば、七人に一人が関心を失う。四五分後、三人に一人の目がとろんとしてくる。テキサスクリスチャン大学のコミュニケーション学の専門家が学生を相手に「聞くことの不安」について調査を行った。[注24] そこで学生たちに求められたのは、さまざまな情報についてよく聞くこと。ただし、彼らにはのちにテストがあると伝えられていた。しばらくすると、学生たちは「認知の停滞」に陥った。一定の時間を超えると統計や概念を理解も吸収もできなくなるのである。それまでの時間は？　二〇分だ。「TEDトーク」が二〇分を超えることがないのも、同じ理由からだ。

テーマがおもしろくて発表者が魅力的でも、**人は二〇分ほどしか耳を傾けることができない**のである。プレゼンテーションが長くなりすぎると、人は関心を向けるのをやめてしまう。あなたのアイデアがすばらしいものであっても、受け入れられることはない。

◉リズムのおさらい

出席のリズム　大多数の人がミーティングやプレゼンテーションに出席するのに前向きになれるタイミング。

エネルギーのリズム　あなたのエネルギーと覚醒度がピークになるタイミング。

関心のリズム　聴衆が能動的にプレゼンテーションに耳を傾け、披露されたアイデアを受け入れるタイミング。

×プレゼンするのに最悪な時間

午前9時00分。午後2時00分。午後6時00分。朝早い時間は睡眠慣性が残っているので、人々のエネルギーはまだピークを迎えていない。昼食後は体温が低下し、エネルギーも落ち込む。仕事終わりの時間が近づくと、人々の意識は散漫になり、集中力を維持できる時間が短くなる（オオカミは例外）。あなたがどれだけ絶好調でも、聴衆のほうが聞く耳をもたないだろう。

◎プレゼンするのに最適な時間

「プレゼンは短く」をモットーに、二〇分以内に収めよう。自分でプレゼンテーションの時間を決めることができるなら、次に挙げるエネルギーと覚醒度のピーク時間を選ぶ。

イルカ　午後４時00分～午後４時20分。
ライオン　午前10時00分～午前10時20分。
クマ　午後１時40分～午後２時00分。
オオカミ　午後５時00分～午後５時20分。

「最後はだめ」

「私はマーケティング業界にいて、おもな仕事はクライアントや同僚や上司にアイデアをプレゼンすることです」と**ライオンのロバート**が言った。「複数の人がプレゼンする場合、私はいつも『俺の出番は最後だ』と考えていました。最高のアイデアを最後に、ってことですよ。私は自分がほかの誰よりも優れていると確信しています。だから、最後に登場してみんなを圧倒してやる、と。でも、例の『関心のリズム』ですか、人はミーティングが長くなると関心をなくし、最後の人を無意識のうちに低く評価する、っていう説を聞いたとき、納得しました。今思い起こしてみると、私にも最後はだめだったのだと思えます。私自身、出番が来るころには疲れていましたし。言いたいことを言うのに全力を注がなければならなかったので、（聴衆の）反応には無頓着になっていました」

ライオンは内向的な人が多い。彼らは自分のことで頭がいっぱいで、自分の目標しか目に入らない。ロバートは続けた。「もう一つ、今後は自分のプレゼン時間を半分にカットすることに決めました。以前は、準備や調査をしすぎることが多くて、そのうえ、手に入れた情報はすべて披露しなければ気が済まなかったんです。でも、これも間違いだったと思います。だから今では、最初に短いプレゼンをすることにしています。とてもうまくいっています。取り組み方もすっかり変わりました。プレゼンは私のためじゃない、人々の関心を私に向けさせることが大事なんだと考えるようになりました」

第12章 創造性にまつわる「いつ?」

ブレインストーミングに最適なタイミング

失敗 アイデアを絞り出そうとして頭をいじめるが何も出てこない。そのため不安を感じる。
成功 脳がリラックスしているため、特に無理をしなくてもすばらしいアイデアが浮かぶ。

◉研究でわかったこと

アイデアを求める芸術家、会議に臨むマーケター、夕食の献立を考える親、立場は違っても誰にでもブレインストーミングが必要だ。ブレインストーミングを通じて脳の灰白質に刺激を与えることで、すばらしいアイデアが生まれるのだ。

接続のリズムとうまく同期するには、アイデアがどこで、いつ生まれるのかを知っておく必要がある。創造力は一日の最初、あなたが起きる直前に前頭前野で活性化する。神経電流が脳内を流れ、両半球に点火するのだ。二〇一三年に休息中の脳を朝と夜の二回、MRIで検査する実験が行われた。[注1] その結果、**朝は両側の側頭葉領域が相互に接続していることが確認された。これは、新しい思考を引き起こす接続が盛んに行われていることを意味している。**では夜はどうかというと、脳の前頭部と頭頂部に関連が見られた。このデータは、脳は記憶の処理に忙しくて、新しいアイデアを生み出す余裕がないことを示している。

散漫のリズムと同期することも、ブレインストーミングを効果的に行う方法の一つだ。疲れているとき、認知能力が下がっているとき、簡潔に考えることができないときに、アイデアが浮かび上がる。集中しているときにアイデアが生まれるのでは、と不思議に思った人も多いだろう。一見矛盾しているように思えるこの現象を長年にわたり研究している第一人者は『Your Creative Brain（創造的な脳）』の著者でもあるハーバード大学のシェリー・カーソンだ。彼女が『ボストン・グローブ』紙に語ったところによると、「注意力が散漫になることで、非効率的な解決法に固執しなくなる」という。うんざりするほど何時間もずっと考えつづけたのにどうしても解決策が思い浮かばないので、あきらめて休憩したり、犬と散歩に行ったり、野菜を切ったり、シャワーを浴びたりしていたら、五分もしないうちに完璧なアイデアが思い浮かんだ、という経験をしたことがないだろうか？ **この創造力の発露は、頭の冴えがピークを過**

ぎて落ち込んでいるときに現れる。[注2]思考があれこれとさまよい、そこから突出したアイデアが生まれるこのタイミングを、私は「偉大なもうろう状態」と呼ぶことにしている。

　斬新さのリズムにも注目しなければならない。「快楽のホルモン」ことドーパミンは、創造力を刺激する新しい経験をしているとき、脳内に放出される。つまり、**新しい状況、人間関係、環境などを通じて気分がいいとき、楽しいときに、脳の辺縁系をドーパミンが駆け巡る。**この状態にあるとき、人は独創的なアイデアを思いつきやすい。ハイテク企業はこの事実をすでに知っているようだ。例えばカリフォルニア州にあるグーグル本社には、スポーツやゲームの設備がある。従業員にリラックスして楽しんでもらうことで、着想を促そうとしているのだ。

　レム睡眠のリズムも創造性を高めるもう一つの鍵だ。レム睡眠は睡眠の二五パーセントを占めることを思い出してほしい。しかし、一夜に等しく分散しているわけではない。レム睡眠の大半は睡眠サイクルの最後の三分の一（正確には、サイクルの最後の一時間）で行われる。**睡眠不足の場合、犠牲になるのはレム睡眠――つまり創造性だ！**　睡眠の最後の二時間と目覚めのあとの最初の三〇分、頭のなかは数多くのアイデアであふれている。ポール・マッカートニーが夢のなかで「イエスタデイ」を作曲したという話は、あまりにも有名だ。目覚めたあと、彼はすぐに曲を書き留めた。寝ているあいだにあれほど完璧なメロディーを思いつくなんて、マッカートニー自身信じられなかったそうだ。でも、ありうることだ。記憶を定着させ、前頭前野が鼻歌を歌っているあいだに、脳が音符を結びつけ、メロディーに変えたのである。

昔から「一晩寝て考える」とよく言うが、ブレインストーミングという点でも、創造性という点でも、有効なのだ。じゅうぶんな睡眠と目覚まし時計に頼らない起床を習慣にすれば、頻繁に「偉大なもうろう状態」に入ることができるようになるだろう。

◉リズムのおさらい

接続のリズム　脳の両半球が互いに話し合い、たくさんのアイデアを生むタイミング。
散漫のリズム　疲れていて注意散漫なとき、独創的なアイデアが浮かび上がるタイミング。
斬新さのリズム　新しい人、場所、経験を楽しんでいるとき、斬新で独創的なアイデアが生まれるタイミング。
レム睡眠のリズム　あなたが夢を見て記憶を定着させているあいだに、脳がどんどんアイデアを出してくるタイミング。

×ブレインストーミングをするのに最悪な時間

午前11時00分から午後3時00分。ブレインストーミングが必要となることが多い就業時間のど真ん中で創造力がいちばん落ち込むのは、皮肉としか言いようがない。

◎ブレインストーミングをするのに最適な時間

イルカ　午前5時00分〜午前8時00分。午後2時00分〜午後4時00分。
ライオン　午前4時00分〜午前6時00分。午後8時00分〜午後10時00分。
クマ　午前6時00分〜午前8時00分。午後9時00分〜午後11時00分。
オオカミ　午前7時00分〜午前9時00分。午後10時00分〜午前1時00分。

音楽の演奏に最適なタイミング

失敗　失敗するのではないかと恐る恐る演奏して間違えてしまう。
成功　あがらずに落ち着いてステージに立ち、最後まで楽譜どおりに演奏する。

◉研究でわかったこと

音楽家はすごい人たちだ。ピアノの鍵盤、ギターの弦、自分の声帯を完璧に駆使して人の感情に訴えかける。名演奏家のパフォーマンスに涙を流したことがあるなら、演奏とは技術であると同時に芸術でもあることが理解できるだろう。スポーツにしても、チューバのような楽器の演奏にしても、筋肉の巧みなコントロールには概日リズムが関係している。

妙技のリズムこと音楽家の感覚運動（聴覚と視覚と動きをきめ細かに協調させる能力）の精密さについて、ドイツのハノーファーにある音楽生理学および音楽家医療研究所が調査したことがある。[注3] ピアニストの技術が演奏の時間に応じてどう変化するかを知るのが目的だった。ほとんどのコンサートは夜に開かれるが、ライオンはこの時間でも正確な演奏ができるのだろうか？　逆に日中に演奏会が開かれる場合、まだ精密な運動ができるほど体が温まっていないオオカミはどうなるのだろう？　そうした疑問に答えるために、研究者はまず二一人のプロのピアニストのクロノタイプを特定した（そのほかの条件、例えば練習量や睡眠量は全員だいたい同じだった）。その後、二日間、午前8時と午後8時にラボで二オクターブ・ハ長調の曲を演奏してもらう。そして演奏を正確さ（音符を外さない）、均一性（音符間の間隔の一貫性）、安定度（演奏のブレのなさ）、速度（鍵盤をたたく速さと音量）の観点で評価する。

朝型も夜型も時間に関係なく正確で、均一な演奏ができたが、安定度で違いが確認できた。オオカミは夜の演奏のほうが安定していた。ライオンは朝も夜も安定していた。このとき研究者が注目したのは、オオカミもライオンも日ごろから練習を欠かさないプロのピアニストだという事実である。それなのに、**夜型のオオカミは朝の演奏でパフォーマンスが低下した。つまり、時間により好不調の波があるのだ。**このことから、いくら練習を積んだところで、感覚運動の波は完全には克服できないと結論づけられる。

速度、つまり演奏の速さおよび音量に関しては、両タイプとも夜の演奏で朝よりも強く鍵盤をたたくことがわかった。この発見は、ほかの微細運動能力（例えば握力など）の傾向と一致している。微細運動は一般的にクロノタイプに関わりなく一日の後半で大幅に向上することが知られているのだ。**ピアノだろうとテニスだろうと、人は日が暮れてからのほうが力が出せるのである。ライオンも例外ではない。**

私の患者にイルカのミュージシャンがいるが、彼女が私のもとを訪れるのは、演奏時の不安を取り除くためだ。プロのミュージシャンとしてもう数十年も活動しているのに、彼女は演奏の前に緊張するのである。不安はイルカに典型的な症状だが、不眠症のイルカだけが演奏に不安を覚えるわけではない。**緊張のリズム**はすべてのクロノタイプに影響するが、適切な時間に瞑想やリラクゼーションを行うことで対処できる。

オーストラリアのシドニー大学の心理学者たちが、ゆっくりと呼吸するリラクゼーション法が緊張と不安の緩和に効果的であると証明した。[注4] 実験では四六人のプロの音楽家を集め、演奏前の不安が強い一部の人々にコンサートの三〇分前に五分間、意識的に呼吸してもらった。残りのミュージシャンはいつもどおりにコンサートで演奏した。すると、ほかの人に比べ、呼吸法を行った人のほうが演奏前の緊張感が明らかに減ったと報告したのである。

演奏会、デート、プレゼンなどの前に気持ちを落ち着かせるため、次に紹介する4・6・7呼吸法を試してみるのもいいだろう。

1　四つ数えながら息を吸う。
2　息を止めて六まで数える。
3　七つ数えながら息を吐く。
4　これを二分間繰り返す。

◉リズムのおさらい

妙技のリズム　あなたのクロノタイプが、速さ、正確さ、強さの点で感覚運動が最も精密になるタイミング。

緊張のリズム　コンサート前の緊張を和らげるタイミング。

×演奏するのに最悪な時間

演奏に適さない時間などない。とにかく練習あるのみ。人によっては昼のほうが、あるいは夜のほうがうまく演奏できるというケースはあるかもしれないが、ほとんどの場合、演奏の数をこなせばこなすほど、上達していくはずだ。

◎演奏するのに最適な時間

イルカ　演奏は**午後8時00分**。演奏前のリラクゼーション呼吸は**午後7時30分**。

ライオン　**午後2時00分と午後8時00分**。ライオンは昼も夜も変わらず演奏できる。演奏前のリラクゼーション呼吸は**午後1時30分と午後7時30分**。

クマ　**午後2時00分、ナイトクラブで演奏するなら午後8時00分～午後11時00分**。クマは昼も夜も変わらず演奏できる。演奏前のリラクゼーション呼吸は**午後1時30分と午後7時30分**。

オオカミ　演奏は**午後8時00分。ナイトクラブで演奏するなら深夜まで**。演奏前のリラクゼーション呼吸は**午後7時30分**。

ひらめきに最適なタイミング

失敗　一見したところ無関係な事柄を結びつけることができないので、全体像が見えてこない。

成功　一見したところ無関係な事柄を結びつけることができ、全体像が見える。

◉研究でわかったこと

テレビドラマの刑事は、数々の証拠からいとも簡単に犯人にたどり着く。容疑者に質問したりメモのページをめくったりするだけで、彼らの目にひらめきが宿り、前日までに集めた情報やデータの断片が頭のなかを駆け巡ったかと思うと、突然誰が殺人犯かを言い当てるのである。ドラマ「シャーロック」でシャーロック・ホームズ役のベネディクト・カンバーバッチが指をこめかみに当てると、彼の脳がコンピュータのようにフル回転し、そこに詰まっているすべての情報にアクセスするのだ。一見バラバラな点と点を結びつけ、頭のなかに真犯人へとつながる道筋を描き出す。これこそが〝エレメンタリー〟(シャーロックの能力、別のシャーロック・ドラマのタイトルにもなっている)なのである。

現実の世界では、一見無関係な点をつなぎ合わせて洞察を得る――これが創造性でないなら、何を創造性と呼べばいいのだろう――ことは、何も取調室や検視室、あるいはロンドンのベーカー街221Bだけで起こるのではない。普通、突然のひらめきはまったく予期していないタイミング(と場所)で得られる。特に多いのが早朝、目を覚ましたばかりでまだベッドで横になっているときだ。

洞察のリズムはとても単純だ。日中の覚醒時に、人は数多くの光景、音、におい、言葉、考えなどを吸収する。夜の眠っているあいだに、脳の海馬領域が日中のインプットを記憶に定着させ、それらを過去の体験や感覚などの古い記憶と混ぜ合わせる。新しいインプットと古い記憶がさまざまな形で絡み合い結びつき、目を覚ましたときに洞察——小説のトリックのキモ、コードの解除方法、殺人事件の真犯人など——として浮かび上がるのだ。

マギル大学とハーバード大学医学大学院が共同研究を行い、被験者に解法が複雑な数学の問題の練習とテストをさせたことがある。[注5] 一見無関係な事柄を、頭のなかで結びつけなければ解けない問題だ。被験者を、解き方の練習の二〇分後、一二時間後、二四時間後にテストを受ける三つのグループに分け、さらに一二時間後グループは、朝に練習して夜にテストを受けるグループと、夜に練習して、睡眠をとってから朝にテストを受けるグループの二つに分けた。

成績の向上が最も大きかったのは、夜に練習したあとに寝て、朝にテストをした一二時間後グループだった。**一二時間の猶予と睡眠のおかげで、彼らの脳には問題の解法を思い浮かべるだけの余裕ができたのである。** 朝起きてテストをしたとき、彼らの頭は着想で満ちていた。体はベッドで何もしていなくても、頭が点と点を結びつけるという困難な作業を続けていたのだ。

私のもとにくる不眠症患者たちは「いろいろと考えてしまって眠れない」と言う。そんなとき、私はこう言うのだ。「とにかくあなたは眠って。考えるのは脳がやってくれるから。朝には答えが出ていますよ」

「一晩寝て考える」がうまくいくとは思えない？　そんなあなたに洞察のリズムがいかに強力かを自分自身で体験する方法を紹介しよう。寝る前に**遠隔性連想検査**《リモート・アソシエイト・テスト》（ＲＡＴ）*をやってみて、朝起きてから自分でテストするのだ。ＲＡＴは一九六二年にミシガン大学の教授、サーノフ・

メドニック博士が考案した。創造性と精神の機敏さを測る優れた方法として知られている。やり方は、無関係に見える三つの言葉に共通の要素を答えるというものだ。

サーノフ・メドニックは『Take a Nap!』の著者であるサラ・メドニック（サーノフの実の娘、学者一家だ！）と協力してレム睡眠が創造性を向上させることを証明しようとした。二人は午前9時に被験者にRATを与え、9時40分に検査を行った。[注6] その後、午後1時に被験者の一部がレム睡眠を含む仮眠を、一部はレム睡眠を含まない仮眠をとった。残りの一部は仮眠しなかった。午後5時、被験者は別のRAT（午前に目にした問題と初見の問題の両方）を受け取り、5時40分にもう一度検査を行った。

その結果、**レム睡眠のリズム**――レム睡眠を含む昼寝をすること――で被験者のRATスコアが朝より夕方のほうが四〇パーセントも上昇することが確認できた。仮眠をとらなかった者とレム睡眠なしの昼寝をした者は朝と夕方のスコアが同じか、場合によっては夕方に低下していた。レム睡眠を含む昼寝（平均九〇分）だけが脳内の遠隔連想ネットワークを拡大させ、まったく異なる事柄を一つの発想に結びつけるのに役立つことがわかる。

◉リズムのおさらい

洞察のリズム　脳が一見無関係な考えの断片を突然のひらめきに結びつけるタイミング。

レム睡眠のリズム　レム睡眠を含む九〇分の昼寝が脳に着想を促すタイミング。

×ひらめきを得るのに最悪な時間

ライオンとクマは午前10時00分から午後2時00分。イルカとオオカミは午後4時00分から午後11時00分。覚醒度が高い時間は、将来のためのインプットを蓄えている時間だ。この時間に記憶のかけらをつなぎ合わせようとしてもうまくいかない。情報と感覚を吸収することに努めよう。

◎ひらめきを得るのに最適な時間

イルカ　午前4時00分〜午前7時00分。レム睡眠時と目覚めから三〇分。イルカは昼寝をしないこと！

ライオン　午前3時00分〜午前6時00分。レム睡眠時と目覚めから三〇分。**午後3時30分。**九〇分の昼寝をしたあと。

クマ　午前4時30分〜午前7時30分。レム睡眠時と目覚めから三〇分。**午後4時00分。**昼寝をしたあと。

オオカミ　午前5時00分〜午前8時00分。レム睡眠時と目覚めから三〇分。

小説を書くのに最適なタイミング

失敗　真っ白なページを前に悪戦苦闘するが、何も書けない。

成功　創造性が高まっているタイミングでどんどん文字を打ち込み、分析力がピークになっているタイミングで推敲する。

◉研究でわかったこと

私は、執筆活動は〝簡単だ〟などという幻想は抱いていない。机の前に座って真っ白な紙、あるいはコンピュータ・スクリーンを眺めるのはつらい作業だ。点滅するカーソルですら、威圧的に見えてくる。

ものを書くというのは大変なこと。だからこそ、バイオ時間のタイミングをうまく利用しよう。**脳が創造性を発揮できるタイミングで意外な筋書きや独創的な会話を書き、脳が分析や戦略に長けているときに草稿に手直しを入れればいいのだ。**

創造のリズムはほかの認知機能とは一線を画している。記憶、決断、注意、計画など、ほかの認知機能は覚醒時に高まるのだが、〝創造能力〟――頭のなかの世界に命を吹き込むために必要な能力――は覚醒度が最も低いときにピークを迎えるのだ。アルビオン大学の研究者が画期的な研究を行った。[注7] 四二八人の大学生の概日リズムを調べて朝型、夜型、中間型に分けたうえで、「洞察」と「分析」の二つのカテゴリーにおいてそれぞれ三つの課題を解いてもらったのだ。その際、テストを朝と午後の二回行った。それぞれの課題を解く時間は四分間。

実験で使われた「洞察」の課題は次のようなものだった。

- **「囚人」** 一人の囚人が塔から逃げる計画を立てています。独房のなかで、塔から地上までの距離のおよそ半分の長さのロープを見つけました。囚人はロープを半分に分け、それぞれの末端を結びつけることで脱獄に成功しました。どうして脱獄できたのでしょうか？[注8]
- **「偽造コイン」** アンティークコインのディーラーのもとに、ある男が美しいブロンズの硬貨を売りに来ました。その硬貨の片面には皇帝の肖像が、もう片面には544BCと刻まれています。コインをつぶさに観察したディーラーは、硬貨を買わずに警察に通報しました。どうしてでしょうか？[注9]
- **「スイレン」** 二四時間ごとに量が二倍に増えるスイレンの花があります。夏の初め、湖には一輪のスイレンしかありません。湖の水面がスイレンで完全に覆われるまで六〇日かかります。では、湖の半分がスイレンで覆われるまで、何日かかるでしょうか？[注10]

「分析」の課題は次のようなものだった。

●「年齢」　ボブの父親はボブの三倍の年齢です。二人とも一〇月に生まれました。四年前、ボブの父親はボブよりも四倍年上でした。さて、ボブと彼の父親はそれぞれ何歳でしょうか？[注11]

●「男の友情」　アンディ、ビル、カール、デイブ、エリックの五人は月曜日から金曜日まで、毎日いっしょに夕食（魚、ピザ、ステーキ、タコス、タイ料理）に行くことにしています。各人が決まった曜日に自分が選んだ料理のレストランに仲間を招待します。エリックは金曜日の食事会に参加できません。カールは水曜日に仲間を招待します。金曜日はタイ料理を食べる日です。魚が嫌いなビルが、最初のホストでした。デイブはステーキを選び、次の人物は全員をピザレストランに招待しました。誰が何曜日のホストで、どの食べ物を選んだのでしょうか？[注12]

●「花」　四人の女性、アンナ、エミリー、イザベル、イボンヌがそれぞれのパートナーから花をもらいました。パートナーの名はトム、ロン、ケン、チャーリーです。アンナのパートナーであるチャーリーが贈った花はバラではありません。トムは自分のパートナー（エミリーではない）にスイセンを贈りました。イボンヌはユリを受け取りましたが、その相手はロンではありません。さて、どの女性がどのパートナーからどの花（カーネーション、スイセン、ユリ、バラ）を受け取ったのでしょうか？[注13]

ご覧のとおり、「洞察」の問題では発想の豊かさが、「分析」の問題では数学的な緻密さが求められている。学生たちはそれぞれのクロノタイプの最適な時間で、分析の問題を正しく解くことができた。その一方で、最適な時間でないときに洞察の問題をより多く正解した。だから私は**ピーク時間以外に執筆し、ピーク時に推敲する**ことを提案しているのだ。

小説以外の文章——技術系の書類やビジネス文書などさほど「創造的」ではないもの——を書くなら、執筆と推敲の両方をピーク時にやればいい。簡潔でわかりやすい文書を作成することが目的なら、思考が散漫にならないよう、集中力が存分に発揮できる時間を選ぶべきだ。

思考に最適ではない状況を、わざとつくることもできる。その方法は？　**中毒のリズム**だ。

シカゴ大学の研究者が創造プロセスに与えるアルコールの影響を調べるために実験を行った。[注14]被験者の一部にはアルコールを与えないが、残りの被験者には血中のアルコール濃度が〇・〇七五になるまでウォッカとクランベリー果汁のカクテルを飲ませた。およそ七二キロの男性の場合、カクテルを三杯半ほど飲めば、それぐらいの濃度になる（アメリカでは〇・〇八を超えると法的に中毒状態とみなされる）。その後、すべての被験者が創造性を測る遠隔性連想検査（RAT）を行った。すると、アルコールを摂取した被験者のほうが、しらふの被験者よりも短い時間でより多くの問題を解くことができたのである。

従って、発想力を意図的に解き放つには、自分がどのタイミングで最もアルコールの影響を受けやすいかを知ればいい、ということだ。この点については、第10章の「飲酒」の節を参考にしていただきたい（ただし念のために付け加えておくが、酒に酔えと言いたいわけではない。特に睡眠まで三時間を切ったら酒には手を出さないほうがいい）。

「ルーティンのリズム」と言うと、少しくどく聞こえるだろうか？　私はそう思わない。執筆のルーティンを確立することで、毎日同じ時間にあなたの想像力に火をつけることができるようになる。ここでは研究の成果を紹介するのではなく、有名な著作家がスケジュールどおりの執筆活動がもたらすメリットについて話した言葉を引用する。文学賞受賞者やベストセラー作家のアドバイスに耳を傾けてみよう。

小説を書くとき、**私は午前4時に起き、五時間から六時間執筆する。**午後、一〇キロ走るか一五〇〇メートル泳いでから（または両方してから）少し読書をして、音楽を聴く。寝るのは午後9時。私はこのルーティンを例外なく毎日続けている。**この繰り返しこそが大事で、一種の催眠術なのだ。自分の精神をより深い場所にもたらすための方法なのである。**

村上春樹

本や物語を書いているとき、**私は毎朝、最初の光が差し込むとすぐに執筆を始めることにしている。**誰にも邪魔されないし、始めたときは涼しかったり寒かったりしても、書いているうちに暖かくなってくる。自分が書いたばかりの文章を読み、次に何が起こるか思い浮かんだときに書くのをやめる。次は直接そこから書き続けることができる。**まだエネルギーが残っていて、次がどうなるかわかっているときに手を止め、次の日また執筆するまで何とか生き延びる。**例えば、朝の6時に書き始めたら、正午あるいはもっと早くに書き終える。

アーネスト・ヘミングウェイ

私は朝に書いて、昼ごろに帰宅してからシャワーを浴びる。誰もが知っているように、執筆とは重労働なので、人の二倍も体を洗い流す必要がある。そのあと、外出して買い物したりする。私は本格的な料理人だから。そうやって、普通のふりをする。ふだんは自分のために夕食を準備して、ゲストが来るときには、キャンドルを用意したり、音楽をかけたり。**食後の片づけが終わったら、自分が朝書いたものを読み返す。**多くの場合、九ページを書いたなら、残るのは二ページ半から三ページぐらいだ。

マヤ・アンジェロウ

私はとても早い時間に起きることが多い。早すぎるとすら思う。4時なんて当たり前。毎朝、日が昇るまでは横になっていようと頑張るけれど、それでも起きてしまうのは頭のなかが言葉であふれているから。だから机に向かって、それらをファイルに流し込む。いつも目が覚めたときには文章が頭に浮かんでいるので、昔から机に向かうことが緊急事態のように感じられる。

バーバラ・キングソルヴァー

夕食の前、ドリンクを飲みながら一時間一人で過ごすようにしている。その日やったことを思い返すために。昼のうちにそれができないのは、時間が近すぎるから。それに、アルコールもページから頭を離すのに役に立つ。頭を考えから解放してほかのことで満たすために、この一時間を使う。**そして前日にやったことをもう一度繰り返すことで次の日を始め、**その後またこの夜のひとときを過ごすのである。

ジョーン・ディディオン

寝室と同じで、書斎もプライベートな空間、夢を見る場所でなければならない。**スケジュール――毎朝同じ時間にそこに入り、数千の単語が紙にあるいはディスクに書き込まれたら出る――は、自分を習慣づけるために存在している。**毎晩だいたい同じ時間にベッドに入ることで眠る準備をするのと同じように、夢みる準備をするために書斎に入ることを儀式にするのだ。

スティーブン・キング

有名作家のクロノタイプ[注15]

イルカ

アレクサンドル・デュマ
フランツ・カフカ
チャールズ・ディケンズ
マルセル・プルースト
ウィリアム・シェイクスピア

ライオン

マヤ・アンジェロウ
W・H・オーデン
ベンジャミン・フランクリン
ヴィクトル・ユーゴー
ジョン・ミルトン
村上春樹
フラナリー・オコナー
シルヴィア・プラス
カート・ヴォネガット
イーディス・ウォートン

クマ

ジェーン・オースティン
スティーブン・キング
ジョージ・オーウェル
トーマス・マン

スーザン・ソンタグ

オオカミ

レイ・ブラッドベリ
F・スコット・フィッツジェラルド
チャールズ・ダーウィン
ジェイムズ・ジョイス
キングズリー・エイミス
ウラジーミル・ナボコフ
ガートルード・スタイン
ウィリアム・スタイロン
ハンター・S・トンプソン
J・R・R・トールキン
マーク・トウェイン
ヴァージニア・ウルフ

◉リズムのおさらい

創造のリズム　ピーク時を外れた時間に虚構の世界や登場人物を創造するタイミング。ピーク時に草稿を推敲するタイミング。

中毒のリズム　少しアルコールを飲むことで非ピーク時の創造的な状態を意図的につくり出すタイミング。

ルーティンのリズム　毎日同じ時間に書きはじめ、同じ時間に書くのをやめる執筆ルーティンを確立するタイミング。

×小説を書くのに最悪な時間

午後2時00分から午後3時30分と午前0時00分から午前7時30分。小説を書くべきでは〝ない〟時間は？　答えは昼寝しているときと睡眠中。この時間は記憶が定着し、遠隔連想が行われるので、次の日の創造性を高めてくれる。

◎小説を書くのに最適な時間

イルカ　執筆、**午前8時00分～午前10時00分。**推敲、**午後4時00分～午後6時00分。**
ライオン　執筆、**午後8時00分～午後10時00分。**推敲、**午前6時00分～午前8時00分。**
クマ　執筆、**午後6時00分～午後11時00分。**推敲、**午前10時00分～午後2時00分。**
オオカミ　執筆、**午前8時00分～午前11時00分。**推敲、**午後6時00分～午後10時00分。**

モーニングページ

一九九二年にベストセラーになった、創造性をテーマにした本『ずっとやりたかったことを、やりなさい。』の著者であるジュリア・キャメロンは、「モーニングページ」を書く利点を力説している。モーニングページとは、意識にのぼった考えの流れを三ページ分書くことを意味する。キャメロンは自身のウェブサイトのビデオ[注16]のなかで次のように説明している。モーニングページには「どんなことを書いてもいい。例えば、猫のトイレ用の砂を買うのを忘れたとか、カーテンを洗わなきゃとか。創造性と関係ないように思えることでも大丈夫。書くことで頭がすっきりしてくるから。小さな掃除機を手に入れたような感覚で、意識の隅々にその先端を突っ込んでいけば、きっとページを埋める何かを思いつくはず」

キャメロンは、たとえ思考が曖昧な部分や暗い場所に入り込んだとしても、その流れを止めるな、と読者に呼びかける。「多くの場合、人は美しく芸術的であろうとする。私は、それは違うと思う。人は情けなくて、かっこ悪くて、不機嫌であるべき」としたうえで、こう主張する。「意識に上ってくる何かを、ただ書き記すだけでいい。瞑想の世界では、意識のなかを漂って心の暗い片隅にたまる考えのことを『クラウド思考』と呼んだりするが、それを書き留める。自分の影に出会い、いっしょにお茶でもどう、と誘い出すのだ。経験から、たとえあなたがネガティブなことをページに書いたとしても、ネガティブな考えがあなたの意識のなかを渦巻いているのではない、ということを私は知っている。モーニングページは、意識をすっきりさせるための、一日をもっと意識的に過ごせるようにするための練習だ」

この三ページは、小説のためでも、あなた以外の誰かに読んでもらうためでもない。詩でもなければ、日記でもない。キャメロンが言うように、意識の流れを書き記すのは、一日に新たな時間を追加する浄化のプロセスなのだ。キャメロンの場合、このプロセスに三〇分から四〇分の時間が必要だそうだ。これを行うことで、あなたはその日をより効果的に、より積極的に過ごせるようになる。失った時間よりも多くの時間を得ることができる。このような、ネガティブな考えを浄化し、時間をよりポジティブに使えるようにする方法を、私は全面的に支持する。

クロノタイプごとのモーニングページを書くのに適した時間は次のようになる。

イルカ　午前6時30分〜7時00分。
ライオン　午前6時00分〜6時30分。
クマ　午前7時00分〜7時30分。
オオカミ　午前7時00分〜7時30分。

＊遠隔性連想検査（RAT）とは、一見無関係な三つの言葉から共通点を見いだし、それらを結び付ける四つ目の言葉を答えるテスト。例えば、「カッテージ」「スイス」「ケーキ」という三つの言葉を提示されたら、「チーズ」が答えだ。

第13章
お金にまつわる「いつ?」

買い物に最適なタイミング

失敗　欲求や外部からの刺激に感情的に反応して、本当は必要でないものを買ってしまい、浪費する。

成功　理性的に考えられるタイミングで判断して買い物をし、支出を適度に抑える。

◉研究でわかったこと

ウインドーショッピングとショッピングの唯一の違いは?　後者だけが実際に金銭が支払われるということ。やろうと思えば、まったくお金を使わずに一日中ウインドーショッピングをすることだってできる。見るだけならお金はかからないから。純粋に楽しむために、ぶらぶらと商品を眺めることもできるし、時間をつぶすこともできる。何か欲しいものがあるときに、どんな商品があるのか下調べとしてウインドーショッピングをしてもいい。

では、買い物に最適な時間はいつだろう？　**財布を家に置いてきたときだ**。

この点に関しては、私を信じてもらいたい。実店舗でもオンラインショップでも、小売店はあらゆる手段を使って人々に〝今すぐその場で〟クレジットカードを使わせようとする。小売業界はおびただしい金額を投じて、顧客の感情を揺さぶり、彼らから理性を奪うための方法を研究しているのである。

店はあなたの弱さに付け入ろうとするのだ。「超お買い得！」や「一個買うと一個おまけ！」などといった誘惑にさらされたあなたは、何も考えずに商品を買い物かごに入れてしまう。慎重派のライオンやイルカとは違って、クマとオオカミは**衝動買いのリズム**の影響を受けやすいのは確かだが、それでも条件さえ揃えば、誰もが誘惑に負けて衝動買いをしてしまい、あとで後悔することになる。

衝動買いをする傾向が特に強いのは、黄体期（排卵と月経のあいだの期間）の女性だ。これは女性差別ではなく、あくまで科学的な研究結果だと認識していただきたい。一八歳から五〇歳の女性四四三人を対象とした調査で、女性は卵胞期や排卵期よりも黄体期で浪費や衝動買いをする傾向が強くなることが確認されているのだ。[注1]それに、黄体期の女性はそのような買い物をしたあとも罪悪感を抱きにくい。要するに、罪や後悔の意識が働かなくなるのである。繰り返すが、これはあくまで科学的なデータである。

女性も男性も、人は興奮しているとき——性的な意味ではなく、感情的に高ぶって喜びに満ちているとき——衝動買いをしがちになる。だから、店舗のなかは刺激(明るい光、さまざまな色、香り、音楽)であふれているのだ。客は文字どおり「目を輝かせる」。興奮すると、人は瞳孔が広がるのだ。いわば頭に血が上ってハイになった状態で、注意散漫になり、そもそも何を買うつもりだったのかを忘れて、買い物リストに載っていない商品に目が行ってしまう。[注2]さまざまな研究を通じて、店舗環境が刺激的であればあるほど、あなたの目が大きく開けば開くほど、財布のひもが緩くなることが証明されている。[注3]

衝動買いのリズムを避けたいなら、店舗の刺激に最も反応しにくいタイミングで買い物をするのがいいだろう。興奮状態にはエネルギー、緊張、快楽(幸福)の三つの側面がある。この三つのすべてが衝動に関係している。ポーランドにおける研究で、次のことがわかっている。[注4]

- 夜型の人は朝型の人よりも一日ずっと不安が強く、幸福度が低い。
- 朝型の人は夜型の人よりも午後5時まで、より多くのエネルギーに満ちている。

これを興奮の三次元モデルの観点から言い換えると、次のようになる。

オオカミとイルカ、そして遅起きのクマは日中、衝動買いの誘惑に負けにくい。ライオンと早起きのクマは、午前中は財布のひもが堅いが、夕方以降は衝動買いしやすい。

興奮とは真逆の理由で衝動買いする人も多い。落ち込んでいるときにお金を使うことで（一時的だとしても）気分をよくしようとするのである。こうした憂さ晴らしのための**買い物セラピーのリズム**には、実際に人の頭から暗い雲を取り除く力があることが、ミシガン大学の研究によって証明されている。[注5] なぜだろうか？　人は人生を自分で制御できなくなったと感じるときがあるが、そんなときに買い物の意思決定をすることで、人生のコントロールを取り戻した気になるのである。オオカミとクマは景気づけの買い物を必要としている場合も、予算に上限を設けてそれを超える前にやめることができるだろう。

性格の観点から、**タイプAのリズム**も購買行動に関係している。野心的な性格（ライオン）は物質的なものの見方をする傾向が強く、ものを買うことを自らの成功の証とみなす。一九三人のオーストラリア人に対する研究を通じて、物質主義とタイプA人格の競争意欲や攻撃性のあいだに直接的な関連があることが確認されている。[注6] タイプAの人にとって、もの──新しい車、大きな家、ダイヤモンドのブレスレットなど──は戦利品なのである。心理学者の一人として、私は所有物をステータスシンボルとみなす人にささやかな警告をしないわけにはいかない。あなたの所有物は、あなた自身ではないのだ。自分の成功を証明するためにいろいろなものを買ったところで、最後はむなしさが残るだけだ。とはいっても、むなしさを覚えるのは七〇歳を超えてからだろうから、それまでは高いおもちゃを存分に楽しめばいい。
イルカも一般的にタイプAの性格とされるが、ライオンと違って神経質で不安に陥りやすい。この気質も財布に負担をかける原因になりえる。イスラエルで行われた研究によると、所有欲の強い人々が攻撃を受けると（この研究は実際にミサイルによる攻撃を受けていた街に住む一三九人を対象にしていた）、買い物をすることでストレスを解消しようとするそうだ。[注7]
財布を空にしないためにもう一つ気をつけなければならない点は、**空腹のリズム**だろう。誰もがうなずけると思うが、**おなかがすいているときには、〝決して〟食料品店に入ってはいけない。**さもないと、陳列棚をきれいさっぱり買い占めてしまいかねない。ミネソタ大学の研究によると、空腹の人が買い物をすると食品以外の商品にも支出する額が増えるそうだ。[注8]研究室での実験で、おなかがすいている被験者は食べ物ではない商品、例えばクリップなどにも手を伸ばした。また、実地調査として、デパートから出てきた買い物客八一人に声をかけ、彼らの空腹度を特定したうえで、レシートを確認したところ、空腹の買い物客はそうでない人に比べてはるかに多くの非食品を購入し、そのときの気分やデパートでの滞在時間に関わりなく、二倍もの金額を支出していたのである。

◉リズムのおさらい

衝動買いのリズム　興奮しているときに（女性は月経前に）ついついものを買ってしまうタイ

ミング。
買い物セラピーのリズム　気分が落ち込んでいるときに買い物をするタイミング。
タイプAのリズム　個人的な成功の尺度としてものを買うタイミング。強いストレスあるいは不安を感じているときに買い物をするタイミング。
空腹のリズム　おなかがすいているときに支出が増えるタイミング。

×買い物をするのに最悪な時間

最も無駄遣いをしやすい状況を「最悪」とみなすなら、次のようになる。

- **女性**　月経の一週間前。食事の二時間前。
- **男性**　食事の二時間前。

◎買い物をするのに最適な時間

最も無駄遣いをしにくい状況を「最適」とみなすなら、空腹ではなく、エネルギーが低下していて、興奮していないときに買い物をするのがいい。この条件を満たすのは昼食のあとだ。

イルカ　午後1時00分。
ライオン　正午。
クマ　午後2時00分。
オオカミ　午後3時00分。

「アマゾンは私が死んだと思っているに違いない」

かつて、**イルカのステファニー**は夕食後毎晩のようにネットサーフィンをしていたそうだ。「私はネットショッピングすればリラックスできると思っていました。でも、人はストレスを感じているときに買い物をしがちになるという話を聞いたとき、私も不安な夜に限ってネットショップを眺めていることに気づいたんです。（夜にコルチゾール値が高くなって）不安を覚えたら、ネットに飛び込む――無意識の反応でした。そこで、ネット遮断アプリを使って、この時間にショッピングサイトを見られないように設定したんです。代わりに、読書とか入浴とか、気分を落ち着かせることをするようにしました。アマゾンは私が死んだと思っているに違いありません！　タイミングの力が、私のクレジットカードの請求額を大きく減らしてくれました」

富を築くのに最適なタイミング

失敗　自分のクロノタイプの特性と矛盾する方法を用いて富を築こうとする。
成功　自分のクロノタイプの特性を活かして裕福になる。

◉研究でわかったこと

本書は「何」を「どう」すべきかをテーマにした本ではない。投資、貯蓄などのヒントが欲しいなら、ほかの本を読む必要がある。ポートフォリオやヘッジ（詳しい意味はわからないが）に適した時間や曜日を提案することもできない。私にできることは、各クロノタイプの特性をうまく利用すれば、経済的な安定が得られやすくなる事実を説明するだけである。

例えば、ライオンの成功者のなかには**朝の儀式のリズム**を生活に取り入れている人が多い。彼らは朝早く起きて、ほかの人々が目を覚ますまでの静かな数時間を最大限に活用する。アップル、シスコ、クライスラー、ディズニー、ゼネラルエレクトリック、プロクター・アンド・ギャンブル、スターバックス、ユニリーバ、ヴァージン、ゼロックスなど、そうそうたる大企業の現職あるいは元CEOたちは午前6時よりも前に起床することが知られている。では、超がつくほど裕福な人々は、なぜ夜明けとともにベッドから飛び出して仕事のことが考えられるのだろうか？　彼らは達成を追い求めている。彼らの遺伝子には成功への衝動が刻み込まれているのだ。

ライオンはおおむね野心的で、競争意欲が強く、ほかのクロノタイプよりもビジネスで成功しやすい。そして成功の秘訣として、朝の時間の使い方を挙げる人が多い。『うまくいっている人は朝食前にいったい何をしているのか』というタイトルで、ビジネスジャーナリストのローラ・ヴァンダーカムがこのテーマだけで一冊の本を書き、数多くの成功者たちの朝の儀式を紹介している。では、私たちが寝ているあいだに、彼らは何をしているのだろうか？　ヴァンダーカムによると、彼らは運動し、夢の計画を立て、瞑想し、タスクリストをつくり、家族との時間を過ごし、大局的な方針を考え、電子メールを読み書きし、情報を集め、ほかの人々（おそらくライオン）と連絡を取り合い、世界を支配する方法について考えているのだ。

「早寝早起きは人を健康に、裕福に、そして賢くする」と言ったのはライオンのベンジャミン・フランクリンだとされている。同時に彼はタスクリストの支持者でもあり、毎朝（早朝）「今日は何をすべきか」自分に問いかけることを日課にしていた。毎朝の儀式として5時から8時まで「起床し、顔を洗い、〝強力な善〟に取り組む。その日のビジネスを企て、決意を固める。そして現状調査を行い、朝食をとる」。現代風に言い換えるなら、「起きて、シャワーを浴びてから瞑想をして、計画を立てて、それを達成すると心に誓う。世間で何が起こっているか少し調べてから、朝食をとる」ということだ。すばらしい習慣ではないだろうか。

イルカとクマは朝のうちはまだ頭が冴えていないので、ライオンのような儀式を行ったところで必要な睡眠時間が削られるだけだ（睡眠が不足すれば、誰も富を築くことはできない）。その代わりに、起きてから活動的になるまで数時間かかる人は**大計画のリズム**に注目しよう。創造性が発揮されるこの時間を利用して、将来自分に富をもたらすであろう壮大な計画を練るのである。

そのタイミングについて説明する前に、大きな計画の着想がどのように生まれるのか簡単に見てみよう。アイデアの誕生には、脳内の三つのネットワークが関係している。

- **制御《コントロール》ネットワーク**　このネットワークには前頭前野と後部頭頂葉が関係している。困難な問題の解決に集中しているとき、このネットワークが活性化する。
- **想像《イマジネーション》ネットワーク**　これが通常状態のネットワークで、前頭前野の一部と側頭葉の内側領域に加え、ほかの領域も関与している。これが活性化しているとき、思考は過去や未来へと〝さまよいながら〟夢想する。
- **柔軟性《フレキシビリティ》ネットワーク**　これには前帯状皮質背側部と島皮質前部が含まれていて、体内と体外で何が起こっているかを把握し、その時点における最も重要な考えを優先する働きを担っている。例えば、「おなかがすいた」と考えるのもこのネットワークの働きだし、想像ネットワークで生まれたささいな思考の糸を制御ネットワークに引っ張り上げて大計画に紡ぎ合わせるのも、このネットワークの仕事である。

この三つのネットワークが協力して働けば、人は大きな発想を生み、認め、練り上げることができるのだ。

だが、いつ、そのような洞察が生まれるのだろうか？　実際のところ、いつでも、どこでも生まれる可能性がある。洞察が生まれるときの神経の働きを調べるために、ノースウェスタン大学の研究者が脳波計とＭＲＩを使って、被験者がひらめきを得るとき、いわゆる「アハ体験」時の神経活性がどの時点で発生するのか特定しようとした。[注9]その結果、突然のひらめきは文字どおり「突然」生じることがわかった。時間とか、その前に何を考えていたかとかに関係なく、まったく予測不能で、追跡もできなかったのだ。

その一方で、精神状態がピークにないとき、つまり**意識があれこれとさまよっているタイミングで、突然の洞察が訪れやすい**ことが、数多くの研究で確認されている。[注10]精神は「休んでいる」ときも、何もしていないわけではない。記憶とアイデアを能動的に処理しているのだ。新聞を読んでいるとき、テレビを観ているとき、メールをチェックしているとき、ネットサーフィンをしているとき、思考は創造的にならない。シャワーのとき、野菜を切っているとき、瞑想しているとき、夜空を眺めているとき、ベッドに横になってうとうとしているときこそ、着想が得られるのだ。創造性の仕組みを理解しているグーグルは、エンジニアに一日の仕事時間の二〇パーセントを夢想することに使うよう指示している。この、いわゆる「20％時間」に独創的な考えが生まれやすいことを知っているからだ。

クマとイルカにも、精神をさまよわせて創造的になれるタイミングが一日に何度か訪れる。従って、クマとイルカにはライオンを見習って、一日の決まった時間に二〇分ほど、日々の仕事を忘れて夢想する時間を設けることをお勧めする。起きてすぐ、午後の休憩時間、夜の入浴などの時間を利用すればいいだろう。

オオカミは生まれつき創造的だ。むしろ、アイデアはたくさんあるが、それを現実的に追い求め、まとめる力に欠けていると言える。私の考えでは、ビジネスの世界では、オオカミはライオンと手を組むべきだ。オオカミがアイデアを出し、ライオンが実行に移すのである。

富という観点から見た場合、オオカミにはライオンにはない秘密兵器がある。それは何か？本当に裕福な人々に共通する習慣とは何だろうか？　もちろん、人間関係や人一倍の努力、あるいは勤勉さも大切だ。でも、リスクを恐れない心も同じぐらい重要になる。**リスクテイキングのリズム**に乗るという点で、オオカミに優る者はいない。シカゴ大学が行った研究では、二〇歳から四〇歳までの一七二人の男女がクロノタイプごとに分かれて、ドメイン特異的リスクテイキング（DOSPERT）スケールをテストした[注11]。その目的は、五つの分野《ドメイン》――倫理、経済、健康・安全、娯楽、社会――においてどの程度のリスクを受け入れるかを調べるためだった。被験者は以下に挙げるような状況で自分がどう反応するかを1から7までの数字を挙げて評価する（1が「可能性が極めて低い」で、7が「可能性が極めて高い」）。

1 自分の好みが友人の好みと異なっていることを認める。
2 手つかずの自然のなかでキャンプする。
3 競馬で一日分の収入を賭ける。
4 まあまあの成長率を示す分散型ファンドに年収の10％を投資する。
5 人づきあいのために酒を多く飲む。
6 所得税申告の際に複数の疑わしい控除を申請する。
7 大きな問題が生じた際に権力者の意見に反対する。
8 多額の賞金がかかったポーカーに一日分の収入を賭ける。
9 既婚の男性または女性と不倫関係をもつ。
10 人の仕事を自分のものにする。

テストの結果、次のことがわかった。

男性のライオンが社会的なリスクを冒すのに最も積極的だった。権威に逆らうことにも、会議で自分の意見を押し通すことにも、気後れを感じないのだ。

そのほかの分野では、勝者はいつもオオカミだった。女性のオオカミは倫理的、経済的、そ

して健康上のリスクを冒しやすく、男性のオオカミは娯楽の分野で最もリスクを恐れない。

オオカミは衝動的で、新しもの好き。同時に知的でもある。彼らは計算したうえでリスクを冒すのだ。この意味で、チームに「やろう！」と声をかけてくれるオオカミが一人いれば、心強いだろう。オオカミはミスをすることも多いが、失敗から学ぶ知性も持ち合わせている。

◉リズムのおさらい

朝の儀式のリズム　ライオンが早朝の時間を世界支配への道ならしのために活用するタイミング。

大計画のリズム　将来裕福になるための大きな計画を思いつくために、すべてのクロノタイプが夢想の力を活用するタイミング。

リスクテイキングのリズム　オオカミが危険と思えるチャンスに果敢に挑み、成功への道を突き進むタイミング。

×富を築くのに最悪な時間

正午から午後2時00分。昼食時はどのクロノタイプも覚醒および集中しているので、夢想やリスクテイキングには向いていない。

◎富を築くのに最適な時間

イルカ　**午前9時00分〜正午。**睡眠慣性時の夢想。
ライオン　**午前6時00分〜午前9時00分。**ライオンが世界を味方につける時間。
クマ　**午前7時00分〜午前9時00分。**睡眠慣性時の夢想。**午後8時00分〜午後11時00分。**夜の夢想時間。
オオカミ　**午前7時00分〜午前10時00分。**睡眠慣性時の夢想。**午後9時00分〜午前0時00分。**夜の夢想時間。

交渉に最適なタイミング

失敗　疲れているとき、おなかがすいているとき、頭がうまく働かないときに車や家の売買交渉、あるいは昇給の交渉を行って大損をする。
成功　集中力とエネルギーが最高に高まっているタイミングで車や家の売買交渉、あるいは昇給の交渉を行い、有利な条件を引き出す。

◉研究でわかったこと

いつごろ覚醒度がピークに達し、精神や思考が最も研ぎ澄まされて強くなるか、ここでもう一度おさらいしておこう。

- **イルカ**　午後の半ば。
- **ライオン**　早朝。
- **ク　マ**　午前の半ば。
- **オオカミ**　夕方。

このタイミングで、人は交渉に必要な計算や主張が最も適確にできるようになる。またすでに述べたように、ピーク時であろうとなかろうと、睡眠不足の人はいらいらしがちになり、集中もできないので、自分の有利になるように交渉を進めることができなくなる。

しかし、クロノリズムのピーク時ならどんな交渉もうまくいく、というわけではない。自分と相手の能力に関係するほかの要素にも注目する必要がある。

倫理や道徳の境界線が曖昧になる時間を**無情のリズム**と呼ぶことにしよう。心理学者はそのような状態を**モラル効果**と呼ぶ。自動車ディーラーと売買交渉をしたことがある人は想像がつくと思うが、交渉をする両者はあらゆる手を尽くして自分に有利な価格や条件を引き出そうとする。一日の特定の時間に、人はより道徳的になったり、逆に情をなくしやすくなったりするのだ。コーネル大学とジョンズ・ホプキンス大学の研究者が、人がどの時間にゲームでインチキをしやすくなるか調べた。[注12] 被験者はゲームをする際、成績に応じて賞金を出す（スコアが高ければ高いほど賞金も多くなる）と言われ、のちにスコアを自己申告するのである。

誠実さの度合いという点では、朝型の人と夜型の人のあいだに差はなかったが、朝型の人は午前中により正直にスコアを申告し、夜型の人は午後遅くにより正直にスコアを申告した。つまりクロノタイプによって、道徳心が弱まるタイミングが違っていたのだ。

本書の読者の皆さんは、交渉を自分に有利に進めるために嘘をついたりインチキをしたりすることのない立派な人物に違いない。でも、交渉には相手がいる。その相手、例えば車のディーラーは無情のリズムに影響されていると考えて、交渉のスケジュールを立てるといいだろう。**疲れている人は道徳心が弱くなる。覚醒している人は誠実になる。**相手のクロノタイプを知るには、交渉の最初に次のような質問をすればいいだろう。

1　「私、昨日はほとんど眠れなかったんですよ。あなたはどうですか？　あなたも不眠で悩んだりしていませんか？」。**もしディーラーがイルカなら、午後に交渉しよう。**

2　「試乗をしてみたいんですが、朝の6時半でも大丈夫ですか？」。ライオン以外のディーラーはもっと遅い時間の試乗を勧めてくるだろう。もし相手が同意し、しかも朝から上機嫌なら、その人はライオンだと考えて間違いない。**ディーラーがライオンなら、午前中に交渉しよう。**

3 「昼食後はいつも眠くなるんですよね。誰かが私のスープに睡眠薬でも入れたんじゃないかって思うぐらいです。あなたはどうですか？」。この問いかけにためらいなくうなずく人はクマである可能性が高い（人口比から見ても、交渉相手がクマである可能性がいちばん高い）。**ディーラーがクマなら、午後の半ばに交渉する。**

4 「営業は何時までですか？　夜の8時を過ぎないと、店に行けないのですが……」。この時間、ライオンは疲れ果てているし、クマはそんな時間に仕事をしようとしない。でもオオカミは会ってくれるだろう。**ディーラーがオオカミなら、交渉を夜に設定しよう。**

一日には、**ゲームのリズム**も存在する。精神状態が交渉に適している時間は？　答えは簡単、昼食の直前以外だ。

イスラエルのベエルシェバにあるベン＝グリオン大学の研究者が、仮釈放の是非を決める聴聞会における司法判断は事実だけにもとづいて行われているのか、それともほかの要素——心理、政治、社会——の影響も受けているのかを知るために調査を行った。[注13]すると、ほかの要素は司法判断には影響しないが、時間、特に判事の昼食あるいは軽食休憩の時間が判断に大きく関係していることがわかったのだ。

午前中、仮釈放の申請が受け入れられる率は六五パーセントだったが、聴聞会の状況や仮釈放を求める囚人の態度とは関係なく、昼食の直前にはゼロにまで落ち込んだのである。昼食後、仮釈放が認められる率はまた六五パーセントにまで上昇した。昼食直前の判事は空腹のせいで判断が厳しくなったのだろうと想像するのはたやすい。しかし、研究者は違う見方をしていて、彼らは朝から数時間司法判断を下しつづけたことで、判断力が損なわれるのだと結論づけている。判事は無意識のうちに、「もう何件もイエスと言ったから、そろそろノーと言ったほうがいい」と考えてしまうのだろう。

ホルモンも、昼食前の覚醒度を下げる原因の一つに数えられる。**人は四時間以上何も食べずにいると空腹時低血糖と呼ばれる状態に陥る。**グルコース（エネルギー）を全身に送り届ける役割をもつインスリンが残業して働きつづけ、その悪影響として混乱、めまい、疲労、不安、いらいらなどを引き起こし、最後は「とにかく何か食べたい！」という気になるのだ。そうなってしまえば、人は食べ物以外のことに気が回らなくなるので、交渉どころか会話をする能力さえ損なわれてしまうのである。

この判断疲れと空腹には判事ですら抵抗できないのだから、一般人は疲れているとき、おなかがすいているとき、あるいは消耗しているときには契約などを結ばないほうがいいだろう。何かを食べて休憩したあと、フレッシュな精神状態で交渉ができるように計画を立てる。例えばあなたが今日五件目の交渉をしているなら、それだけで相手のほうが有利な立場にあるということだ。交渉も経験を重ねれば上達するに違いないが、タイミングは経験よりも強力に作用するのだ。

◉リズムのおさらい

無情のリズム　あなた（または交渉相手）の道徳心や倫理観が弱まり、嘘をついたりインチキをしたりする可能性が高くなるタイミング。

ゲームのリズム　最後にものを食べてから一定の時間がたち、消耗して空腹感が強まると、交渉に集中できなくなるタイミング。

×交渉をするのに最悪な時間

昼食の直前。あまりよく眠れなかった日は特に注意。相手に言いくるめられてしまうだろう。

◎交渉をするのに最適な時間

イルカ　午後2時00分。昼食後のエネルギーと注意力の低下が終わったあと。

ライオン　午前8時00分。朝食後。
クマ　午後3時00分。昼食後のエネルギーと注意力の低下が終わったあと。
オオカミ　午後4時00分。昼食後のエネルギーと注意力の低下が終わったあと。

「ノーと言えるようになった」

「私は所属部署の統括者なので、スタッフや取引相手と交渉するのが日常です」と**クマのベン**が言った。「大金がかかった取引ではなく、たいていは小さな話です。誰かが休暇を取りたがっているとか、誰がどのシフトに就くとか。みんなは自分のことだけを考えて言ってきますけど、私は部署全体のことを考えなければなりません。交渉を科学的に考察するというのは、私にはとても興味深いテーマでした。私は午後よりも朝のほうが交渉に負けやすいのかどうか、知りたかったのです。科学は嘘をつきません。疲れているとき、特に強く迫られたら、私は言い負かされることが多いのです。で、簡単にイエスと言ってしまい、つじつまを合わすためにあとで苦労しなければならなくなる。そこで、部署内でルールを決めました。休暇願やシフト替えなどの個人的な要望は午後の3時半から4時までの三〇分だけ受け付けることにしたのです。このたった一つの変化が、仕事をずいぶん楽にしてくれました！　冴えた頭で交渉できるようになった私は、『だめだ、それは受け入れられない』と言えるようになったのです」

売り込みに最適なタイミング

失敗　自分が売りたいものを相手が買うように人を説得することができない。
成功　商品を買うように相手を説得することができる。顧客からの信頼も厚い。

◉研究でわかったこと

買い手と売り手の関係はとても微妙だ。顧客をうまく誘導して買う気にさせたのに、最後の瞬間になって断られた、などという話はよく聞く。そうならないためには何をすればよかったのか、よくわからないことも多い。この世には、生まれながらにセールスが得意な人がいて、シロクマに雪を売ることもできそうだ。でも、セールスの達人でない私たちは、タイミングをうまく利用することで取引を成功させよう。

セールス担当者にとって、最も重要なのは相手に信頼されることだろう。**信頼性のリズム**はあなたの顔に表れている。魅力的な顔の人が信頼されるというわけではない。それどころか、顔が魅力的な人ほど信頼されにくいという調査結果が出ている。調査を行ったのはプリンストン大学[注14]の研究者で、一一種類の女性の顔をコンピュータで作成し、それを客観的に「平均以下」、「典型的」、「最も魅力的」などと九つの段階でランク付けした。実験の参加者はそれらを見て、信頼性の観点から採点したのである。その結果、最も魅力的でない顔と最高に魅力的な顔よりも、「典型的」な顔のほうが信頼されやすいことがわかった。

　スウェーデンで行われた別の調査では、四〇人が人々の顔写真を疲労や悲しみの点で評価した。[注15]写真のなかには、実際に疲労している人の顔写真もあった。彼らは、三一時間眠らずに生活してから写真を撮ったのだ。彼ら睡眠不足の人々はまぶたが垂れ下がり、目が赤く、くまができ、皺も目立ち、口角も下がっていた。要するに、きれいに映っていなかった。参加者はそのような人々を「悲しげだ」と評価した。誰もが悲しげな表情をすることがあるが、セールス担当者が悲しそうな顔をしているという話はあまり聞いたことがないし、信頼性を高める要因にもならない。つまり、**疲れているときや眠いときには何も売らないほうがいいということだ。**

　イルカの皆さん。こんなことを言うのは気が引けるが、あなたがセールスの分野で成功することはないだろう。

　セールスが成功するかどうかは、販売が実現するまであきらめずに続けることができるか否かにかかっている。一日に何度か、人はホルモンの影響で攻撃的になる。そして、買い手が攻撃的になっているときは、セールスは成約しにくい。オランダでの研究を通じて、攻撃のホルモンであるテストステロンが増えると人は他人を信用しにくくなることが明らかになった。[注16]

この実験では、一二人の女性に人々の表情を見せ、その人物の信頼性を評価してもらい、そのときの脳の反応を、MRIを使って調べたのだ。被験者の一部にテストステロンを投与したところ、投与されなかったグループよりも信頼性を低く評価する傾向が現れた。買い手の体内をテストステロンが駆け巡っていると、売り手であるあなたを信用しにくくなるということだ。平均的なクマの場合、テストステロンのピークは早朝と運動後に訪れる。この時間、クマの買い手はあまり人を信用しないと心得ておこう。

同様に、コルチゾール値の上昇が不信感につながることも、日本での研究で確認されている。[注17] コルチゾールは概日リズムに応じて増えたり減ったりするが、ストレスに満ちた状況でも増加する。ストレスを感じているとき、買い手はあなたを信用しないので、成約しない可能性が高い。

柔軟性のリズムがピークになっているとき、つまり脳が活発に働き、あらゆる角度から物事を眺めることができるとき、セールスは成功しやすい。メキシコで実験が行われ、八人の被験者が二四時間にわたって一〇〇分ごとに認知能力の柔軟性を調べるテストに参加した。[注18] 覚醒度とパフォーマンスがピークを外れて低下すると、認知機能も低下して、問題解決能力や意思決定能力が損なわれることがわかった。何かを売ろうとしていて、相手にためらいや反論をする暇を与えないほど素早く考えなければならないとき、それがたまたま柔軟性のリズムが低下する時間だったら、あなたの脳はうまく回らないだろう。

しかし、少なくとも一日に一回、リズムの低下を簡単に防ぐことができる。ベルギーで行われた実験によれば、三〇分間の昼寝、または明るい光を浴びることで、午後の認知柔軟性の低下を防げることがわかったのだ。[注19] 何もしなかった対照群に比べて、昼寝をしたか光を浴びた被験者は、あるテーマから次のテーマに考えを切り替える能力や二つ以上のことを同時に考える能力が高まることが確認された。これこそ、まさにセールスに必要な能力――相手の一歩、二歩先を考える力――だと言えるだろう。ほとんどの人はオフィスで昼寝はできないだろうから、代わりに**午後に明るい光を浴びる**ようにすればいい。光がリセットボタンを押してくれるので、あなたのセールス力が回復するはずだ。

◉リズムのおさらい

信頼性のリズム　最高の表情をつくり、買い手の信頼を勝ち取るタイミング。

柔軟性のリズム　買い手の一歩先を行くために、二つ以上のことを同時に素早く考えることができるタイミング。

×売り込みに最悪な時間

午前10時00分以前と午後10時00分以降。この時間、あなたが疲れた顔をしている可能性が高いので、相手から信頼されにくくなる。また、早朝と深夜は思考能力もピーク時間を外れている。

◎売り込みに最適な時間

イルカ　午後5時00分～午後9時00分。コルチゾールが流れ、覚醒度も思考の柔軟性も高まるこの時間を利用して、セールスに励もう!

ライオン　午前10時00分～午後3時00分。午後にコルチゾール値が下がって疲れが（表情に）出はじめるまでが勝負。

クマ　午前10時00分～午後6時00分。クマはセールスに向いていて、午前の半ばから夕方まで才能を発揮できるだろう。思考の柔軟性が下がるのを防ぐために休憩を取り入れれば、午後も活動を続けることができる。

オオカミ　午後4時00分～午後10時00分。遅い時間のシフトを選び、表情がすっきりしていてコルチゾールがあふれだしている時間に電話や対面で交渉すれば、相手を圧倒することができる。

第14章
余暇にまつわる「いつ？」

テレビに最適なタイミング

失敗　罪悪感を覚えながら深夜まで何時間もお気に入り番組を観つづけ、不眠症や睡眠慣性を引き起こす。

成功　一日の早い時間にお気に入りの番組を何時間か観るが、適切な時間にテレビを消すので、罪悪感にさいなまれることも睡眠不足に陥ることもない。

◉研究でわかったこと

本書をここまで読み進めてきたあなたには、睡眠、食事、運動、仕事、思考、学習などが概日リズムに与える影響について、幅広い知識が身についているはずだ。同じように、余暇の過ごし方にも概日リズムを損なったり強化したりする力がある。

アメリカ人が大好きなものといえば、アップルパイとテレビだ。仕事が終わって、夕食の片づけも終わったころ、一家全員がテレビの前のソファに腰を下ろし、リラックスする。私の家族も、夜の8時からパワーダウン時間までぶっ続けでテレビを観ることもある。三時間もちらつく画面――スマホやタブレットも含めて――を眺めつづけるのは健康にとって最悪の習慣とまでは言わないが、何事においてもやりすぎは禁物。テレビも例外ではない。

最初に注目すべきは**不眠症のリズム**だろう。テレビが発するブルーライトが夜に目に入ると、睡眠・覚醒のサイクルが乱れてしまう。**人間が進化を通じて適応してきたバイオ時間にとっては、夜は真っ暗であるべきだ。**そうでなければ、脳の松果体と呼ばれる部位が混乱に陥ってしまう。松果体は夜が来たと察知し、メラトニンを分泌してあなたを眠りに誘おうとするのに、日光に似た明るいブルーライトが脳に昼間であるかのような錯覚を起こさせるので、メラトニンの分泌が抑制される。暗い部屋で三メートル以上画面から離れてテレビを観ると、概日リズムへの影響はそれほどひどくはならない。だが、いつも不眠症に苦しめられている人はもちろん、ときどき眠れない夜を過ごすことがある人も、タブレット端末やスマホなどのデバイスを至近距離から眺めると、その影響をもろに受けてしまう。

イルカの場合、辺りが暗くなってから明るい光を浴びると、ホルモンの作用が逆転し、その

後数時間は眠れなくなる。興味深いことに、私のもとを訪れるイルカの大半は、テレビを観てからじゃないと眠れないと主張する。しかし実際には、テレビが彼らを睡眠不足のサイクルに閉じ込める役割を果たしていると言える。

テレビ視聴と**うつのリズム**は鶏と卵のような関係だ。テキサス大学が三一六人の若い成人を集めて、彼らのテレビ視聴習慣と孤独感、うつ、衝動性、依存行動の関係を調べた。[注1]すると、重度のテレビ好きはテレビを観はじめると、もう一話だけ、もう一話だけと際限なく観つづけてしまう依存傾向のあることがわかった。問題は、どちらが先か、ということだ。依存症や孤独感が先だったのか、それとも連続ドラマの一気見が最初だったのか？　これは新しい現象で、心理学者も答えをまだ見つけていない。しかしながら、クロノタイプのうちでオオカミがいちばん孤独やうつ、あるいは依存症に陥りやすいことはわかっている。従って、オオカミこそ、夜遅くまでテレビを観る習慣に陥りやすいことは容易に想像がつく。その行為がさらに、ただでさえほかの人とは大きくずれている彼らのバイオ時間に深刻な影響を与えるのだ。

ベッド内でのスクリーンの使用（テレビ、コンピュータ、スマートフォンなど）と不眠症および日中の眠気について、ノルウェーの研究者たちが調査した。[注2]スクリーンの使用と不眠症が関係していることは以前から実証されてきたが、五〇〇人以上の被験者を対象にしたノルウェーの研究では、ベッド内でのスクリーンの使用時間とクロノタイプのあいだに関連があることが新たに確認された。朝型の人は、ベッド内でスクリーンを使うことがいちばん少なかった。いちばんよく使うのは夜型の人で、そのせいで彼らの不眠症と睡眠慣性の症状がさらに悪化していたのだ。**オオカミが夜に二時間以上テレビを観ると、間違いなく眠れなくなり、その結果、日中の活力が失われ、行動にも多大な悪影響が出る。**

食べすぎのリズムもまた、テレビの視聴と関係している。一つの快楽に溺れてしまうと、次の快楽にも溺れやすくなる、と言えるだろう。ボーリング・グリーン州立大学の研究者が減量プログラムに参加する太りすぎの中年成人一一六人を調べたところ、食べすぎとテレビ視聴は切っても切り離せない関係にあることがわかったのだ。[注3] 人はテレビを観ると、ものを食べてしまう。たとえ、減量しようと心に誓っていても。

クマとオオカミも、テレビを観れば観るほど、摂取カロリーも増えてしまう。体重を減らしたいとき、テレビ（そしてその際の食べすぎ）と夜は最悪の組み合わせだ。

では、テレビを長時間観るのは、いつでも悪いことなのだろうか？　それは違う！　日曜日の午後、大好きな番組を観て過ごすのは楽しいだけでなく、文化的でもある。私も、息子といっしょにバレット・ジャクソンの自動車ショーを観る楽しみを、失いたくはない。ただ、昼間の明るいうちに観ればいいだけの話だ。そうすれば、ブルーライトに睡眠を妨害されることもないし、暴食してメラトニンの分泌を混乱させる恐れもない。

また、友人や家族とテレビを観ることは、孤独やうつ病の〝予防〟にもつながる。オオカミは、何話も一気見して罪悪感にさいなまれることがないように、二話か三話でテレビを消せる自制心のある人といっしょに観ればいいだろう。

◉リズムのおさらい

不眠症のリズム　テレビを長時間観ることで、メラトニンの分泌が乱れて眠れなくなるタイミング。

うつのリズム　おもにオオカミで、テレビの見すぎが孤独感やうつ症状を（あるいは孤独感やうつ症状がテレビの見すぎを）引き起こすタイミング。

食べ過ぎのリズム　一つの快楽がほかの快楽への没頭を引き起こすタイミング。

×お気に入りの番組を一気見するのに最悪な時間

午後10時00分以降。ごく一般的な社会的スケジュールで仕事をしている人は、クロノタイプに関係なく、午後10時までにすべてのスクリーンをオフにして、パワーダウン時間に移行すること（第9章の「就寝」を参照）。タブレットやスマートフォンのスクリーンもこれに含まれる。

◎お気に入りの番組を一気見するのに最適な時間

イルカ　午前10時00分～午後2時00分。睡眠慣性が続く朝から昼にかけて。午後になると、イルカは頭が冴えてくるので、そのころにテレビのスイッチを切る。

ライオン　午後7時00分～午後10時00分。ライオンにとってくつろぎの時間。ときどき眠れないことがあるライオンはベッドのなかでスマートフォンなどのスクリーンを眺めてはならない。

ク　マ　週末の**午後3時00分～午後9時00分**。ただし、土曜日の夜に徹夜するような愚は避けること。そんなことをすれば睡眠パターンが乱れ、次の週に悪影響が出る。

オオカミ　週末の**午後5時00分～午後11時00分**。ただし、土曜日の夜に徹夜するような愚は避けること。睡眠パターンが乱れ、次の週に悪影響が出る。オオカミは一人でテレビを観るのを避けたほうがいい。いっしょに観てくれる友人や家族がいれば、「もう一話だけ」の悪循環を止めることができるだろう。

ダークトライアド

おもしろそうな番組名？　いや、「ダークトライアド」とは心理学用語だ。次の三つの特性を指していて、一人の人物がすべての特性を備えていたら、その人は怪物のような悪人になる可能性が高いとみなされる。

精神病質《サイコパシー》……情け容赦なく、衝動的で冷淡。
自己愛傾向《ナルシシズム》……高慢で自己中心的。共感が欠如。
権謀術数気質《マキャヴェリアニズム》…人をだまし、巧みに操る。策略を企て、人を搾取する。

次に紹介するのは、一般的なダークトライアド人格テストの抜粋だ。[注4] 自分に当てはまる項目がいくつあるか、チェックしてみよう。

1　自分の秘密を人に打ち明けるのは賢いことではない。
2　自分の道を切り開くために、他人を巧みに利用することが好きだ。
3　たとえどんな方法を用いてでも、有力者を自分のそばに置いておきたい。
4　多くのグループ行動は、私がいなければつまらないものになる。
5　権力者に報復するのが好きだ。
6　仕返しはできるだけすぐに、そして執拗に。

これらの項目に強く同意できる人ほど、暗い《ダークな》人格をもつとされている。

ここでオオカミの皆さんに悪い知らせを。性別に関係なく、オオカミがこの三つの特性を兼ね備えている可能性がいちばん高いことが、研究を通じて確認されている。[注5]

でも、すべての読者にうれしい知らせを。テレビドラマなどに登場する最も魅力的なキャラクター、つまり私たちが見飽きない登場人物のほとんどは、これらの特徴をもっているのだ。テレビドラマの登場人物たちの性格とクロノタイプを列挙してみれば、悪役たちはみな夜の生き物であることがわかる。

自分が「ブレイキング・バッド」のウォルター・ホワイト、「マッドメン」のドン・ドレイパー、「ゲーム・オブ・スローンズ」のサーセイ・ラニスター、あるいは「ハウス・オブ・カード」のフランク・アンダーウッドだと想像してみよう……。そのうえで、先のテストをもう一度読んでみよう。私が何を言いたいか、もうおわかりだろう。ダークトライアドの人物は邪悪で、自己中心的で、あくどくて、人の心を扱うのがうまい無法者だが……目が離せないほど魅力的なのだ。

ネットサーフィンに最適なタイミング

失敗　昼も夜も、気づいたらネットを眺めていて、夜眠れず、翌日はぼうっとしていて何も手につかず、不安に陥る。

成功　リラックスする時間に楽しくネットサーフィンして情報を集めるが、就寝の一時間前にはスイッチを切るので不眠症にはならない。

◉研究でわかったこと

インターネットの利用のしかたには二種類ある。「楽しくて役に立つ」ネットサーフィンと「時間と脳を酷使する」ネットサーフィンだ。

一日に一時間ほど、おおざっぱな目的意識をもってインターネット上でショッピングしたり、メッセージを送ったり、情報を集めたり、ソーシャルメディアにアクセスしたりするのが「楽しくて役に立つ」ネットサーフィンだ。

一方、それ以外のインターネット利用は「時間と脳を酷使する」（浪費型の）ネットサーフィンとみなすことができる。自分には必要のない情報を際限なく検索したり、意味もなくリンクを次々とクリックしたり、無意識のうちにSNSにアクセスしつづけたりする。

おそらく誰もが、浪費型のネットサーフィンは仕事にも悪影響を及ぼすと知っているだろう。しかし、それがバイオ時間や幸福度にも作用するとは、気づいていないのではないだろうか。

すでに述べたように、どのクロノタイプにも毎日数時間、覚醒度がピークに達するタイミングがある。集中力が鋭くなり、エネルギーが満ちる時間だ。しかし、その集中力も頭の冴えも、浪費型のネットサーフィンによって台無しになってしまう。このいわばブラックホール状態に、私も何度か陥ったことがある。初めのうちは目的をもって検索を始めるのだが、気づいたときには何も得るものがないまま三時間が過ぎていた、とか。指の向くまま、気の向くまま、リンクをクリックするとそこには予想もしなかった世界が広がっている、ということ自体は無意味なことではない。注意力が散漫になっている創造的な時間に、インターネットの虹の道筋をたどっていくと黄金の壺を見つけることができるかもしれない。しかしピーク時間には、リンクが虹色に見えてもクリックしないほうがいい。さもないと、**生産性のリズム**が崩れてしまう。

ソーシャルメディアは集中の敵だ。 さて、フェイスブックの誘惑にいちばん弱いのはどのクロノタイプだろうか？　スペインで行われた調査によると、人生を最もフェイスブックに邪魔されているのは夜型の人だそうだ。[注6]

日本で行われたおよそ二〇〇人の医学生を対象にした調査でも、オオカミが最もソーシャルメディアに没頭することが確認されている。[注7] 興味深いことに、夜型の女性はツイッターに特に熱心になることもわかった。この傾向は衝動性と関係している。スクリーンにポップアップが現れると、オオカミは通知の中身を確認せずにはいられないのだ。で、結局没頭してしまう。

自分の神経経路を混乱させる恐れがあるのに、オオカミはそうせざるをえないのだ。頭が混乱して、ぼうっとして、ミスを犯しやすくなる**愚鈍化のリズム**は、ネットにアクセスする頻度と関係している。イギリスで一八歳から六五歳までの二一〇人の被験者を対象に、インターネットの使用と記憶および運動機能の障害の関連を調べる研究が行われた。[注8] すると、**スマートフォンを眺める時間が長い人ほど、日常生活で多くのミスをすることがわかったのだ**。約束をすっぽかす、話しかけられてもぼうっとしている、物忘れ、道路標識を見間違える、などだ。

要するに、**スマートフォンは人を愚かにする**のである。

ほとんどの人はスマートフォンを服のポケットやバッグに突っ込んで、いつでもどこでも使うので、どのタイミングでインターネットの使用が時間と脳を最も浪費するのか特定するのは難しい。多くの人がインターネットを使う**トラフィックのリズム**があることは広く知られているが、特定のクロノタイプにとっては都合の悪い時間帯だ。トラフィックが激増するネットのラッシュアワーは午後7時から午後11時。ライオンとクマにとってはちょうどいい時間かもしれない。この時間、クマはクロノリズムの谷間にいるので、夕食後にブログやサイトのチェックをして夜の10時までにログアウトすれば、バイオ時間が乱されることはない。同じことがライオンにも言える。

しかし、イルカの場合は、もともと他のタイプとは正反対に働くホルモン系と循環系が、脳を刺激する活動――友達が投稿したおもしろそうな記事やコメントをクリックするとか――によって大混乱に陥ってしまう。

トラフィックのリズムの点で、最も厳しい問題に直面するのはオオカミだ。すでに紹介したが、ノルウェーの研究を通じて、**電子デバイスをベッド内で使うと眠れなくなったり翌日に調**

子が出なくなったりすることが証明されている。[注9] このパターンに最も陥りやすいのがオオカミだ。こう言うと、夜にタブレットのスイッチをオフにするのは難しいんだ、とオオカミが嘆く。それは私にもわかっている。でも、オフにしなければ、オオカミのバイオ時間はその後数日にわたって乱れてしまうのだ。

若者の多くも、夜にスクリーンを消すことを難しく感じる。一〇代の若者の大半はオオカミだからだ。台湾で大学の新入生約三〇〇〇人を対象に調査が行われた。[注10] 研究者は彼らをクロノタイプごとに分けたうえで、強迫性障害、不安症、睡眠習慣の乱れなど、性格や行動の特徴を調べたのである。すると、一〇代のオオカミはインターネットへの依存度が高いだけでなく、週末に長寝をすることで不足した睡眠を取り返そうとする傾向も強く（やっても無駄なのだが）、さらにライオンやクマよりも不安の度合いも高かった。

明るい話はないのかって？　家族がしっかりサポートすれば、不安や強迫性障害、あるいはインターネット中毒になりにくくなる。私は両親が子供の生活にあれこれ口出しするのは好きではないが、「今すぐそれを消しなさい！」と言うのは何ら間違ったことではない。

子供にだけでなく、自分自身に同じことを言い聞かせるのもまったく問題ない。ほとんどのクロノタイプは、一日の早い時間には、インターネットのブラックホールを避けることに成功する。**意志力のリズム**について調査をしたのは社会心理学者のロイ・バウマイスターだ。一九九七年に有名な実験を行い、「自我消耗」あるいは「意志力消耗」と呼ばれる現象を発見した。[注11]

被験者を集め、彼らの前に焼きたてのクッキーをのせた皿とラディッシュを入れたボウルを置く。被験者の半分にはクッキーを楽しんでくれと言い、残りの半分にはクッキーほど魅力的ではないラディッシュをどうぞと言った。その後、全員に難しい計算パズルを解いてもらったのである。ラディッシュを食べた人たちは八分で考えるのをやめ、クッキーを食べた人々は一九分間考えつづけた。

この結果を見て研究者は、ラディッシュのグループはおいしそうなクッキーを食べないことに意志の力を使い果たしたので、パズルに（理論上はそのほかの困難にも）取り組む気力が残っていなかったのだと結論づけた。

では、この実験はインターネットの使用とどう関係しているのだろうか？　どちらも〝クッキーへの抵抗〟だ。一方は甘いチョコレートクッキー、もう一方はサイトを閲覧したら次回から表示が速くなるようにブラウザに自動的に保存されるクッキー。クッキーが共通点だ。**意志力は一日の時間の経過とともに枯渇していくので、夜にブラウザを閉じるのが難しくなるのだ。**ライオンとクマの場合、意志力のリズムと生産性のリズムは見事に噛み合っている。イルカとオオカミではそれほどでもない。イルカとオオカミの場合、意志力は朝に最大になるのだが、生産性が上がってくるのはずっとあとの時間なのである。

皮肉なことに、ハイテクの過度な使用を制限する手段として、早くも別のハイテクが開発されている。「そのためのアプリはもうあるよ」というセリフをことわざに指定してもいいかもしれない。私も「Freedom」というアプリを使ってウェブブラウジングを三時間に制限している。ほかにも「Anti-Social」、「SelfControl」などが遮断アプリとして知られている。**ネット制限アプリを探してインストールする三〇分が、未来への大きな投資になるのだ。**

◉リズムのおさらい

生産性のリズム　一日で最も生産的になるタイミング。この時間をネットサーフィンで無駄にすべきではない。

愚鈍化のリズム　スマートフォンの使いすぎで人が愚かなミスを犯しやすくなるタイミング。

トラフィックのリズム　多くの人がインターネットに殺到し、渋滞させるタイミング。

意志力のリズム　インターネットの誘惑に抵抗できるタイミング。

×ネットサーフィンをするのに最悪な時間

各クロノタイプの生産性がピークになる時間と就寝前の一時間。ここまで読んできたあなたは、自分のピーク時間と就寝時間を知っているはず。就寝の一時間前にはログアウトしよう。

◎ネットサーフィンをするのに最適な時間

イルカ　午前9時00分〜午後3時00分。その後、**午後9時00分**までネットを遮断し、**午後10時30分**までにログアウト。

ライオン　午前6時30分〜午後6時00分。ログアウトは**午後9時00分**までに。

ク　マ　午前8時00分〜午前11時00分。仕事以外でのサイト閲覧は**午後7時00分**まで禁止。ログアウトは**午後10時00分**までに。

オオカミ　午前9時00分〜午後3時00分。その後**午後10時00分**までネットを遮断し、**午後11時00分**までにログアウトを。

ツイッター、フェイスブック、オンライン・デートに最適な時間

ツイッター　コーネル大学の社会学者が二年にわたって五億九〇〇万件のツイートを調査したところ、ツイッターがいちばん盛り上がるのは、平日は朝の8時から9時まで、週末は朝の9時半から10時半までであることがわかった。[注12] ただし、論争好きな人には夜の10時から11時までにアクセスすることをお勧めする。この時間、利用者が特に熱心で、ツイートが感情的になるからだ。

フェイスブック　クロウト・アンド・リチウム・テクノロジーズが二〇一五年に一億件以上の投稿を調べたところ、フェイスブックに最も人が集まるのは（週末も含めて）午後の7時から8時までの一時間だった。[注13]この時間に投稿すれば、数多くのシェアやコメント、〝いいね！〟が期待できる。

オンライン出会い系サイト　二つの主要な出会い系サイト（match.comとplentyoffish.com）によると、元日からバレンタインデーまでの期間に新規登録する人が多いそうだ。アクセス数が最も増える時間は午後8時だと言われている。

ゲームに最適なタイミング

失敗　いかさましやすいとき、負けやすいとき、寝不足になる恐れのあるときに、トランプ、コンピュータゲーム、ボードゲームなどを始める。

成功　フェアに遊べ、勝つ見込みの高いときに、トランプ、コンピュータゲーム、ボードゲームなどを楽しむ。

◉研究でわかったこと

電車やバス移動の時間つぶし、友達や家族との絆を深めるためなど、たいていの人は娯楽としてゲームを楽しむ。その一方では、勝つことだけがゲームの目的で、そのためならどんなことだってする人もいる。

人がルールを破ることに抵抗を感じなくなる時間のことを**不正のリズム**と呼ぶことにしよう。想像してみよう。あなたは今、休暇中の義兄とモノポリーをして遊んでいる。自己顕示欲の強い義兄は、とても高価なパークプレイスに家を建てようとしている。そんなとき、相手のクロノタイプがわかれば、いつ彼が銀行から（いつもより多く）現金を盗むか、予想できるようになるのだ。コーネル大学とジョンズ・ホプキンス大学の研究者が被験者を集めてゲーム（数列問題とサイコロゲーム）をしてもらった。[注14] しかも、賞金つきで（成績がよければ、参加報酬も高くなる）。そして、ここが重要な点なのだが、成績は参加者が自己申告する決まりだった。朝型の人は午前中にはスコアを誠実に報告したのに、夜には実際よりも高く申告した。夜型の人は、夜に誠実で、朝は不誠実だった。誠実さの度合いという点では、両者のあいだに差がなかったのに、不誠実になる時間に大きな違いが確認されたのだ。

あなたの偉そうな義兄はライオンだろうか？　もしそうなら、彼は夜にいかさまをしやすい。オオカミなら、彼は朝と昼にインチキをする可能性が高い。クマは夜になって疲れてきたらルールを破るかもしれない。

イルカは午前中ずっと、そして午後もしばらくは覚醒のピークがやってこないのだが、イルカはもともと攻撃性が乏しく、とても用心深い性質なので、いかさまをする可能性は低いだろう。ただし、ほかの人がルールを破ったら口やかましく非難するかもしれない。

頭が創造的に働き、一見したところ無関係の点と点をつなぎ合わせて一つの像をつくることができるようになるタイミングは**洞察のリズム**に支配されている。洞察を必要とするゲームとしては、ジェスチャーゲーム、クロスワードパズルなどが挙げられる。よくよく考えたすえに「アハ体験」が得られるタイプのレベルアップ型ゲームやパズルなどだ。この種のゲームは少し疲れていて集中できない時間、要するに覚醒度が下がっているときに遊ぶといいだろう。でも、ご注意を！　この同じ時間に、あなたはインチキをする誘惑にも弱くなっているのだから。

洞察のリズムの対極にあるのが**戦略のリズム**だ。このとき、脳は物事を分析し、論理的に一歩先を読む力が高まっている。チェス、ボードゲームのチェッカー、バックギャモン、スクラブル、そして多くのトランプゲーム（ポーカーやブリッジ）など、数学的で冷静な論理思考が必要なものが戦略的なゲームだ。この種のゲームは**完全に覚醒していて、レーザーのように一点に集中できるとき、つまりリズムが最適になっているとき**に遊ぶのがいい。

脳がリスクを正しく予測し、自宅を抵当に入れることなく、勝っているうちに勝負をやめられるかどうかは**チャンスのリズム**で決まる。チャンス型のゲームは、ブラックジャック、ルーレットなどで、運が勝敗を左右する（ブラックジャックは戦略のゲームだ、と言う人もいるだろうが、ほとんどの人はエースが来る偶然を祈りながらプレーしている)。チャンス型のゲームはバイオ時間で勝敗が決まるわけではない。**勝敗を決めるのはあくまでも運であって、概日リズムではない。**

しかし、カジノで現金をかけている場合は話が別だ。時間を気にすることが負けないための最善の戦略だろう。普通、カジノには時計がないことをご存じだろうか? これには理由がある。**夜遅くなると、クマとライオンはバイオリズムが下がり、いちかばちかの大勝負に出てしまいやすくなるのだ。**なぜだろうか? 人は疲れると無責任になる。[注15]加えて、睡眠不足——深夜まで何時間もゲーム台の前に座りつづける——が判断力を鈍らせる。疲れがたまると、判断(これはいい考え、それとも悪いアイデア?)などの高等な処理をつかさどる前頭前野が働きを止めてしまうのだ。ウォルター・リード陸軍研究所の実験がこの事実を証明している。[注16]三四人の被験者がコンピュータ上でギャンブルゲームを行った。ゲームをしているうちに、彼らはデッキ(カードの組み合わせ方)によって確実に勝てる場合と、間違いなく負ける場合があることに気づいた。それからしばらくのあいだ、彼らはデッキを選ぶ際、賢い選択を続けていたのだが、時間がたつにつれて誤った選択をする機会が増え、負けはじめたのだった。自信が揺らいでいるところに睡眠不足が加わると、人はもう何が何だかわからなくなる。疲れているうえに自信がなくなっているときは、勝ち目の薄い大きなリスクに手を出してしまうのだ。

オオカミはリスクを恐れない。ギャンブルでもそうだ。デューク大学が二一二人の被験者に、金銭も含む五つの分野における彼らのリスクに対する許容度を調べたのだが、その調査によると、ライオンが特にギャンブルにおける金銭リスクに慎重な一方、オオカミが最もリスクを恐れないことがわかった。[注17] もしあなたがオオカミでラスベガスへ旅行する予定があるなら、ライオンにいっしょに来てもらおう。無謀な賭けをしようとするあなたを、ライオンがカジノルームから引きずり出してくれるに違いない。

◉リズムのおさらい

不正のリズム　倫理観が薄れ、いかさまに手を出してしまいやすくなるタイミング。

洞察のリズム　脳が創造性を発揮し、ばらばらの点を結びつけてパズルを解いたり、洞察力を必要とするゲームを楽しんだりできるタイミング。

戦略のリズム　脳が分析力や集中力を最大限に発揮でき、戦略を要するゲームを楽しめるタイミング。

チャンスのリズム　運が勝敗を左右するゲームをしているときに脳がリスクを正しく予想できるタイミング。

×ゲームをするのに最悪な時間

午前2時00分。オオカミも例外ではない。疲れていると、いかさまをしてしまいがちだし、楽しくもない。判断力も弱まり、身ぐるみを剥がれる恐れも高くなる。

◎ゲームをするのに最適な時間

イルカ　洞察型のゲームは**午前10時00分〜午後2時00分。**チャンス型のゲームと戦略型のゲームは**午後4時00分〜午後10時00分。**

ライオン　洞察型のゲームは**午後5時00分〜午後9時00分。**チャンス型のゲームと戦略型のゲームは**午前7時00分〜午後3時00分。**

クマ　洞察型のゲームは**午後6時00分〜午後10時00分。**チャンス型のゲームと戦略型のゲームは**午前10時00分〜午後2時00分。**

オオカミ　洞察型のゲームは**午前8時00分〜午後2時00分。**チャンス型のゲームと戦略型のゲームは**午後4時00分〜午後11時00分。**

「ゼルダの伝説」依存症？

アメリカ精神医学会が発行する『精神障害の診断と統計マニュアル』の第五版によると、次の基準を満たすときインターネットゲーム依存症と診断される。

- インターネットゲームへの没頭または執着。
- ゲームをしないと禁断症状が現れる。
- 許容量の蓄積（ゲームをして過ごす時間が増える）。
- ゲームをする時間をなくそう、あるいは減らそうとしたが失敗した。
- ほかの日常活動への興味を失う。
- インターネットゲームが自分の生活に与える影響の大きさを自覚しながらも、やめられない。
- 自分のゲーム時間の長さについて嘘を言う。
- 現実から逃避するためにゲームをする。
- インターネットゲームのために機会や人間関係を失ったり、リスクにさらしたりしたことがある。

あなた自身や身のまわりの人はどうだろうか？　ゲーム依存症を見くびってはならない。その理由の一つとして、若者が陥りやすいという事実がある。七四一人の青少年を対象にしたトルコの研究によると、インターネットゲーム依存症は、クロノタイプ、性格、そして性別の観点から、かかりやすさを予想することができるそうだ。[注18]ひとことで言うと、内向的で反抗的なオオカミの少年が最も依存症に陥りやすい。依存症の可能性がいちばん低いのは、外向的で人当たりのいいライオン女子だ。

特定のタイプの人がインターネットゲームに溺れやすい理由は何だろうか？　それを知るには、ゲームをしているときに何が生じるか考えなければならない。答えは「ドーパミン」だ。ゲームで次のレベルに到達すると、幸せホルモンことドーパミンがあふれ、脳の報酬中枢を刺激するのである。この意味で、ゲームはドラッグに似ている。人はゼルダやコカインに病みつきになるのではない。ドーパミンに溺れるのだ。

ドーパミンもバイオ時間の影響を受けると同時に、メラトニンとちょうど対の関係にあると言える。夜になると松果体がメラトニンを分泌するので、人は眠くなる。加えて、松果体にはドーパミンの受容体があることが確認されている。[注19]朝にドーパミンが放出され、受容体がそれを捕捉すると、松果体はメラトニンの放出を止めるので、人は目が覚めるのだ。スクリーンと不眠のあいだにはさまざまな関係があるが、ドーパミンもそのひとつなのである。

インターネットゲーム依存症から脱却するいちばんの方法は、実生活においてドーパミンを放出する方法を見つけること。どのクロノタイプもゲームの誘惑にいちばん弱いのはバイオリズムが下がっているタイミングだが、その時間にゲームに手を伸ばす悪癖を絶ちきるために、**ネット遮断アプリ**を使うのがいいだろう（本章の「ネットサーフィン」を参照）。ストレスがたまっていて現実逃避をしたくなったら、ゲームの世界に逃げるのではなく、ジョギングやヨガ、瞑想、音楽、あるいは読書などを通じてドーパミンを体内に流そう。

読書に最適なタイミング

失敗　ほとんど、またはまったく読書しない。
成功　優れた本を開き、記憶と想像力に火をつけ、脳に皺を増やしていく。

◉研究でわかったこと

昼夜を問わず、読書はすばらしい。脳が刺激され、神経経路が活性化し、記憶力、創造力、語彙力、生産性、そして共感力が増す。[注20] 世界で何が起こっているかを知ることもできる。アルツハイマー病や認知症につながる脳の劣化を遅らせる。[注21] 読書を通じて、人は共感的で成熟した人間になれる。[注22] 読書は精神のヨガである。精神を強靱に、柔軟に、そして新しい発想や考え方にオープンにしてくれる。

仕事のための専門的な読書は、確実に理解するために、覚醒のピーク時間にすべきだろう。

では、娯楽のための読書はいつがいいのだろうか？　読書をしてはいけない時間など存在しない。医師そして研究者として、私は一日中本を読んでいるが、暇な時間ができたらそこでもさらに本を読む。読書はいい意味で病みつきになる。一冊の本を読んで、その読書体験がすばらしいものだったなら、もう一冊読もう、その次も読もう、という気になる。

これは特にイルカに知っておいてほしいことだが、読書をするとコルチゾール値が下がるのだ。だから睡眠を促してくれる。二〇〇九年、イギリスの神経心理学者のデビッド・ルイスがサセックス大学で**安らぎのリズム**を調査した。実験では、被験者が運動と知的作業を行ってわざとストレスのレベルを上げてから、音楽鑑賞、ティータイム（いかにもイギリスらしい）、テレビゲーム、散歩、読書などの方法でリラックスしようとした。

どの方法でもストレスは下がったが、心拍数と筋肉の緊張、そして**ストレスを圧倒的に減らしたのは読書だった。**たった六分間本を読むだけで、被験者のストレスレベルは六八パーセントも低下したのである。この結果についてルイスは『テレグラフ』紙にこう語っている。「本当にどんな本でもかまいません。夢中になれる本に没頭することで、現実世界の心配事やストレスから解放されて、著者の想像の世界を探索することができる。読書は単なる気晴らしではなくて、想像力を駆使する能動的な活動です。ページに印刷された文字があなたの創造力を刺激し、意識を別の次元へ運んでくれるのです」

毎日決まった時間に読書の恩恵を得られるように、**儀式のリズム**を生活に取り入れてほしい。通勤中や昼食のときに本を読むのだ。読書をするのにいちばん都合がよくて有益な時間はいつか、ときかれたら、私はパワーダウン時間だと答える（第9章「就寝」）。多くの人がすでに就寝前に読書をする習慣を身につけているだろう。それに、この時間だけが落ち着いて本を読める時間だという人も多いに違いない。ただし、次の二点には注意していただきたい。

1　**不眠症に悩んでいるのなら、ベッドのなかでは本を読まないこと。**代わりに、ベッド脇の椅子にくつろいで座って、あるいはソファに深く腰掛けて読めばいい。不眠症を克服するために、ベッドは睡眠（とセックス）だけの場所と自分に言い聞かせること。

2　**電子書籍には弊害もある。**電子書籍リーダーを愛用する人が増えるに従い、この点が大きな問題になりつつある。私の友人にも、墓場にまでもっていくのではないかと思えるほど、電子書籍リーダーを肌身離さずどこへでももっていく女性がいる。ハーバード大学医学大学院が発表した最新の研究結果を伝えたところ[注23]、オオカミである彼女はとてもがっかりしていた。その研究によると、就寝前の一時間で電子書籍を読むと、通常の光の下で紙の本を読んだ場合に比べて入眠までの時間が長くなり、翌日の睡眠慣性も強くなるのだ。原因は、電子書籍リーダーが発する短い波長の光。この光がメラトニンの分泌を抑えるのである。ただし、電子機器が発するブルーライトを遮断あるいは抑制するシールド、眼鏡などがすでに開発されているので、そうした製品で対策をとろう。

◉リズムのおさらい

安らぎのリズム　本を最低六分間読むことで、コルチゾール値とストレスレベルが低下するタイミング。

儀式のリズム　毎日の決まった時間に読書のような有益で健康的な活動をするタイミング。

×読書をするのに最悪な時間

読書をするのに悪い時間などない。

◎読書をするのに最適な時間

毎日、文章に向けて目と精神を開き、頭と心を豊かにしよう。寝るための準備段階として、パワーダウン時間に読書することをお勧めする。

イルカ　午後10時00分。

ライオン　午後9時00分。
クマ　午後10時00分。
オオカミ　午後11時00分。

旅行に最適なタイミング

失敗　いくつものタイムゾーンを越えたあと、何日ものあいだもうろうとして、いらいらが募り、体も頭も思うように動かず、疲れがとれない。

成功　複数のタイムゾーンを越えてもひどい時差ぼけには陥らず、四八時間以内に回復する。

◉研究でわかったこと

これまで、社会的時差ぼけについては何度も説明してきた。慢性的なクロノ不整合にともなう疲労感、いらいら、虚脱感などのことだ。睡眠、食事、仕事、遊び、リラックスなど、何を〝いつ〟すべきかは社会が決める。この社会規範と自分の概日リズムのあいだにずれがあると、人は社会的時差ぼけの状態に陥りやすくなる。社会規範はクマの概日リズムとおおむね一致しているが、そのクマといえども、週末に夜更かしや長寝をすると、あるいは不規則な時間に食事をしたり、夜中にスクリーンを眺めたりしていると、リズムにずれが生じる。たった一時間か二時間分の社会的時差ぼけが生じるだけで、さまざまな問題が生じ、能力を最大限に発揮できなくなるのだ。

強制的にバイオ時間の同期が乱され、場合によってはクロノリズムが極端に書き換えられることもある。その原因の一つが深夜シフト勤務だ。もう一つ、より多くの人が経験する原因は、タイムゾーンを越える空の旅、言い換えれば、時差ぼけによる**非同期のリズム**である。時差ぼけの影響はクロノタイプによってそれぞれ異なっている。

・**イルカは時差ぼけにとても弱い。**私の不眠症患者のおよそ半数は、飛行機のなかで眠ることができない。彼らは光や騒音、座席の形、周りの人々、食事などの環境にとても敏感だからだ。疲れ切ってストレスを抱えたまま目的地に到着して、そこがどれだけ豪華なホテルでも不眠症を悪化させてしまう。あなたがイルカなら、あるいはイルカといっしょに旅行をするなら、別のタイムゾーンで過ごす最初の二、三日は悲惨なものになると覚悟しておこう。**空の旅をするイルカには次の二点をお勧めする。①夜間飛行では睡眠薬を服用する。**[注24]**②可能なら、長距離の場合でも日中のフライトを選び、機内で眠る必要をなくす。**夜と違って昼間に移動すると一日損をした気になるが、到着したときの気分は夜間飛行よりも優れているはずだ。

・ライオンは東よりも西への旅行のほうが時差ぼけしやすい。例えばロサンゼルスのライオンがニューヨークへ飛ぶと、時差ぼけの影響が出にくい。最初の数日、ライオンの起床時間はクマのスケジュールと一致する。しかし、西へ旅するとそうはいかない。イギリスのライオンがニューヨークへ飛ぶと、午前2時に目を覚ましてしまう。

・オオカミは西よりも東への旅行のほうが時差ぼけしやすい。ニューヨークのオオカミはあっという間にロサンゼルスのスケジュールに順応できるが、もしパリへ飛んだら昼ごろまで寝てしまい、現地時間の深夜まで眠くならないだろう。

・クマは西へ行っても東へ行っても同じぐらい時差ぼけする。ただし、その程度はほかのクロノタイプほどひどくない。例外は……アルコールを飲んだ場合。ここで問題になるのは脱水症状だ。飛行機のなかは空気が乾燥しているうえに、食事も塩分が多いので、それだけで体内の水分が失われる。そこでアルコールを飲めば、脱水症状はさらにひどくなる。

また、おおらかでのんきなクマは機内でも座席でくつろぎすぎてしまい、体を動かすことを忘れてしまう。これが深部静脈血栓症、いわゆるエコノミークラス症候群とむくみを引き起こす。飛行機に乗ってすぐに靴を脱いだら、あとで靴を履くのが難しくなった経験はないだろうか？　これを避けるために、飛行中も一時間に一回は通路を一分か二分ほど歩いて、血液を巡らせよう。

外国の都市や南の島で家族と休暇を過ごす——私にとっては大きな楽しみの一つだ。仕事でも毎週のように旅行し、移動に何時間も費やしている。決して楽しいとは言えないが、旅は苦にならない。時差ぼけに対応する方法を知っているからだ。また医師として、頻繁に飛行機に乗る人々を慢性的な時差ぼけから解放してきた。一例を挙げると、毎月ニューヨークとオーストラリアを行ったり来たりしている男性がいて、一〇年ものあいだ時差ぼけに苦しんでいた。その彼も今はずいぶん状態がよくなっている。新しいタイムゾーンでバイオ時間を同期し直す**再同期のリズム**を生活に取り入れたからだ。

以下、再同期の方法を紹介するが、これは私自身の経験とデータに加えてNASAがタイムゾーンを越えるパイロットのために作成したガイドラインの情報も考慮に入れたものだ。[注25] 国際宇宙ステーションへ向かう宇宙飛行士が従うガイドラインなのだから、どのクロノタイプにとっても有効に違いない。

ただし、このガイドラインは少なくとも三つのタイムゾーンを越える旅を想定している。タイムゾーンを一つか二つしか越えないなら、この方法をすべて実践する必要はない。一日分だけで、あるいはまったく無視してもいいはずだ。人間の体が目的地の時間に順応するには、越えたタイムゾーンの数と同じ日数が必要になる。

◉東への旅＝位相前進（早く起きて早く寝る）

- **フライト当日**　カフェインは一切飲まない。目的地のタイムゾーンに時計を合わせる。
- **フライト中**　飛行機に乗ってから二時間後、残りの飛行時間すべてを寝て過ごすつもりで入眠を試みる。アイマスクと耳栓を使用。眠れない場合、サングラスをかけるなどして光をさえぎる。
- **目的地到着時**　まだそうしていない場合は、サングラスをかける。
- **目的地での一日目**　正午まではサングラスを着用。正午以降はサングラスをとり、特に午後1時半から4時半まで、できるだけ多くの日光を浴びる。午後、室内にいなければならない場合は、一時間ごとに休憩をはさんで日光を浴びる。到着後にカフェインを摂取してもかまわないが、午後3時以降は避ける。空腹でなくても、現地時間で自分のクロノタイプに適したスケジュールで朝食、昼食、夕食をとる（第10章「朝食・昼食・夕食」を参照）。午後に、できれば屋外で運動。昼寝は厳禁！　初日の夜の入眠を促すために、睡眠補助薬を使ってもいい。[注26]　翌朝のアラームはセットしないこと。寝たいだけ寝ればいい。
- **二日目**　起きてから午前10時までサングラスを着用する。10時以降はサングラスを外し、特に午前11時半から午後2時半まで、できるだけ多くの直射日光を浴びる。室内にいなければならない場合は、一時間ごとに休憩して日光を浴びる。カフェインは午後3時まで。

空腹でなくてもスケジュールどおりに食事する。午後に、できれば屋外で運動。昼寝は禁止！

・**三日目**　三日目になると時差ぼけは消えていると思うが、朝の9時まではサングラスをかけ、それ以降は一時間ごとに直射日光を浴びる。

・**四日目**　おめでとうございます！　あなたは新しいタイムゾーンでクマのクロノリズムに順応しました。

◉西への旅＝位相後退（遅く起きて遅く寝る）

・**フライト当日**　フライト前にはカフェインを避ける。目的地のタイムゾーンに時計を合わせる。フライトまでずっとサングラスをかけつづける。

・**フライト中**　落ち着いたらすぐにアイマスクと耳栓をつけ、リラクゼーション音楽を聞く。できれば眠る。フライトが長い場合は、睡眠薬を利用する。[注27]飛行中もカフェインは避ける。着陸の二時間前までサングラスを着用。着陸まで二時間を切ったらサングラスを外し、窓からの日光、あるいは座席スクリーンの光をできるだけ多く浴びる。

・**目的地での一日目**　サングラスはかけずに、特に夕方、できるだけ多くの日光を浴びる。夜は就寝時間になるまでスクリーンを使用する。昼寝はしない。カフェインは午後6時まで。正午までに運動して、空腹でなくても新しいスケジュールどおりに食事する。

- **二日目**　朝から晩まで、できるだけ多くの日光を浴びる。カフェインは午後3時まで。朝に運動し、新しいスケジュールどおりに食事する。本当に何も食べる気になれないなら、スムージーなど、軽いもので胃を満たす。リズムを切り替える際、食事のタイミングが重要な役割を担うことを忘れずに。
- **三日目**　おめでとうございます！　あなたはクマのクロノリズムに順応しました！

◉リズムのおさらい

非同期のリズム　新しいタイムゾーンに旅行し、いらいら、緊張、頭の霧、疲労などの時差ぼけ症状に苦しむタイミング。

再同期のリズム　特別な方法を用いて、新しいタイムゾーンに自分のバイオ時間を再同期するタイミング。

×旅行をするのに最悪な時間

アルコールを飲んだとき。上空で飲むアルコールは地上で飲んだときよりも（飛行中の脱水症状により）毒性が強くなる。

◎旅行をするのに最適な時間

居住地から三つ以上のタイムゾーンを越える場合。

イルカ　日中。夜の飛行による不眠症の悪化を防ぐために。

ライオン　夜遅く。夜間飛行の場合、朝できるだけ早く到着する便を選ぶほうがいい。

クマ　夜間飛行。この時間がクマにはいちばん便利。

オオカミ　深夜。できるだけ遅くに出発する便を選べば、オオカミはフライト中によく寝ることができる。

「ものを食べて時差ぼけを治す」

「すべての大陸を旅して、世界中の山に登る。それが私の生きる目的の一つです」と**ライオンのロバート**が言った。「でも、時差ぼけのせいで旅の多くが台無しになってしまいました。五日間の旅行で三日か四日ぐったりしているのですから、時間とお金の無駄でしかありません。最近、長年夢みてきたハワイへ旅行しました。ボストンから西へ、五時間の時差です。今回はNASAとブレウス先生が推奨する方法を試してみたのですが、二日で気分が回復して、一週間の旅行の三日目からはやりたいことがすべてできたんです。日光を浴びるのは簡単でした。一日中ずっと、サングラスなしで外にいたからです。

私にとっていちばん役に立ったのは、空腹でなくてもスケジュールどおりに食事をする、という点でした。自分のリズムを変えるには、脳の時計と胃の時計を同期させる必要があります。日光が脳の時計を、そして目が覚めてから三〇分以内の食事が胃の時計をバイオ時間に合わせてくれました。だから、私は旅行者にこうアドバイスしたい。時差ぼけを治すいちばん簡単な方法はものを食べることだ、と」

第3部
人生とクロノタイプ

第15章 クロノリズムと季節

これまで、注意力や気分や創造性など、あらゆるものが二四時間のあいだにどのように増えたり減ったり、強まったり弱まったりするのか、その流れを説明してきた。つまるところ、概日とは「一日」のこと。概日リズムは一日の浮き沈みという意味なのだ。しかし、毎日のバイオ時間は一カ月、一つの季節、一年のあいだに少しずつ変化する。そして、変化の程度はクロノタイプによってそれぞれ異なっている。

特定のクロノタイプはほかのクロノタイプよりも月経前症候群に苦しむのだろうか？
冬に気分が落ち込みやすいクロノタイプは？

本章では少し視野を広げて、タイミングの力が月ごとに、季節ごとに、あるいは一年を通じてどのように変化するか、クロノリズムをそれにどう合わせればいいのかを見ていくことにしよう。

毎月のリズム

月の引力は潮の満ち引きを引き起こすほどなのだから、当然人体にも影響する。最近、月の満ち欠けが体内のホルモンの変動と関連していることが確認された。スイスのバーゼル大学で二〇歳から七四歳までの男女三三人を対象に、ある実験が行われた。[注1] ラボで眠っている被験者に（人工または自然の）光を浴びせたうえで、メラトニンの値を詳細に記録したのだ。すると**満月の数日前からメラトニン値が劇的に減少しはじめ、ちょうど満月の夜に値が最低になることがわかった。**最高値を記録したのは二九日続く月周期の一四日目または一五日目だった。

被験者の連続睡眠時間、睡眠の質、深さ、また入眠能力も満月の日に最低で、徐波睡眠が三〇パーセントほど減少した。その一方で、月周期の中間時期では眠りが深くなり、入眠までの時間も短くなることがわかった。従って、睡眠時間も延びた。つまり、満月になると人は眠りにくくなるのである。昔話が本当だったことが、スイスの科学者たちのおかげでようやく証明されたと言えるだろう。

月のリズムによる悪影響を最も強く受けるのは……

イルカだ（今回はオオカミは一休み）。スイスの研究者の計算によると、満月までの数日と満月の日、被験者は平均して二〇分ほど睡眠が減っていた。ライオンとクマとオオカミは、数日なら二〇分ぐらい睡眠が短くなっても平気だ。でもイルカは違う。数夜にわたって睡眠の質と量が減ると連鎖反応を引き起こし、数週間不安で眠れない夜が続いてしまう。だからイルカには、ふだんから月の周期を意識し、満月が近づいてきたらメラトニンのサプリメント――就寝時間の九〇分前に〇・五ミリグラム――を服用することをお勧めする。

月経のリズム

月経にもリズムがある。最初は卵胞期。卵子が卵胞で成熟する時期のことだ。次に排卵期。このとき、卵胞から卵子が放出される。最後は黄体期をへて月経で終わる。卵胞期から月経まで、およそ二八日を要する。

月経を経験している女性は誰もが、月経周期が進むのにともなって、気分や代謝に変化が生じることにうなずけるだろう。大ざっぱに言うと、卵胞期の女性はいたって普通なのだが、排卵期になると睡眠の質が低下する。そして黄体期に入ると、体温、メラトニンとコルチゾールの分泌、レム睡眠の質など、バイオ時間のおもな要素がすべて――女性には気の毒なのだが――悪い方向へ転じてしまう。[注2] **ほとんどの女性は、ホルモンの変化が引き金となって、ストレ**

スと食欲が増し（メラトニンが減って食欲が強くなる）、睡眠の質と柔軟性と強さが低下する。研究を通じて、この概日リズムの変化が月経前不快気分障害（ＰＭＤＤ）と関係していることも確認されている。ＰＭＤＤとは重度の月経前症候群のことで、閉経前の女性の八パーセントが悩まされている。不眠、うつ、緊張、極端な気分のむら、いらいらなどがその症状だ。

カナダでは、月経周期におけるメラトニン分泌量の推移について、ＰＭＤＤの女性とそうでない女性を比較する試験が行われた。[注3] その結果、ＰＭＤＤの女性はほかの女性に比べて、月経周期全体を通じてメラトニンの分泌量が少ないのだが、黄体期には特に減ることが明らかになった。そのことから、ＰＭＤＤの女性は脳内の親時計である視交叉上核の働きが損なわれていると考えられる。毎月、月経前に概日リズムの変動に苦しめられている女性は本当に気の毒だ。ほかの人々が、それが生物学的に引き起こされている症状であることを信じないのだから。次回、あなたが症状に苦しんでいるときに、誰かが「気のせいだよ」とか言ってきたら、こう言い返してやろう。「そのとおり。これは私の脳の問題。正確には視交叉上核の問題よ」

いらいら、気分のむら、うつ、質の悪い睡眠、不眠など、黄体期症状に最も悩まされやすいクロノタイプは……

ごめんなさい、また**イルカ**です。メラトニンの分泌とその増減の変化が入眠と睡眠維持の能力にどうしても影響してしまう。ふだんから不眠症気味の人にとって、睡眠を妨害する要素はすべてネガティブに作用してしまうのだ。だから、黄体期には就寝の九〇分前にメラトニンのサプリメントを〇・五ミリグラムから一ミリグラム服用することをお勧めする。

冬のリズム

冬季うつ病としても知られる季節性感情障害（SAD）にはさまざまな原因が考えられるが、いちばんは日照時間の減少だろう。昼が短くなり、早い時間に暗くなるので、人は外出する機会が減る。屋内で過ごす時間が増え、ずっと人工の光に照らされていると、睡眠、ビタミンDの吸収、ホルモン分泌（セロトニンとメラトニン）、そして代謝のリズムがリセットされ、さまざまな症状を引き起こす。[注4]

気分 怒り、不安、無気力、漠然とした不満、絶望、無感動、孤独、無関心、気分のむら、悲しみ。

睡眠 過度な眠気、不眠、睡眠不足。

心理 うつ、思考の堂々巡り。

全身 食欲の変化、疲労、落ち着きのなさ。

行動 泣き叫ぶ、いらいら、社会からの孤立。

体重 体重の増加または減少。

認知　集中力の欠如。

アメリカでSADの治療を受けている人の数は年間一〇〇〇万。加えて、何百万もの人が発症しているのに治療を受けていないとされる。

では、季節の影響を最も受けやすいのは誰なのだろうか？　ポーランドで平均年齢二六歳の一〇一人の被験者に調査が行われた。[注5]研究者は冬季うつ病スケールを作成し、被験者に季節ごとの疲労感、食欲、エネルギー、性欲、全般的な倦怠感、気分、人づきあいなどの点で自己採点してもらったのである。その結果を集めて、性別や性格と比較した。

その結果、女性のほうが男性よりも二倍も暗い季節の影響を受けやすいことがわかった。また、神経質な人（気分のむらが大きく、不安になりやすい）だけでなく、オープンな人（新しいものに敏感で開放的）も顕著にSADにかかりやすいことが確認できた。「回避的対処法」を用いる人――要するに、気晴らしをする人（ドラッグやアルコールの乱用、過食、テレビやゲームへの現実逃避など）――ほど、暗い季節に睡眠が減り、気分が落ち込み、エネルギーが低下するとも報告されている。回避的対処は人間における冬眠のようなものだ、と研究者は説明している。

人工光を浴びすぎることがSADを引き起こしていると主張する声もあるが、必ずしもそうとは言えないようだ。メリーランド大学医学部が冬にまったく人工の光を使わない人々、具体的にはペンシルバニア州ランカスターで暮らすオールドオーダー・アーミッシュと呼ばれる人々を調査したのである。［注6］およそ五〇〇人の被験者のクロノタイプと季節ごとの気分を調べたところ、朝型の人は冬季うつ病になりにくいことがわかった。彼らは電気を使っていないのだから、ライオンはほかのタイプよりもＳＡＤを発症しにくいと結論するしかない。

冬のリズムについて語るとき、どうしても避けて通れないテーマが体重の増加だ。体重が増えると気分が暗くなってしまうが、冬には私たちの腹回りが太くなってしまう。しかし、生物としての人間の進化を考えてみると、冬には体重が減るはずなのだ。

◉メラトニンと季節の関係

食欲に関係するホルモンはメラトニンだ。メラトニンが〝満腹〟ホルモンのレプチンと〝空腹〟ホルモンのグレリンの増減の引き金になる。メラトニンの放出が少なくなれば、満腹感が減り、空腹感が増すのである。この働きは睡眠不足で体重が増える理由の一つにもなっている。

春と夏にはメラトニンが減るので、眠気が薄れ、空腹感が増す。暖かい季節にメラトニンの量が減ると、私たちの祖先は睡眠を減らし、たくさん食べたのだ。でもそれでよかった。その季節には食べ物が豊富にあったのだから。冬にメラトニンが増えると、彼らは睡眠を多くとって食べる量を減らした。冬には食べ物も少なくなるのだから、理にかなっている。

ところが、豊かになった現代、私たちは一年中食べるものに困らない。特に冬には暗い気分を吹き飛ばすために、セロトニンの分泌を促す高糖質な食べ物をたくさん食べてしまう。確かに、マカロニ・アンド・チーズはＳＡＤに対する一時しのぎの対抗策としては有効かもしれない。でも、体重を減らすべき時期に太ってしまうと、長期的には大問題だ。冬のあとには、どんどん食べるべき時期が来るのだから。この悪循環にいちばん陥りやすいのはオオカミだ。オオカミは暗い気分を打ち消すために食べ物（とアルコール）に頼る傾向が強い。

冬季うつ病に深く陥りやすいクロノタイプは……

「人間の冬眠」という言葉に惑わされてはいけない。クマはＳＡＤの影響をさほど受けない。一方、**イルカ**は環境の変化にとても敏感で、ＳＡＤと直接関係しているとされる神経質傾向がクロノタイプのなかでいちばん強い。

オオカミも冬にＳＡＤに苦しめられやすい。何しろオオカミは夏でもオープンで、回避的対処法に頼りがちで、うつ病のような気分障害にも弱いのだから。ＳＡＤを跳ね飛ばすために、冬も夏のように行動しよう。できるだけ外に出て（特に朝）日光を浴びる。外で運動する（すぐに体が温まるはず）。新鮮な野菜とフルーツを食べる。ヨガや瞑想を通じて、自然な形でセロトニンの分泌を促すのもいい。

第16章 クロノリズムと年齢

クロノリズムは時間とともに変化していく。あなたが早起きか不眠症になるかは遺伝でおおかた決まっているが、**バイオ時間のパラメータは年齢に応じて柔軟に変化する。**

本書は二一歳から六五歳までの成人について書かれている。この年齢層では、四つのクロノタイプはほどよく分散していると言える。クマが人口のおよそ半分を占めるが、残りの半分はイルカとライオンとオオカミがきれいに分け合っている。ところが、二一歳未満の若者と六六歳以上の高齢者では、分布のしかたが大きく異なっているのである。

一歳未満の乳児のクロノリズム

赤ん坊は夜遅くに最も活動的になり、日中は寝て過ごす時間が多い。まるでオオカミだ。その理由は正確に説明することができる。生まれたばかりの赤ん坊にも視交叉上核はあるし、将来どのクロノタイプになるか遺伝子にも刻み込まれている。ところが新生児は生後三カ月から三カ月ごろまで、体内時計をまったく使わないのだ。

子宮のなかは真っ暗。おなかの赤ちゃんには日光も人工光も届かない。従って、子宮内での彼らの生活には日の出日の入りや規則的な食事などといった時間的刺激がまったく存在しないのだ。羊水のなかでただのんびりしているだけ。しかも、バイオ時間に深く関係するメラトニンとセロトニンの生産工場である松果体が、出生時にはまだ未発達で、二歳ごろまで成長しない。[注1] 生後三カ月までメラトニンもまったく生産しない。[注2] つまり、**彼らは時計なしで生活していると言える。**

乳児は母乳からメラトニンを得る。[注3] メラトニンには鎮静作用があるので、赤ん坊はよく眠れる。特に夜の授乳がそうだ。というのも、夜は母親のメラトニン分泌量が増えているので、母乳に含まれる量も多くなるからだ。それでも朝までずっと寝てくれるわけではない。赤ん坊は胃があっという間に空になるので、おかわりが欲しくなるのだ。

ちなみに、母親はストレスも分け与えている。ここにとても興味深い研究結果がある。[注4] 五二人の母乳育児中の母親を調べたところ、母乳のコルチゾール濃度が高ければ、女児の「負の感情」――恐れ、悲しみ、不快感、怒り、不満、泣き癖など――も強くなるそうだ。男児ではそれほどでもなかった。では、この発見はバイオ時間とどう関係しているのだろうか？　夜中に赤ん坊のぐずり声に起こされたあなたが、副腎から闘争・逃走ホルモンのコルチゾールをあふれさせながら授乳したら、それが赤ん坊にも伝わり、あなたも赤ん坊もその夜はなかなか眠れないのである。

生後三カ月ほどたてば、乳児の松果体が完全にできあがるので、体内時計が動きはじめる。両親が同調因子——朝の光を浴びる、決まった時間に食事をするなど——をうまく利用すれば、赤ん坊の睡眠・覚醒サイクルも健全なものになり、彼らの生活は一変する。オオカミとして生まれた子が子ライオンの仲間入りをする日も近い。

幼児は小さなライオン

よちよち歩きをはじめるころの**幼児**の大半は小さなライオンのようにふるまう、とコロラド大学ボルダー校が発表している。[注5] 研究者が四八人の健康な三歳児の概日リズムを、両親の助けを得ながら調べたのだ。

一人ひとりの睡眠日記をつけながら、入眠時間を知るために彼らの唾液中のメラトニンを採取したところ、幼児の六〇パーセントが「間違いなく朝型」あるいは「どちらかと言えば朝型」と評価された。残りは朝型でも夜型でもなく、「間違いなく夜型」と評価された幼児は一人もいなかった。幼児を育てたことのある人なら、この結果を見ても驚かないだろう。幼い子供たちは日が昇るころには起き出してはしゃぎまわり、昼食のあとには昼寝して、あたりが暗くなったら目を開けていられなくなる。

幼児が成長し、昼寝がいらない年ごろになってくると、それまでライオンぽかったクロノタイプがゆっくりとクマに似たものに変わっていくが、青年期が訪れると突然、まさに一夜のうちに、オオカミの領域に足を踏み入れる。

一〇代から二〇代前半までのクロノタイプ

ティーンエイジャーの大半はオオカミだ。寝られるなら昼まで寝ているし、夜遅くまで起きている。著名な時間生物学者であるティル・レネベルクの論文によれば、一〇代のオオカミから成人のクマへのバイオ時間の移行こそが、青年期の終わりを意味していると考えられる。[注6]レネベルクらは二万五〇〇〇人のドイツ人とスイス人のクロノタイプと年齢の関係を、彼らの休みの日（決まった時間に起きる必要のない週末と休暇）における睡眠中間点を調べることで分析した。オオカミの比率がいちばん高くなるのは二〇歳。そこから減少し、二五歳でクマに主役の座を譲る。その後の成人期は、クマがずっと多数派でありつづける。

六五歳以上のクロノタイプ

高齢者では、レネベルクの研究によると、六五歳で勢力分布に再び変化が現れ、朝型（ライオン）が優勢になってくる。誰もが知っているように、典型的な高齢者は早起きで、夕食の時間も早く、早い時間に眠くなる。まさにライオンそのもの。彼らの注意力、実行能力、認知能力もライオンのパターンを示していて、朝に優れていて、夜になると気が散ってしまう。[注7]

しかし、高齢者の総睡眠時間と睡眠の質を観察すると、まったく別のパターンが浮かび上がる。ある調査で、平均年齢七四歳の高齢者およそ一〇〇〇人の就寝時間と総睡眠時間が分析されたが、朝型の高齢者はクマ型の高齢者よりも一時間も早くベッドに入るのに、彼らのほうが総睡眠時間は二〇分少ないことがわかったのだ。[注8] 多く眠るために早くベッドに入っているにもかかわらず、じゅうぶんな睡眠がとれていないと結論できる。これではまるでイルカのようで、実際、私のもとを訪れる不眠症患者の睡眠パターンとよく似ている。

国立衛生研究所によると、高齢者の五〇パーセントは不眠症に苦しんでいるそうだ。彼らの共通点は睡眠のステージ3とステージ4の徐波睡眠が不足していることだ。自然な成り行きとして、高齢者は成長ホルモンとメラトニンの生成量が減るので、それが睡眠を妨げ、夜に何度も目を覚ましてしまい、眠りつづけることができないのだ。それ以外にも、睡眠の妨げになる薬を服用している、体の痛みで目を覚ますなど、高齢者を不眠症に追い込む要因は数多く存在する。体の不自由さ、不安、健康問題などもそうだ。これらの要素や条件が重なり合って、高齢者は眠りが短く、浅く、質が悪くなっていくのである。

誰もが年をとっても活動的でありたい、質の高い生活を送りたいと望む。その可能性を高めるための方法は、〝今すぐに〟自分のクロノタイプとバイオ時間を同期させて、年をとってからも健康な生活を送るための準備をしておくことだろう。本書で紹介した方法を用いれば、より多く眠り、体重を減らし、筋肉を増やし、そして寿命を短くするあるいは老後の生活の質を下げる心臓病や糖尿病を予防することができるだろう。

年齢別の多数派クロノタイプ

新生児	オオカミ
幼　児	ライオン
学　童	ライオン・クマ
十　代	オオカミ
成　人	クマ
高齢者	ライオン・イルカ

おわりに

本書は生物学と医学の最新の研究にもとづいている。まさにヘルスケアの最先端だ。抗がん剤治療を特定の時間に行うと効果が変わることを、私たちはすでに知っている。血液検査をする際、採取時間を記入する動きも広まりつつある。時間によって血液に含まれる成分が変わってくるからだ。血液サンプルや薬物治療の現場で、時間のことを気にかけないのは時代遅れなだけでなく、危険なことでもある。

このような研究を今後も続けていけば、まもなく個人のクロノリズムが病気を治療する手段の一つになると、私は確信している。

本書で示したデータを見て、読者の皆さんが体内時計の大切さに気づいたのなら、本当にうれしいことだ。ぜひ自分のバイオ時間を知って、今よりも健康にそして幸せになっていただきたい。あなたが変われば、あなたの周りの人々も健康で幸せになっていくだろう。生活の中身や方法を大きく変えることなしに、本当にすべてがうまくいくようになるのだから。

私は今後も新しいデータを探しつづけ、定期的に私のウェブサイトwww.thepowerofwhen.comで発表していくつもりだ。本書で紹介した数多くの研究を行った人々に、そして今も将来の研究の基礎を築きつづけている人々に、私は深く感謝している。私も患者の治療をつづけながら、タイミングの力を利用してより強く、速く、健康に、豊かに、幸せになり、より大きな成功を手に入れ、日々の人間関係を改善する方法を学びつづけるだろう。

今日から始めよう。私の患者には、わかりやすい変化——睡眠、起床、食事、そして運動の時間——から始め、数日あるいは一週間ごとに次第にほかの調節も加えていくようにアドバイスしている。

しかし、一日のスケジュールを一気に書き換えるのもあなたの自由。付録として紹介するクロノタイプの親時計を確認して、自分が今まさに何をすべきかを見てみよう。コーヒーの時間？　ラッキーですね！　さあ、コーヒーをいれましょう。寝る時間？　では、パジャマに着替えて、ベッドに入ってください。ジョギングをする時間？　なら、スニーカーを履いて、行ってらっしゃい！　健康と幸せのためのスケジュールは、あなたが自分で立てるもの。今すぐ時計を見て、バイオ時間を確認して、タイミングの力を活用してください！

クロノタイプごとの親時計《マスタークロック》

イルカの親時計

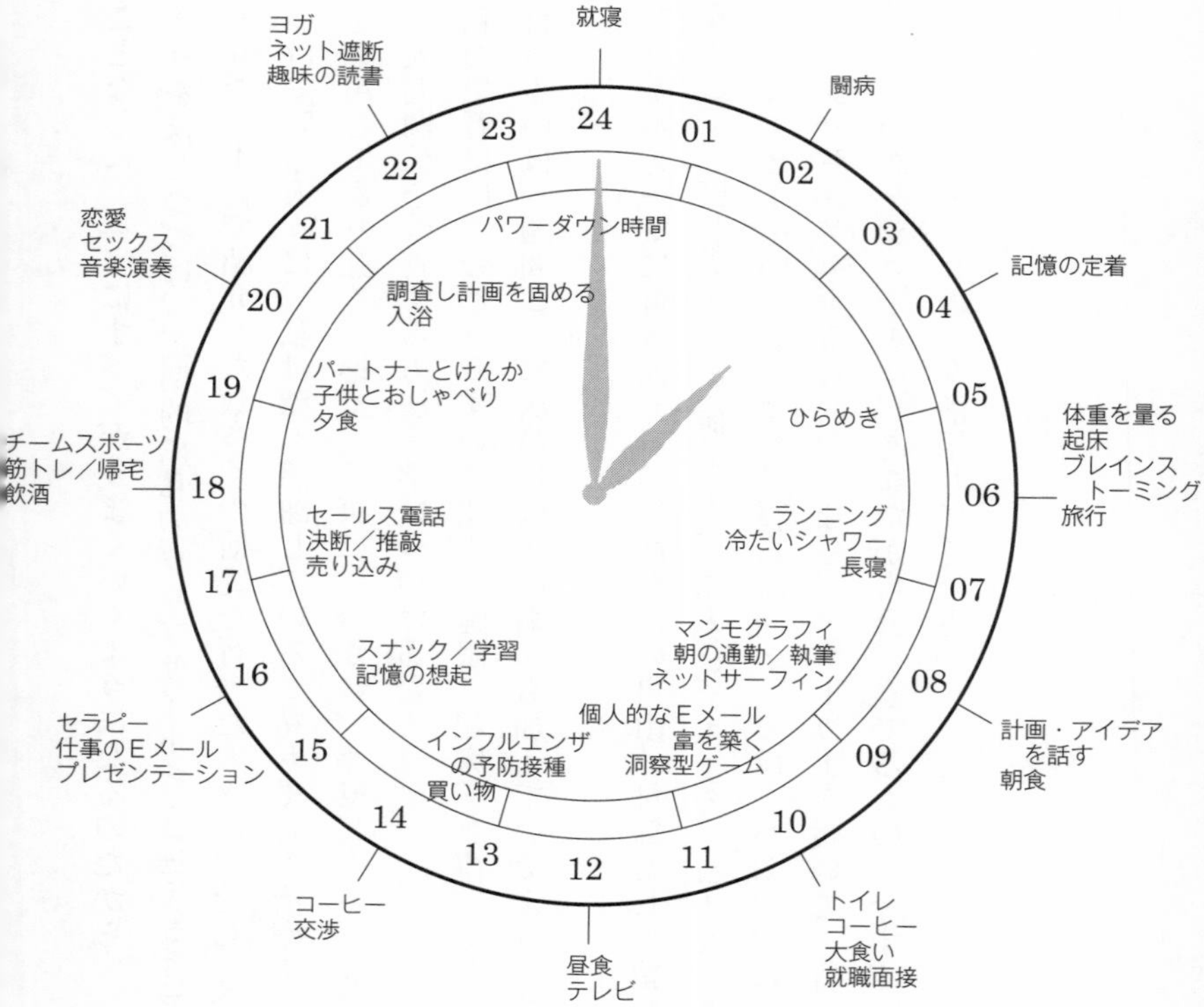

ライオンの親時計

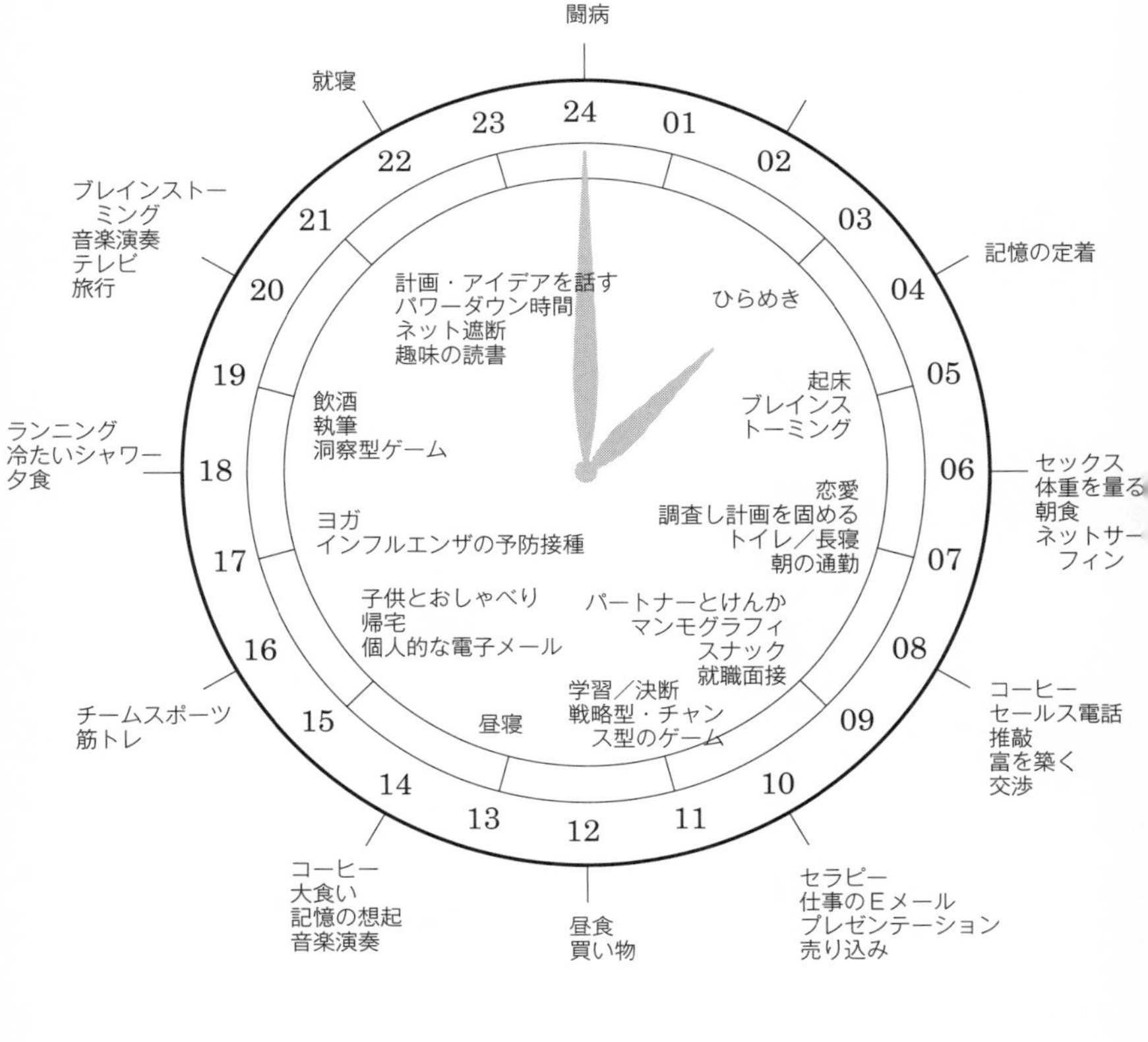
闘病
就寝
ブレインストー
ミング
音楽演奏
テレビ
旅行
記憶の定着
ランニング
冷たいシャワー
夕食
セックス
体重を量る
朝食
ネットサー
フィン
チームスポーツ
筋トレ
コーヒー
セールス電話
推敲
富を築く
交渉
コーヒー
大食い
記憶の想起
音楽演奏
昼食
買い物
セラピー
仕事のEメール
プレゼンテーション
売り込み
24
01
02
03
04
05
06
07
08
09
10
11
12
13
14
15
16
17
18
19
20
21
22
23
計画・アイデアを話す
パワーダウン時間
ネット遮断
趣味の読書
ひらめき
起床
ブレインス
トーミング
飲酒
執筆
洞察型ゲーム
恋愛
調査し計画を固める
トイレ／長寝
朝の通勤
ヨガ
インフルエンザの予防接種
子供とおしゃべり
帰宅
個人的な電子メール
パートナーとけんか
マンモグラフィ
スナック
就職面接
学習／決断
戦略型・チャン
ス型のゲーム
昼寝

クマの親時計

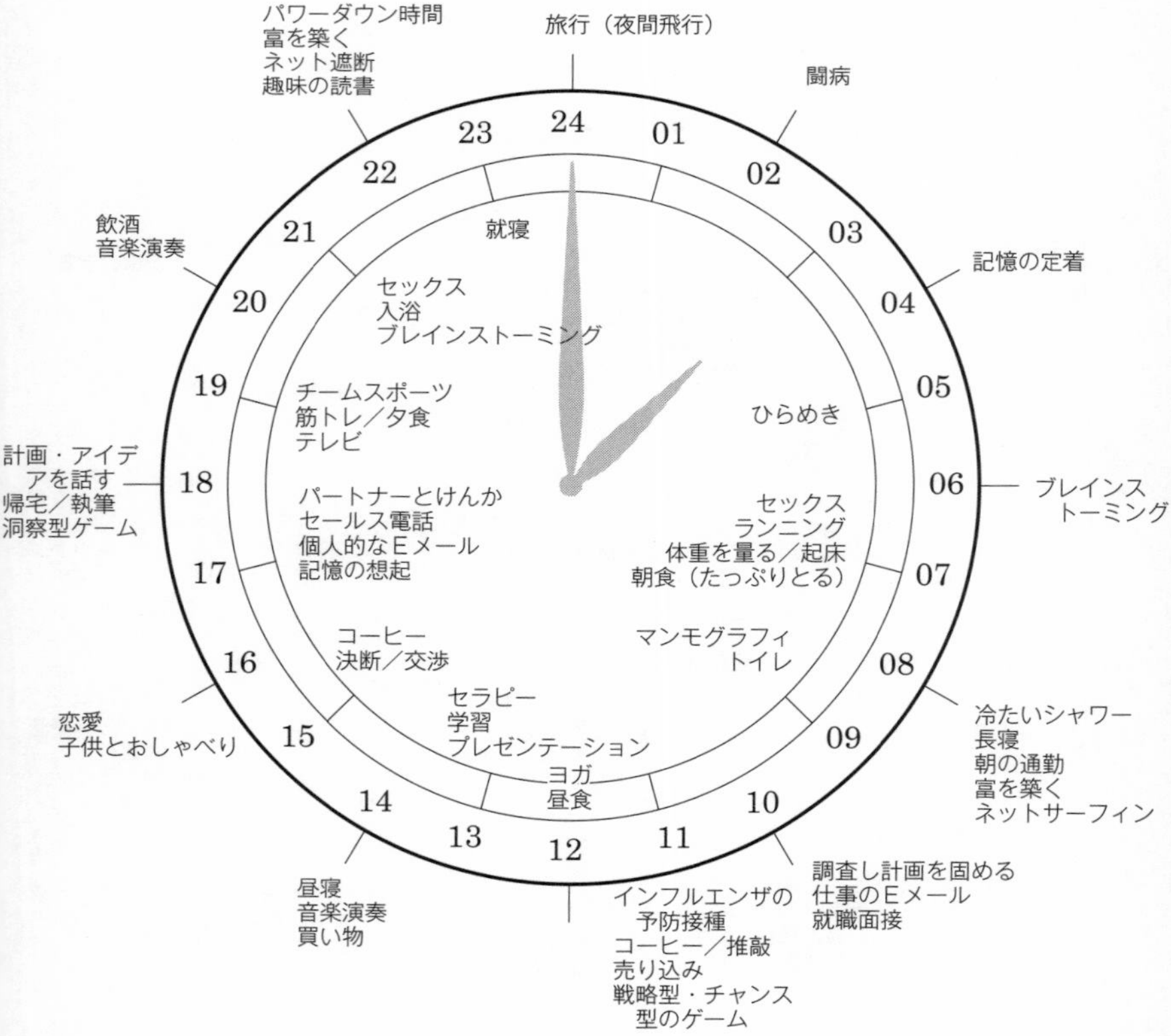
旅行（夜間飛行）
闘病
記憶の定着
ブレインストーミング
冷たいシャワー
長寝
朝の通勤
富を築く
ネットサーフィン
調査し計画を固める
仕事のEメール
就職面接
インフルエンザの予防接種
コーヒー／推敲
売り込み
戦略型・チャンス型のゲーム
昼寝
音楽演奏
買い物
恋愛
子供とおしゃべり
計画・アイデアを話す
帰宅／執筆
洞察型ゲーム
飲酒
音楽演奏
パワーダウン時間
富を築く
ネット遮断
趣味の読書
24
01
02
03
04
05
06
07
08
09
10
11
12
13
14
15
16
17
18
19
20
21
22
23
就寝
ひらめき
セックス
ランニング
体重を量る／起床
朝食（たっぷりとる）
マンモグラフィ
トイレ
ヨガ
昼食
セラピー
学習
プレゼンテーション
コーヒー
決断／交渉
パートナーとけんか
セールス電話
個人的なEメール
記憶の想起
チームスポーツ
筋トレ／夕食
テレビ
セックス
入浴
ブレインストーミング

オオカミの親時計

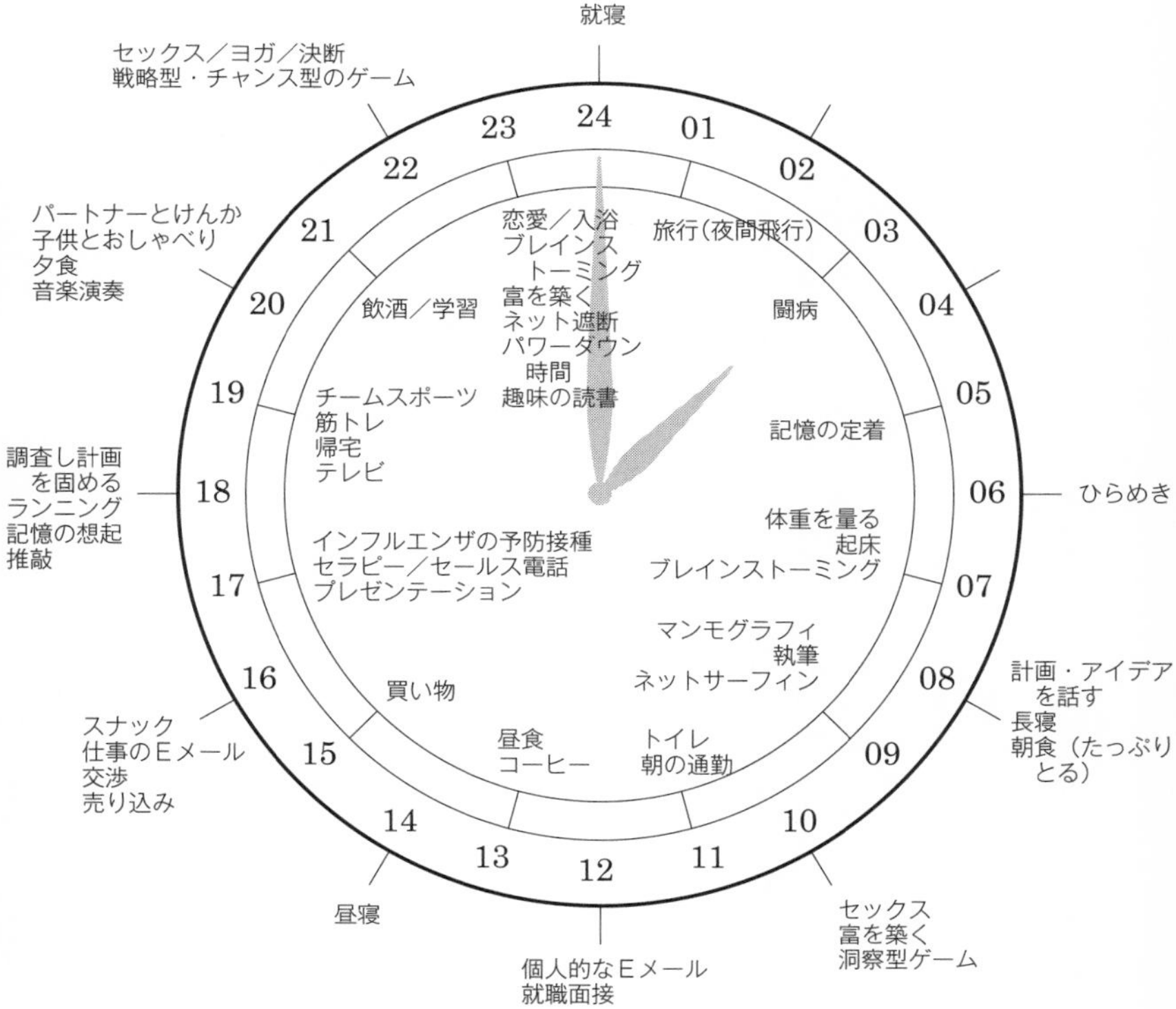
就寝
セックス／ヨガ／決断
戦略型・チャンス型のゲーム
パートナーとけんか
子供とおしゃべり
夕食
音楽演奏
調査し計画を固める
ランニング
記憶の想起
推敲
スナック
仕事のEメール
交渉
売り込み
昼寝
個人的なEメール
就職面接
セックス
富を築く
洞察型ゲーム
計画・アイデアを話す
長寝
朝食（たっぷりとる）
ひらめき
24
01
02
03
04
05
06
07
08
09
10
11
12
13
14
15
16
17
18
19
20
21
22
23
恋愛／入浴
ブレインストーミング
富を築く
ネット遮断
パワーダウン時間
趣味の読書
旅行（夜間飛行）
闘病
記憶の定着
体重を量る
起床
ブレインストーミング
マンモグラフィ
執筆
ネットサーフィン
トイレ
朝の通勤
昼食
コーヒー
買い物
インフルエンザの予防接種
セラピー／セールス電話
プレゼンテーション
チームスポーツ
筋トレ
帰宅
テレビ
飲酒／学習

謝辞

ヴァレリー・フランケル、私の頭のなかの考えを原稿に書き写すのを手伝ってくれたあなたには、いくら感謝してもしたりない。あなたのたゆまぬ仕事、調査、助言はかけがえのないものだった。でも、私にとって何よりも重要なのは、あなたが私と私の家族に贈ってくれた長年の友情。あなたはすばらしい人だ。あなたがいなければ本書は生まれなかった。本当にありがとう。

メーメット・オズ。何と言えばいいのだろう？　あなたは私にとって最高の指導者だ。私がいちばん苦しんでいたころ、あなたはいつもそばにいて、進むべき道を示してくれた。私の人生のさまざまな点で、あなたは大切な人。言葉では感謝しきれない。私をここまで成長させてくれたあなたの尽力に敬意を捧げたい。これからも、いっしょにたくさんの人を助けていきましょう。

トレイシー・ベハー。あなたの細部へのこだわりと関心と情熱が本書をよりよいものにしてくれた。本書の出版を実現してくれたのはあなたの有能でプロフェッショナルなチーム（リサとジーア）だ。私と私の仕事を信用してくれてありがとう。私たちは世界を変えるだろう。

アレックス・グラス。あなたにとって初めての個人クライアントになれたことは、私にとって幸運だった。あなたはほかの人ができない方法で物事を理解する本当にすばらしい人だ。エネルギーの尽きることのないあなたは、私にとって完璧な出版エージェント。止まることのないあなたに、私は心から感服している。これからも末永いお付き合いを。

サンディ・クライマン。かつて、ある人に言われたことがある。優れたエージェントは利益をもたらすが、偉大なエージェントは暗闇のなかで光を見つける、と。この世界で光を、そして睡眠の必要性を見つけてくれて、ありがとう。あなたも睡眠を通じて世界を変えることだろう。すばらしいことではないだろうか。あなたの協力に、そして友情に感謝している。

クレイグ・コグット。先見の明をもつ者は少なくないが、先見の明をもちながらも、同時に身のまわりの人のために偉大な業績を上げる人物は少ない。あなたは人々を見守り、彼らの重要性に気づくことができる人だ。私を見守ってくれてありがとう。デボラと子供たちにもよろしく。

ペガサス・キャピタル。ペガサスの皆さん、特にデビッド、エリック、リック、アレック、きみたちがくれたすべてのサポートに感謝している。睡眠のパワーを信じてくれてありがとう。このすばらしい関係を続けて、未来を夢に見た方向へ一つずつ変えていこう。

アリアナ・ハフィントン。睡眠にスポットライトを当ててくれてありがとう。協力して働くようになってからもうずいぶんたつが、私はいまだに睡眠伝道者としてのあなたのたゆまぬ努力に感心している。あなたにとって睡眠が非常に重要であるが、それにもまして、あなたの影響を受けた人々にとって睡眠は大切なテーマだ。これからもあなたと同じ道を歩み、次のステップ、つまり本当の意味での睡眠革命を体験したいと願っている。

デイブ・ラクハニ。友であり守護者でもあるあなたに、多大な感謝を。クレイジーな世界で私を守ってくれてありがとう。この本は私たちの将来への第一歩に過ぎない。

スティーブン・ロックリー博士。概日リズムの世界に私の目を向けさせてくれてありがとう。あなたの研究こそがこの学問の基礎。あなたがいなければ、このような本が書かれることはなかっただろう。あなたにいただいた教えに、課題に、そしてビールに感謝を述べさせていただきたい。

デビッド・クラウド。私といっしょに戦い、いつもサポートしてくれてありがとう。君との会話はいつも本当に刺激的だ。君は信じられないぐらい物知りで、睡眠の本質を、睡眠こそが命の鍵だという事実を、世界に知らせる方法を知っている。友よ、君はすばらしい。

ミッキー・ベイヤー・クラウゼン。私たちは同じ羽をもつ鳥。ともに行動し、落とし穴もともに経験し、互いに助け合ってきた。君は最初から私にとって最高のサポーターとして、私のためを思ってくれていた。私たちは気の合う友人じゃないか。そろそろ、LAに引っ越してきてくれよ！　いつも本当にありがとう。

ジョー・ポリッシュ。ジョー、君に最大限のありがとうを。君は私と私の家族だけでなく、すべての起業家の友だと言える。君のたゆまぬ努力、人間関係、そして好奇心は（私を含め）数多くの人々を刺激している。君の話には聞く価値がある。世界へ向けて発信する手伝いを私にさせて欲しい。

エリン・コルビット。まだ知り合ってまもないのに、昔からの友人のように感じる。そんな人物に出会えるのはありがたいことだ。あなたのビジネス知識、明るい人柄、そして強烈なエネルギーは、私に伝染した。

シックス・センシズ。ネイル、アンナ、アンバーをはじめとするシックス・センシズの皆さん、睡眠の贅沢をすべての人に届けようとする私に、刺激を、課題を、エネルギーを与えてくれたことに、大いに感謝している。世界最高のチームといっしょに仕事ができたことを、心から光栄に思っている。

プリンセスクルーズ。マリオ、ジェイソン、ダニエル、トレバー、数え切れないほどの乗客がよりよい睡眠を得て、リフレッシュして帰港するように手助けしてくれてありがとう！　君たちがウェルネスのリーダーとして、航海中の乗客の健康を見事に維持してくれたことに感謝している。君たちといっしょに仕事をするのは本当に楽しい。

コリン、ジム、ベン、そしてレスメド。レスメドのみんなには、何を言えばいいだろうか？　レスメドはあらゆる面でトップ企業だ。その洞察力、思慮深さ、データをもとにした決断力はほかのすべての企業の手本になる。私のことを信じて、そして協力してくれたことに、感謝している。

ネリー・キム。ネリー、私にビジネスの現実を見せてくれて、ありがとう。君の才能とユーモアはどちらもすばらしい。多くの点で、君といっしょに仕事ができて、本当によかった。

クリスティル・ボルドウィン。ＫＢ、君は最高だ！　私を最後まで陰からサポートしてくれて、ありがとう！　この仕事に限らず、君のサポートはいつも心強かった。君はすばらしい。

グレース・トービン。すばらしいイラストをありがとう。おかげで、本書のデータが見やすくなった。

リトル・ブラウン。私が見たビジョンを、世界にも見せるための機会を与えてくれたのはあなただ。それが私にとって何を意味しているのか、筆舌に尽くしがたい。

概日リズムを研究しているすべてのすばらしい研究者たちへ。あなた方がいなければ、本書は決して生まれなかっただろう。本書が人々の手に届き、彼らの助けになることに、私はわくわくしている。

世界最高の会社の一つ、ＵＳＡＮＡの皆さん。これからも協力して、たくさんの人々の手助けをしていきましょう。

睡眠について私にインタビューしたジャーナリストの皆さん。覚醒と概日リズムについて、これからもどんどん話し合いましょう。

第一回スリープ・サクセス・サミットで講演してくれることを約束してくれた皆さん。ショーン・クロクストン、エリック・ザレンスキ（カイロプラクティック医）、ジョン・ベイラー、アリアナ・ハフィントン、ショーン・スティーブンソン、テリー・カレル（公認看護師）、ジュリー・フリガレ、サド・ガラ（医師）、デビッド・クラウド、イザベラ・ウェンツ（薬剤師）、スミス・ジョンソン（医師）、ジリアン・テタ、マグダレーナ・シェラキ、トレバー・ケイツ（医師）、マーク・スカラー、デビッド・ブレイディ、アラン・クリスチャンセン（神経医）、アラン・グリーン（医師）、ケアリー・クロニス（医師）、マイケル・マレー（神経医）、ダン・キャリッシュ（神経医）、エイミー・マイヤーズ（神経医）、ベン・リンチ（神経医）、ドンナ・ゲイツ、エミリー・フレッチャー、シロコ・ソキッチ、ハリー・マセイ、アボカド・ウルフ、ジョシュ・アクセ（カイロプラクティック医）、アーベル・ジェイムズ、ダン・パルディ、デイブ・ウォイナロウスキ、ラッセル・フリードマン、トム・モーター（医師）、ニキ・グラティックス。

第16章　クロノリズムと年齢

1. Masayuki Sumida, A. James Barkovich, and T. Hans Newton, "Development of the Pineal Gland: Measurement with MR," American Journal of Neuroradiology, February 1996.
2. D. J. Kennaway, G. E. Stamp, F. C. Goble, "Development of Melatonin Production in Infants and the Impact of Prematurity," The Journal of Clinical Endocrinology and Metabolism, July 2013.
3. A. Cohen Engler, A. Hadash, N. Shehadeh, and G. Pillar, "Breastfeeding May Improve Nocturnal Sleep and Reduce Infantile Colic: Potential Role of Breast Milk Melatonin," European Journal of Pediatrics, April 2012.
4. K. R. Grey, E. P. Davis, C. A. Sandman, and L. M. Glynn, "Human Milk Cortisol Is Associated with Infant Temperament," Psychoneuroendocrinology, July 2013.
5. C. T. Simpkin, O. G. Jenni, M. A. Carskadon, K. P. Wright Jr., L. D. Akacem, K. G. Garlo, and M. K. LeBourgeois, "Chronotype Is Associated with the Timing of the Circadian Clock and Sleep in Toddlers," Journal of Sleep Research, August 2014.
6. Till Roenneberg, Tim Kuehnle, Peter P. Pramstaller, Jan Ricken, Miriam Havel, Angelika Guth, and Martha Merrow, "A Marker for the End of Adolescence," Current Biology, December 2004.
7. J. A. Anderson, K. L. Campbell, T. Amer, C. L. Grady, and L. Hasher, "Timing Is Everything: Age Differences in the Cognitive Control Network Are Modulated by Time of Day," Psychology and Aging, September 2014.
8. Timothy H. Monk and Daniel J. Buysse, "Chronotype, Bed Timing, and Total Sleep Time in Seniors," Chronobiology International, June 2014.

Dopamine D4 Receptors Modulates Melatonin Synthesis and Release in the Pineal Gland," PLOS Biology, June 2012.
20. David Comer Kidd and Emanuele Castano, "Reading Literary Fiction Improves Theory of Mind," Science, October 2013.
21. Robert S. Wilson, Patricia A. Boyle, Lei Yu, Lisa L. Barneş, Julie A. Schneider, and David A. Bennett, "Life-Span Cognitive Activity, Neuropathologic Burden, and Cognitive Aging," Neurology, July 2013.
22. Raymond A. Mar, Keith Oatley, and Jordan B. Peterson, "Exploring the Link Between Reading Fiction and Empathy: Ruling out Individual Differences and Examining Outcomes," Communications, January 2009.
23. Anne-Maria Chang, Daniel Aeschbach, Jeanne F. Duffy, and Charles A. Czeisler, "Evening Use of Light-Emitting eReaders Negatively Affects Sleep, Circadian Timing, and Next-Morning Alertness," PNAS, January 2015.
24. かかりつけの医者に前もって相談すること。
25. 具体的には、マルチリテラル・メディカル・オペレーションズ・パネル・スペースフライト・ヒューマン・ビヘイビア・アンド・パフォーマンス・ワーキング・グループ・ファティギュ・マネジメント・チームが作成した複数の冊子からなる『Guidelines for Management of Circadian Desynchrony in ISS Operations SSP 50480-ANX3』を参考にした。
26. かかりつけの医者に前もって相談すること。
27. かかりつけの医者に前もって相談すること。

第15章　クロノリズムと季節

1. Christian Cajochen, Songül Altanay-Ekici, Mirjam Münch, Sylvia Frey, Vera Knoblauch, and Anna Wirz-Justice, "Evidence that the Lunar Cycle Influences Human Sleep," Current Biology, August 2013.
2. F. C. Baker and H. S. Driver, "Circadian Rhythms, Sleep, and the Menstrual Cycle," Sleep Medicine, September 2007.
3. Ari Shechter, Paul Lespérance, N. M. K. Ng Ying Kin, and Diane B. Boivin, "Pilot Investigation of the Circadian Plasma Melatonin Rhythm Across the Menstrual Cycle in a Small Group of Women with Premenstrual Dysphoric Disorder," PLoS One, December 2012.
4. メイヨー・クリニックが公表する症状。
5. H. Oginska and K. Oginska-Bruchal, "Chronotype and Personality Factors of Predisposition to Seasonal Affective Disorder," Chronobiology International, May 2014.
6. Layan Zhang, Daniel S. Evans, et al., "Chronotype and Seasonality: Morningness Is Associated with Lower Seasonal Mood and Behavior Changes in the Old Order Amish," Affective Disorders, March 2015.

Sleepiness, Morningness, and Chronotype," Behaviors in Sleep Medicine, September 2014.
3. Jacob M. Burmeister and Robert A. Carels, "Television Use and Binge Eating in Adults Seeking Weight Loss Treatment," Eating Behaviors, January 2014.
4. 詳細はhttp://personality-testing.info/tests/SD3/で。
5. Peter K. Jonason, Amy Jones, and Minna Lyons, "Creatures of the Night: Chronotypes and the Dark Triad Traits," Personality and Individual Differences, September 2013.
6. Agata Blachnio, Aneta Przepiorka, and Juan F. Díaz-Morales, "Facebook Use and Chronotype: Results of a Cross-Sectional Study," Chronobiology International, August 2015.
7. Masahiro Toda, Nobuhiro Nishio, Satoko Ezoe, and Tatsuya Takeshita, "Chronotype and Smartphone Use Among Japanese Medical Students," International Journal of Cyber Behavior, December 2015.
8. L. J. Hadlington, "Cognitive Failures in Daily Life: Exploring the Link with Internet Addiction and Problematic Mobile Phone Use," Computers in Human Behavior, October 2015.
9. Fossum, Nordnes, Storemark, et al., "The Association Between Use of Electronic Media in Bed Before Going to Sleep and Insomnia Symptoms, Daytime Sleepiness, Morningness, and Chronotype."
10. Y. H. Lin and S. S. Gau, "Association Between Morningness-Eveningness and the Severity of Compulsive Internet Use: The Moderating Role of Gender and Parenting Style," Sleep Medicine, December 2013.
11. Baumeister, Bratslavsky, Muraven, and Tice, "Ego Depletion: Is the Active Self a Limited Resource?"
12. Scott A. Golder and Michael W. Macy, "Diurnal and Seasonal Mood Vary with Work, Sleep, and Daylength Across Diverse Cultures," Science, September 2011.
13. Nemanja Spasojevic, Zhisheng Li, Adithya Rao, and Prantik Bhattacharyya, "When to Post on Social Networks," Lithium Technolgies / Klout, June 2015.
14. Gunia, Barnes, and Sah, "Larks and Owls: Unethical Behavior Depends on Chronotype as Well as Time-of-Day."
15. Stephanie D. Womack, Joshua N. Hook, Samuel H. Reyna, and Marciana Ramos, "Sleep Loss and Risk-Taking Behavior: A Review of the Literature," Behavioral Sleep Medicine, January 2013.
16. W. D. S. Killgore, T. J. Balkin, and N. J. Wesensten, "Impaired Decision Making Following 49 h of Sleep Deprivation," Journal of Sleep Research, February 2006.
17. Lili Wang and Tanya L. Chartrand, "Morningness-Eveningness and Risk Taking," Journal of Psychology, April 2014.
18. Christian Vollmer, Christoph Randler, Mehmet Bariş Horzum, and Tuncay Ayas, "Computer Game Addiction in Adolescents and Its Relationship to Chronotype and Personality," Sage Open, January 2014.
19. Peter J. McCormick et al., "Circadian-Related Heteromerization of Adrenergic and

Journal of Pacific Rim Psychology, June 2008.
7. Ayalla Ruvio, Eli Somer, and Aric Rindfleisch, "When Bad Gets Worse: The Amplifying Effect of Materialism on Traumatic Stress and Maladaptive Consumption," Journal of the Academy of Marketing Science, January 2014.
8. Alison Jing Xu, Norbert Schwarz, and Robert S. Wyer Jr., "Hunger Promotes Acquisition of Nonfood Objects," Proceedings of the National Academy of' Sciences, January 2015.
9. John Kounios and Mark Beeman, "The Aha! Moment: The Cognitive Neuroscience of Insight," Current Directions in Psychological Science, August 2009.
10. Mary Helen Immordino-Yang, Joanna A. Christodoulous, and Vanessa Singh, "Rest Is Not Idleness: Implications of the Brain's Default Mode for Human Development and Education," Perspectives on Psychological Science, July 2012.
11. Davide Ponzi, M. Claire Wilson, and Dario Maestripieri, "Eveningness is Associated with Higher Risk-Taking, Independent of Sex and Personality," Psychological Reports: Sociocultural Issues in Psychology, December 2014.
12. Brian Gunia, Christopher M. Barnes, and Sunita Sah, "Larks and Owls: Unethical Behavior Depends on Chronotype as Well as Time-of-Day," Psychological Science, December 2014.
13. Shai Danziger, Jonathan Levav, and Liora Avnaim-Pesso, "Extraneous Factors in Judicial Decisions," PNAS, February 2011.
14. Carmel Sofer, Ron Dotsch, Daniel H. J. Wigboldus, and Alexander Todorov, "What Is Typical Is Good: The Influence of Face Typicality on Perceived Trustworthiness," Psychological Science, December 2014.
15. Tina Sundelin, Mats Lekander, et al., "Cues of Fatigue: Effects of Sleep Deprivation on Facial Appearance," Sleep, September 2013.
16. Peter A. Bos, Erno J. Hermans, Nick F. Ramsey, and Jack van Honk, "The Neural Mechanisms by Which Testosterone Acts on Interpersonal Trust," NeuroImage, July 2012.
17. Taiki Takahashi, Koki Ikeda, et al., "Interpersonal Trust and Social Stress-induced Cortisol Elevation," NeuroReport, February 2005.
18. Aída García, Candelaria Ramirez, Benito Martinez, and Pablo Valdez, "Circadian Rhythms in Two Components of Executive Functions: Cognitive Inhibition and Flexibility," Biological Rhythm Research, January 2012.
19. Hichem Slama, Gaétane Deliens, Rémy Schmitz, et al., "Afternoon Nap and Bright Light Exposure Improve Cognitive Flexibility Post Lunch," PLoS One, May 2015.

第14章　余暇にまつわる「いつ？」

1. Yoon Hi Sung, Eun Yeon Kang, and Wei-Na Lee, "A Bad Habit for Your Health? An Exploration of Psychological Factors for Binge-Watching Behavior," All Academia Inc, January 2015.
2. I. N. Fossum, L. T. Nordnes, S. S. Storemark, et al., "The Association Between Use of Electronic Media in Bed Before Going to Sleep and Insomnia Symptoms, Daytime

Biofeedback Training on Performance Anxiety and Heart Rate Variability in Musicians," PLOS One, October 2012.
5. Jeffrey M. Ellenbogen, Peter T. Hu, Jessica D. Payne, Debra Titone, and Matthew P. Walker, "Human Relational Memory Requires Time and Sleep," PNAS, March 2007.
6. Denise J. Cai, Sarnoff A. Mednick, Elizabeth M. Harrison, Jennifer C. Kanady, and Sara C. Mednick, "REM, not Incubation, Improves Creativity by Priming Associative Networks," PNAS, May 2009.
7. Wieth and Zacks, "Time of Day Effects on Problem Solving: When the Non-Optimal Is Optimal."
8. ロープを縦に裂き、端と端を結んで１本にした。
9. 古代では、紀元前を表す「BC」という略語は用いられていなかった。
10. 59日目。花の量は毎日２倍になるので、60日目に水面が覆い尽くされたということは、59日目がその半分だった。
11. ボブは12歳、父親は36歳。４年前、ボブは８歳で、父親は32歳だった。
12. 月曜日はビルがタコス。火曜日はデイブがステーキ。水曜日はカールがピザ。木曜日はエリックが魚。金曜日はアンディがタイ料理。
13. アンナはチャーリーからカーネーション。イザベルはトムからスイセン。イボンヌはケンからユリ。エミリーはロンからバラ。
14. Andrew F. Jarosz, Gregory J. H. Colflesh, and Jennifer Wiley, "Uncorking the Muse: Alcohol Intoxication Facilitates Creative Problem Solving," Consciousness and Cognition, March 2012.
15. おもに、Mason Currey, "Daily Rituals: How Artists Work" (New York: Knopf, 2013) を参考にした。
16. http://juliacameronlive.com/basic-tools/morning-pages/ にビデオへのリンクがある。

第13章　お金にまつわる「いつ？」

1. Karen J. Pine and Ben Fletcher, "Women's Spending Behavior Is Menstrual-Cycle Sensitive," Personality and Individual Differences, January 2011.
2. Oliver B. Büttner, Anna Marie Shultz, et al., "Hard to Ignore: Impulsive Buyers Show an Attentional Bias in Shopping Situations," Social Psychological & Personality Science, April 2014.
3. Benjamin G. Serfas, Oliver B. Büttner, and Arnd Florack, "Eyes Wide Shopped: Shopping Situations Trigger Arousal in Impulsive Buyers," PLOS One, December 2014.
4. Janowski and Ciarkowska, "Diurnal Variation in Energetic Arousal, Tense Arousal, and Hedonic Tone in Extreme Morning and Evening Types."
5. Scott I. Rick, Beatriz Pereira, and Katherine A. Burson, "The Benefits of Retail Therapy: Making Purchase Decisions Reduces Residual Sadness," Journal of Consumer Psychology, July 2014.
6. Shaun A. Saunders, Michael W. Allen, and Kay Pozzebon, "An Exploratory Look at the Relationship Between Materialistic Values and Goals and Type A Behaviour,"

12. L. Carlucci and J. Case, "On the Necessity of U-Shaped Learning," Topics in Cognitive Science, January 2013.
13. Pablo Valdez, Candelaria Ramírez, and Aída García, "Circadian Rhythms in Cognitive Performance: Implications for Neuropsychological Assessment," ChronoPhysiology and Therapy, December 2012.
14. Christina Schmidt, Fabienne Collette, and Carolin F. Reichert, et al., "Pushing the Limits: Chronotype and Time of Day Modulate Working Memory-Dependent Cerebral Activity," Frontiers in Neuroscience, September 2015.
15. Paula Alhola and Päivi Polo-Kantola, "Sleep Deprivation: Impact on Cognitive Performance," Neuropsychiatric Disease and Treatment, October 2007.
16. Todd McElroy and David L. Dickinson, "Thoughtful Days and Valenced Nights: How Much Will You Think About the Problem?" Judgment and Decision Making, December 2010.
17. M. E. Jewett, J. K. Wyatt, et al., "Time Course of Sleep Inertia Dissipation in Human Performance and Alertness," Journal of Sleep Research, March 1999.
18. Díaz-Morales, Ferrari, and Cohen, "Indecision and Avoidant Procrastination: The Role of Morningness-Eveningness and Time Perspective in Chronic Delay Lifestyles."
19. Seung-Schik Yoo, Peter T. Hu, Ninad Gujar, Ferenc A. Jolesz, and Matthew P. Walker, "A Deficit in the Ability to Form New Human Memories Without Sleep," Nature Neuroscience, February 2007.
20. Guang Yang, Cora Sau Wan Lai, Joeseph Cichone, Lei Ma, Wei Li, and Wen-Biao Gan, "Sleep Promotes Branch-Specific Formation of Dendritic Spines After Learning," Science, June 2014.
21. Alhola and Polo-Kantola. "Sleep Deprivation: Impact on Cognitive Performance."
22. F. F. Barbosa and F. S. Albuquerque, "Effect of the Time-of-Day of Training on Explicit Memory," Brazilian Journal of Medical and Biological Research, May 2008.
23. Keith Harris, "A Statistical Analysis of Suggested and Accepted Times for Meetings and Events," WhenIsGood.net, October 2009.
24. Paul King and Ralph Behnke, "Patterns of State Anxiety in Listening Performance," Southern Communication Journal, 2004.

第12章　創造性にまつわる「いつ？」

1. B. J. Shannon, R. A. Dosenbach, et al., "Morning-Evening Variation in Human Brain Mechanism and Memory Circuits," Journal of Neurophysiology, March 2013.
2. Wieth and Zacks, "Time of Day Effects on Problem Solving: When the Non-Optimal Is Optimal."
3. Floris T. Van Vugt, Katharina Treutler, Eckart Altenmüller, and Hans-Christian Jabusch, "The Influence of Chronotype on Making Music: Circadian Fluctuations in Pianists' Fine Motor Skills," Frontiers in Human Neuroscience, July 2013.
4. Ruth Wells, Tim Outhred, James A. J. Heathers, Daniel S. Quintana, Andrew H. Kemp, "Matter Over Mind: A Randomised-Controlled Trial of Single-Session

Loss and Nutrient Intake Among Postmenopausal Overweight-to-Obese Women in a Dietary Weight Loss Intervention," Journal of the American Dietary Association, December 2011.
21. C. A. Crispim, I. Z. Zimberg, B. G. dos Reis, R. M. Diniz, S. Tufik, and M. T. de Mello, "Relationship Between Food Intake and Sleep Pattern in Healthy Individuals," Journal of Clinical Sleep Medicine, December 2011.
22. A. Harb, R. Levandovski, et al., "Night Eating Patterns and Chronotypes: A Correlation with Binge Eating Behaviors," Psychiatry Research, December 2012.

第11章　仕事にまつわる「いつ？」

1. J. M. Antúnez, J. F. Navarro, A. Adan, "Circadian Topography Is Related to Resilience and Optimism in Healthy Adults," Chronobiology International, May 2015.
2. Christoph Randler and Lena Salinger, "Relationship Between Morningness-Eveningness and Temperament and Character Dimensions in Adolescents," Personality and Individual Differences, January 2011.
3. Margo Hilbrecht, Bryan Smale, and Steven E. Mock, "Highway to Health? Commute Time and Well-Being Among Canadian Adults," World Leisure Journal, April 2014.
4. Ángel Correa, Enrique Molina, and Daniel Sanabria, "Effect of Chronotype and Time of Day on Vigilance Decrement During Simulated Driving," Accident Analysis and Prevention, June 2012.
5. Adam Martin, Yevgeniy Goryakin, and Marc Suhrcke, "Does Active Commuting Improve Psychological Wellbeing? Longitudinal Evidence from Eighteen Waves of the British Household Panel Survey," Preventive Medicine, December 2014.
6. Juan Francisco Díaz-Morales, Joseph R. Ferrari, and Joseph R. Cohen, "Indecision and Avoidant Procrastination: The Role of Morningness-Eveningness and Time Perspective in Chronic Delay Lifestyles," Journal of General Psychology, July 2008.
7. Correa, Lara, and Madrid, "The Vigilance Decrement in Executive Function Is Attenuated When Individual Chronotypes Perform at Their Optimal Time of Day."
8. Farshad Kooti, Luca Maria Aiello, Mihajlo Grbovic, Kristina Lerman, and Amin Mantrach, "Evolution of Conversation in the Age of Email Overload," International World Wide Web Conference Committee, May 2015.
9. M. A. Miller, S. D. Rothenberger, et al., "Chronotype Predicts Positive Affect Rhythms Measured by Ecological Momentary Assessment," Chronobiology International, April 2015.
10. R. L. Matchock and J. T. Mordkoff, "Chronotype and Time-of-Day Influences on the Alerting, Orienting, and Executive Components of Attention," Experimental Brain Research, January 2009.
11. Uri Simonsohn and Francesca Gino, "Daily Horizons: Evidence of Narrow Bracketing in Judgment From 10 Years of M.B.A. Admissions Interviews," Psychological Science, May 2012.

Effectiveness," International Journal of Obesity, January 2013.
5. Leah E. Cahill, Stephanie E. Chiuve, Eric Rimm, et al., "Prospective Study of Breakfast Eating and Incident Coronary Heart Disease in a Cohort of Male US Health Professionals," Circulation, May 2013.
6. Tracy L. Rupp, Christine Acebo, and Mary A. Carskadon, "Evening Alcohol Suppresses Salivary Melatonin in Young Adults," Chronobiology International, 2007.
7. Christopher B. Forsyth, et al., "Circadian Rhythms, Alcohol and Gut Interactions," Alcohol, November 2014.
8. Uduak S. Udoh et al., "The Molecular Circadian Clock and Alcohol-Induced Liver Injury," Biomolecules, October 2015.
9. Roger H. L. Wilson, Edith J. Newman, Henry W. Newman, "Diurnal Variation in Rate of Alcohol Metabolism," Journal of Applied Physiology, March 1956.
10. C. L. Ruby, A. J. Brager, et al., "Chronic Ethanol Attenuates Circadian Photic Phase Resetting and Alters Nocturnal Activity Patterns in the Hamster," American Journal of Physiology, September 2009.
11. G. Prat and A. Adan, "Influence of Circadian Typology on Drug Consumption, Hazardous Alcohol Use, and Hangover Symptoms," Chronobiology International, April 2011.
12. William R. Lovallo, Thomas L. Whitsett, et al., "Caffeine Stimulation of Cortisol Secretion Across the Waking Hours in Relation to Caffeine Intake Levels," Psychosomatic Medicine, February 2005.
13. Anjalene Whittier, Sixto Sanchez, et al., "Eveningness Chronotype, Daytime Sleepiness, Caffeine Consumption, and Use of Other Stimulants Among Peruvian University Students," Journal of Caffeine Research, March 2014.
14. Tina M. Burke, Rachel R. Markwald, et al., "Effects of Caffeine on the Human Circadian Clock in Vivo and in Vitro," Science Translational Medicine, September 2015.
15. C. Drake, T. Roehrs, J. Shambroom, and T. Roth, "Caffeine Effects on Sleep Taken 0, 3, or 6 Hours Before Going to Bed," Journal of Clinical Sleep Medicine, November 2013.
16. Roy F. Baumeister, Ellen Bratslavsky, Mark Muraven, and Dianne M. Tice, "Ego Depletion: Is the Active Self a Limited Resource?" Personality Processes and Individual Differences, May 1998.
17. Frank A. J. L. Scheer, Christopher J. Morris, and Steven A. Shea, "The Internal Circadian Clock Increases Hunger and Appetite in the Evening Independent of Food Intake and Other Behaviors," Obesity, March 2013.
18. Laura K. Fonken, Joanna L. Workmann, et al., "Light at Night Increases Body Mass by Shifting the Time of Food Intake," PNAS, October 2010.
19. Christopher S. Colwell, Dawn H. Loh, et al., "Misaligned Feeding Impairs Memory," eLife, December 2015.
20. Angela Kong, Anne McTiernan, et al., "Associations Between Snacking and Weight

Associated with Chronotype Among College Freshmen," Chronobiology International, June 2013.

第9章　睡眠にまつわる「いつ？」

1. Adam T. Wertz et al., "Effects of Sleep Inertia on Cognition," JAMA, February 2006.
2. Sara C. Mednick and Sean P. A. Drummond, "Perceptual Deterioration Is Reflected in the Neural Response: fMRI Study Between Nappers and Non-Nappers," Perception, June 2009.
3. Amber Brooks and Leon Lack, "A Brief Afternoon Nap Following Nocturnal Sleep Restriction: Which Nap Duration Is Most Recuperative?" Sleep, November 2006.
4. S. Asaoka, H. Masaki, K. Ogawa, et al., "Performance Monitoring During Sleep Inertia After a 1-h Daytime Nap," Journal of Sleep Research, September 2010.
5. A. Mednick, K. Nakayama, and R. Stickgold, "Sleep-Dependent Learning: A Nap Is as Good as a Night," Natural Neuroscience, July 2003.
6. インタラクティブなナップ・ホイールを自分で試したいなら、www.saramednick.comへ。
7. J. A. Vitale, E. Roveda, et al., "Chronotype Influences Activity Circadian Rhythm and Sleep: Differences in Sleep Quality Between Weekdays and Weekend," Chronobiology International, April 2015.
8. T. Roenneberg, K. V. Allebrandt, et al., "Social Jetlag and Obesity," Current Biology, May 2012.
9. Michael Parsons et al., "Social Jetlag, Obesity and Metabolic Disorder: Investigation in a Cohort Study," International Journal of Obesity, January 2015.
10. Floor M. Kroese, Denise T. D. DeRidder, et al., "Bedtime Procrastination: Introducing a New Area of Procrastination," Frontiers in Psychology, June 2014.
11. Jane E. Ferrie, Martin J. Shipley, et al., "A Prospective Study of Change in Sleep Duration: Associations with Mortality in the Whitehall II Cohort," Sleep, December 2007.
12. Wendy M. Toxel, "It's More Than Sex: Exploring the Dyadic Nature of Sleep and Implications for Health," Psychosomatic Medicine, July 2010.

第10章　食事にまつわる「いつ？」

1. Megumi Hatori, Christopher Vollmers, Satchidananda Panda, et al., "Time-Restricted Feeding without Reducing Caloric Intake Prevents Metabolic Diseases in Mice Fed a High-Fat Diet," Cell Metabolism, June 2012.
2. Amandine Chaix, Amir Zarrinpar, Phuong Miu, and Satchidananda Panda, "Time-Restricted Feeding Is a Preventative and Therapeutic Intervention against Diverse Nutritional Challenges," Cell Metabolism, December 2014.
3. Storch and Blum, "A Highly Tunable Dopaminergic Oscillator Generates Ultradian Rhythms of Behavioral Arousal."
4. M. Garaulet, P. Gómez-Abellán, et al., "Timing of Food Intake Predicts Weight Loss

7. L. C. Russell, "Caffeine Restriction as Initial Treatment for Breast Pain," Nurse Practitioner, February 1989.
8. Diana L. Miglioretti et al., "Accuracy of Screening Mammography Varies by Week of Menstrual Cycle," Radiology, February 2011.
9. P. C. Konturek, T Brzozowski, and S. J. Konturek, "Gut Clock: Implication of Circadian Rhythms in the Gastrointestinal Tract," Journal of Physiology and Pharmacology, April 2011.
10. S. R. Brown, P. A. Cann, and N. W. Read, "Effect of Coffee on Distal Colon Function," Gut, April 1990.
11. Kok-Ann Gwee, "Disturbed Sleep and Disrupted Bowel Functions: Implications for Constipation in Healthy Individuals," Journal of Neurogastroenterology and Motility, April 2011.
12. Francisco Díaz-Morales, Konrad S. Jankowski, Christian Vollmer, and Christoph Randler, "Morningness and Life Satisfaction: Further Evidence from Spain," Chronobiology International, October 2013.
13. Bel Bei, Jason C. Ong, Shanthat M. W. Rajaratnam, and Rachel Manber, "Chronotype and Improved Sleep Efficiency Independently Predict Depressive Symptom Reduction After Group Cognitive Behavioral Therapy for Insomnia," Journal of Clinical Sleep Medicine, September 2015.
14. Juan Manuel Antúnez, José Francisco Navarro, and Ana Adan, "Circadian Typology and Emotional Intelligence in Healthy Adults," Chronobiology International, October 2013.
15. E. D. Buhr, S. H. Yoo, and J. S. Takahashi, "Temperature as a Universal Resetting Cue for Mammalian Circadian Oscillators," Science, October 2010.
16. Simone M. Ritter and Ap Dijksterhuis, "Creativity—The Unconscious Foundations of the Incubation Period," Frontiers in Human Neuroscience, April 2014.
17. Erhard Haus and Franz Halberg, "24-Hour Rhythm in Susceptibility of C mice to a Toxic Dose of Ethanol," Journal of Applied Physiology, November 1959.
18. Tobias Bonten et al., "Effect of Aspirin Intake at Bedtime Versus on Awakening on Circadian Rhythm of Platelet Reactivity: A Randomized Cross-Over Trial," Thrombosis and Haemostasis Journal, September 2014.
19. Alan Wallace, David Chinn, and Greg Rubin, "Taking Simvastatin in the Morning Compared with in the Evening: Randomised Controlled Trial," British Medical Journal, October 2003.
20. R. C. Hermida, D. E. Ayala, J. R. Fernández, and A. Mojón, "Sleep-Time Blood Pressure: Prognostic Value and Relevance as a Therapeutic Target for Cardiovascular Risk Reduction," Chronobiology International, March 2013.
21. Carly R. Pacanowski and David A. Levitsky, "Frequent Self-Weighing and Visual Feedback for Weight Loss in Overweight Adults," Journal of Obesity, April 2015.
22. Rena R. Wing, Deborah F. Tate, et al. "A Self-Regulation Program for Maintenance of Weight Loss," New England Journal of Medicine, October 2006.
23. E. Culnan, J. D. Kloss, and M. Grandner, "A Prospective Study of Weight Gain

Levels of Free-Living Physical Activity in Normal Sleeping Adults," Sleep Medicine, December 2014.
6. Alessandra di Cagno et al., "Time of Day—Effects on Motor Coordination and Reactive Strength in Elite Athletes and Untrained Adolescents," Journal of Sports Science and Medicine, March 2013.
7. N. R. Okonta, "Does Yoga Therapy Reduce Blood Pressure in Patients with Hypertension? An Integrative Review," Holistic Nursing Practice, May 2012.
8. G. M. Cavallera et al., "Personality, Cognitive Styles, and Morningness-Eveningness Disposition in a Sample of Yoga Trainees," Medical Science Monitor, February 2014.
9. J. Reed, "Self-Reported Morningness-Eveningness Related to Positive Affect-Change Associated with a Single Session of Hatha Yoga," International Journal of Yoga Therapy, September 2014.
10. M. Sedliak, T. Finni, S. Cheng, M. Lind, and K. Häkkinen, "Effect of Time-of-Day-Specific Strength Training on Muscular Hypertrophy in Men," Journal of Strength and Conditional Research, December 2009.
11. L. D. Hayes, G. F. Bickerstaff, and J. S. Baker, "Interactions of Cortisol, Testosterone, and Resistance Training: Influence of Circadian Rhythms," Chronobiology International, June 2010.
12. S. P. Bird and K. M. Tarpenning, "Influence of Circadian Time Structure on Acute Hormonal Responses to a Single Bout of Heavy-Resistance Exercise in Weight-Trained Men," Chronobiology International, January 2004.
13. Konrad S. Jankowski, "Morning Types are Less Sensitive to Pain Than Evening Types All Day Long," European Journal of Pain, August 2013.

第８章　健康にまつわる「いつ？」

1. A. M. Curtis et al., "Circadian Control of Innate Immunity in Macrophages by miR-155 Targeting Bmal1," Proceedings of the National Academy of Sciences USA, May 2015.
2. Mattia Lauriola et al., "Diurnal Suppression of EGFR Signalling by Glucocorticoids and Implications for Tumour Progression and Treatment," Nature Communications, October 2014.
3. A. A. Prather, D. Janicki-Deverts, M. H. Hall, and S. Cohen, "Behaviorally Assessed Sleep and Susceptibility to the Common Cold," Sleep, 2015.
4. David Gozal et al., "Fragmented Sleep Accelerates Cancer Growth and Progression Through Recruitment of Tumor-Associated Macrophages and TLR4 Signaling," Cancer Research, March 2014.
5. J. Aviram, T. Shochat, and D. Pud, "Pain Perception in Healthy Young Men Is Modified by Time-of-Day and Is Modality Dependent," Pain Medicine, December 2014.
6. K. M. Edwards and V. E. Burns et al., "Eccentric Exercise as an Adjuvant to Influenza Vaccination in Humans," Brain, Behavior and Immunity, February 2007.

8. Roberto Refinetti, "Time for Sex: Nycthemeral Distribution of Human Sexual Behavior," Journal of Circadian Rhythms, March 2005.
9. C. Piro, F. Fraioli, P. Sciarra, and C. Conti, "Circadian Rhythm of Plasma Testosterone, Cortisol and Gonadotropins in Normal Male Subjects," Journal of Steroidal Biochemistry, May 1973.
10. D. Herbenick et al., "Sexual Behavior in the United States: Results from a National Probability Sample of Men and Women Ages 14-94," Journal of Sexual Medicine, October 2010.
11. Konrad S. Jankowski, J. F. Díaz-Morales, and C. Randler, "Chronotype, Gender, and Time for Sex," Chronobiology International, October 2014.
12. Mareike B. Wieth and Rose T. Zacks, "Time of Day Effects on Problem Solving: When the Non-optimal Is Optimal," Thinking & Reasoning, December, 2011.
13. 答え。わかりません！　私は心理学者であって、数学者ではないので。
14. この問いは古くさいと言えるほど昔から語り継がれている。答えはもちろん、「外科医は男の子の母親だから」。可能性としては「外科医が男の子のもう一人の父親」とも考えられるが、どちらも言いたいことは同じ。
15. Tania Lara, Juan Antonio Madrid, and Ángel Correa, "The Vigilance Decrement in Executive Function Is Attenuated When Individual Chronotypes Perform at Their Optimal Time of Day," PLoS One, February 2014.
16. Ming-Te Wang and Sarah Kenny, "Longitudinal Links Between Fathers' and Mothers' Harsh Verbal Discipline and Adolescents' Conduct Problems and Depressive Symptoms," Child Development, May/June 2014.
17. Cristina Escribano et al., "Morningness/eveningness and School Performance Among Spanish Adolescents: Further Evidence," Learning and Individual Differences, June 2012.
18. Y. H. Lin, "Association Between Morningness-Eveningness and the Severity of Compulsive Internet Use: The Moderating Role of Gender and Parenting Style," Sleep Medicine, December 2013.

第７章　フィットネスにまつわる「いつ？」

1 Elise Facer-Childs and Roland Brandstaetter, "The Impact of Circadian Phenotype and Time Since Awakening on Diurnal Performance in Athletes," Current Biology, February 2015.
2. Scott R. Collier, Kimberly Fairbrother, et al., "Effects of Exercise Timing on Sleep Architecture and Nocturnal Blood Pressure in Prehypertensives," Vascular Health and Risk Management, December 2014.
3. F. Guillen and S. Laborde, "Higher-Order Structure of Mental Toughness and the Analysis of Latent Mean Differences Between Athletes from 34 Disciplines and Non-Athletes," Personality and Individual Differences, April 2014.
4. J. M. Antúnez, J. F. Navarro, and Ana Adan, "Circadian Typology and Emotional Intelligence in Healthy Adults," Chronobiology International, October 2013.
5. A. Shechter and M. P. St-Onge, "Delayed Sleep Timing Is Associated with Low

with Decreased Morning Awakening Salivary Cortisol," Psychoneuroendocrinology, October 2004.
4. S. P. Drummond, M. Walker, E. Almklov, M. Campos, D. E. Anderson, and L. D. Straus, "Neural Correlates of Working Memory Performance in Primary Insomnia," Sleep, September 2013.　以後、本文には研究主任の所属を記載する。

第3章　ライオンにとって理想的な一日のスケジュール

1. 患者のプライバシーを保護するため、名前などの詳細は変更している。
2. Jessica Rosenberg, Ivan I. Maximov, et al., " 'Early to Bed, Early to Rise': Diffusion Tensor Imaging Identifies Chronotype-Specificity," NeuroImage, January 2014.
3. Kai-Florian Storch, Ian D. Blum, et al., "A Highly Tunable Dopaminergic Oscillator Generates Ultradian Rhythms of Behavioral Arousal," eLife, December 2014.
4. Christina Schmidt, Fabienne Collette, et al., "Homeostatic Sleep Pressure and Responses to Sustained Attention in the Suprachiasmatic Area," Science, April 2009.

第4章　クマにとって理想的な一日のスケジュール

1. 患者のプライバシーを保護するため、名前などの詳細は変更している。

第5章　オオカミにとって理想的な一日のスケジュール

1. 患者のプライバシーを保護するため、名前などの詳細は変更している。

第6章　人間関係にまつわる「いつ？」

1. D. Singh and P. M. Bronstad, "Female Body Odour is a Potential Cue to Ovulation," Proceedings Biological Sciences, April 2001.
2. Yan Zhang, Fanchang Kong, Yanli Zhong, and Hui Kou, "Personality Manipulations: Do They Modulate Facial Attractiveness Ratings?" Personality and Individual Differences, November 2014.
3. Inna Schneiderman, Orna Zagoory-Sharon, James F. Leckman, and Ruth Feldman, "Oxytocin During the Initial Stages of Romantic Attachment: Relations to Couples' Interactive Reciprocity," Psychoneuroendocrinology, August 2012.
4. Eti Ben Simon et al., "Losing Neutrality: The Neural Basis of Impaired Emotional Control without Sleep," Journal of Neuroscience, September 2015.
5. B. Baran, E. F. Pace-Schott, C. Ericson, and R. M. Spencer, "Processing of Emotional Reactivity and Emotional Memory over Sleep," Journal of Neuroscience, January 2012.
6. Konrad S. Jankowski and W. Ciarkowska, "Diurnal Variation in Energetic Arousal, Tense Arousal, and Hedonic Tone in Extreme Morning and Evening Types," Chronobiology International, July 2008.
7. Maciej Stolarski, Maria Ledzińska, and Gerald Matthews, "Morning Is Tomorrow, Evening Is Today: Relationships Between Chronotype and Time Perspective," Biological Rhythm Review, February 2012.

注釈

まえがき　タイミングがすべて

1. "Edison's Home Life," Scientific American, July 1889.Retrieved from the archives on September 9, 2014.
2. A. Derickson, Dangerously Sleepy: Overworked Americans and the Cult of Manly Wakefulness (Philadelphia: University of Pennsylvania Press, 2014), 11.

第1章　あなたのクロノタイプは？

1. G. L. Ottoni, E. Antoniolli, and D. R. Lara, "The Circadian Energy Scale (CIRENS): Two Simple Questions for a Reliable Chronotype Measurement Based on Energy," Chronobiology International, April 2011.
2. Konrad S. Jankowski, "The Role of Temperament in the Relationship Between Morning-Eveningness and Mood," February 2014.
3. Jee In Kang, Chun Il Park, et al., "Circadian Preference and Trait Impulsivity, Sensation-Seeking, and Response Inhibition in Healthy Young Adults," Chronobiology International, October 2014.
4. Reka Agnes Haraszti, Gyorgy Purebl, et al., "Morningness-Eveningness Interferes with Perceived Health, Physical Activity, Diet, and Stress Levels in Working Women," Chronobiology International, August 2014.
5. Sirimon Reutrakul, Megan M. Hood, et al., "The Relationship Between Breakfast Skipping, Chronotype, and Glycemic Control in Type 2 Diabetes," Chronobiology International, February 2014.
6. Juan Francisco Diaz-Morales and Cristina Escribano, "Circadian Preference and Thinking Style: Implications for School Achievement," Chronobiology International, December 2013; Juan Manuel Antúnez, José Francisco Navarro, and Ana Adan, "Circadian Typology and Emotional Intelligence in Healthy Adults," Chronobiology International, October 2013.
7. Paolo Maria Russo, Luigi Leone, et al., "Circadian Preference and the Big Five: The Role of Impulsivity and Sensation Seeking," Chronobiology International, October 2012.

第2章　イルカにとって理想的な一日のスケジュール

1. 患者のプライバシーを保護するため、名前などの詳細は変更している。
2. A. Rodenbeck, G. Huether, E. Ruther, and G. Hajak, "Interactions Between Evening and Nocturnal Cortisol Secretion and Sleep Parameters in Patients with Severe Chronic Primary Insomnia," Neuroscience Letters, May 2002.
3. J. Backhaus, K. Junghanns, and F. Hohagen, "Sleep Disturbances Are Correlated

■著者紹介

マイケル・ブレウス（Michael Breus, PhD）

臨床心理学者。アメリカ睡眠医学委員会の認定医であり、アメリカ睡眠医学アカデミーのフェローでもある。睡眠障害を専門とするブレウス博士は、31歳という異例の若さで睡眠医学委員会に所属することが認められ、世界で163人しかいないえりすぐりの心理学者のリストに名を連ねた。臨床アドバイザーとして、テレビ番組「ドクター・オズ・ショー」にも頻繁に出演している。

現代の睡眠不足社会において、睡眠というテーマに関心が集まるにつれ、ブレウス博士は同分野の草分け的存在として名を知られるようになった。これまで、アドヴィルPM、ブリーズライト、クラウンプラザ ホテル、DONGエナジー（デンマーク）、メルク（ベルソムラ）などでコンサルタントあるいは睡眠教育者（スポークスパーソン）として活動もしてきた。CNN、「オプラ・ウィンフリー・ショー」「ザ・ドクターズ」「CBS・ディス・モーニング」「ザ・トゥデイ・ショー」など多くの番組にインタビュー出演した。また、年間100件以上の主要出版物のインタビューを受けている（『ウォール・ストリート・ジャーナル』『ニューヨーク・タイムズ』『ワシントン・ポスト』などの主要紙誌）。「ドクター・オズ・ショー」やシリウス・XM・ラジオに定期的に出演しているのに加え、14年にわたりWebMDでも睡眠専門家として活躍している。

フォーチュン500あるいはフォーチュン100に含まれる企業の経営陣や従業員に対しても頻繁に研修を行い、健康を重視するビジネスパーソンに対して睡眠を通じた健康管理の重要さを説き、段階的な解決策を示している。数多くの医学および心理学の専門誌において編集委員も務めてきた。

ほかの著書に『The Sleep Doctor's Diet Plan』と『Beauty Sleep』がある。

ブレウス博士は個人開業医として20年にわたり活動し、現在はロサンゼルスを拠点に睡眠医学に従事している。カリフォルニア州のマンハッタン・ビーチで妻、息子と娘、２匹の犬、１匹の猫とともに暮らしている。

■訳者紹介

長谷川圭（はせがわ・けい）

高知大学卒業後、ドイツのイエナ大学でドイツ語と英語の文法理論を専攻し、1999年に修士号取得。同大学での講師職を経たあと、翻訳家および日本語教師として独立。訳書に、『10％起業　1割の時間で成功をつかむ方法』（日経BP社）、『樹木たちの知られざる生活　森林管理官が聴いた森の声』（早川書房）、『カテゴリーキング　Airbnb、Google、Uberはなぜ世界のトップに立てたのか』（集英社）、『ポール・ゲティの大富豪になる方法　ビジネス・投資・価値観・損しない銘柄選び』（パンローリング）などがある。

2020年5月4日 初版第1刷発行

フェニックスシリーズ⑩

最《さい》良《りょう》の効《こう》果《か》を得《え》るタイミング
——4つの睡眠タイプから最高の自分になれる瞬間を知る

著　者　マイケル・ブレウス
訳　者　長谷川圭
発行者　後藤康徳
発行所　パンローリング株式会社
〒160-0023　東京都新宿区西新宿7-9-18 6階
TEL 03-5386-7391　FAX 03-5386-7393
http://www.panrolling.com/
E-mail　info@panrolling.com
装　丁　パンローリング装丁室
印刷·製本　株式会社シナノ

ISBN978-4-7759-4227-7

好評発売中

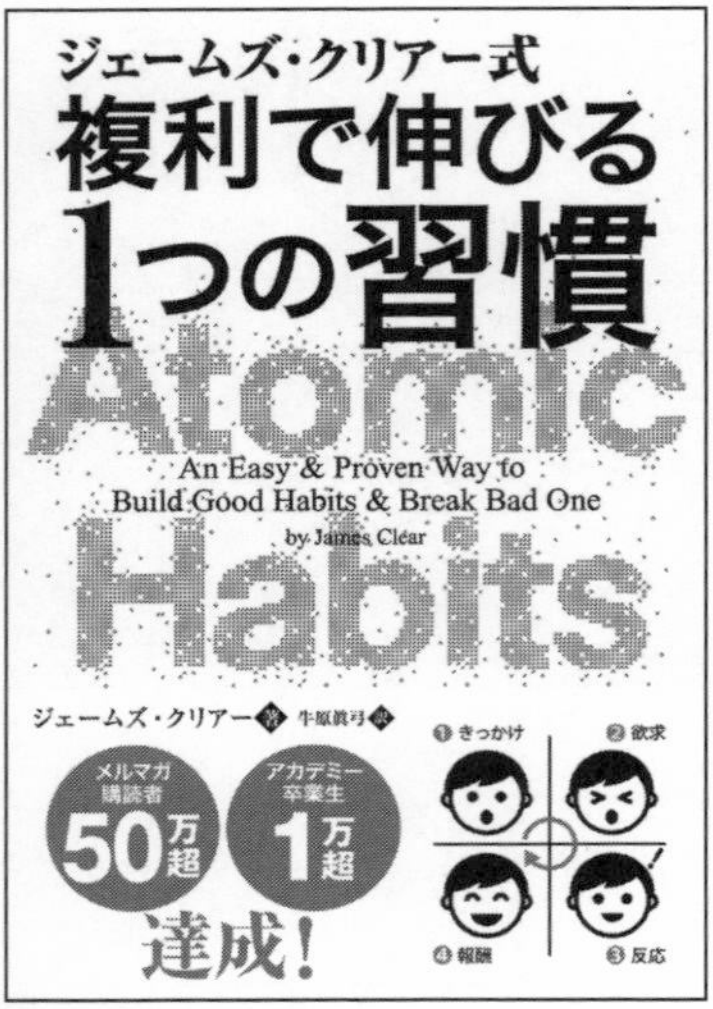

ジェームズ・クリアー式 複利で伸びる1つの習慣

ジェームズ・クリアー【著】
ISBN 9784775942154　328ページ
定価：本体 1,500円＋税

潜在能力を発揮するために

良い習慣を身につけるのに唯一の正しい方法などないが、ここでは著者の知っている最善の方法を紹介する。つまり、どこから始めても、また、変えたいものがなんであろうと効果のある方法である。ここで取りあげる戦略は、目標が健康、お金、生産性、人間関係、もしくはその全部でも、段階的な方法を求めている人なら、誰にでも合うはずだ。人間の行動に関するかぎり、本書はあなたのよきガイドとなるだろう。

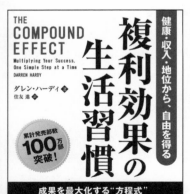

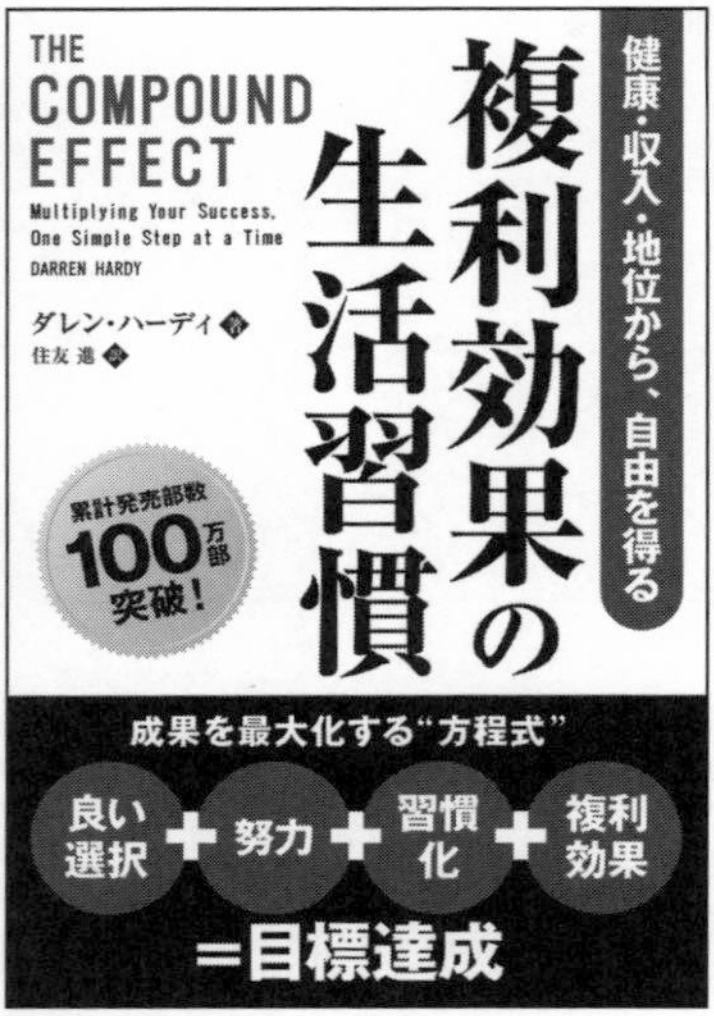

複利効果の生活習慣 健康・収入・地位から、自由を得る

ダレン・ハーディ【著】
ISBN 9784775942284　232ページ
定価：本体 1,500円＋税

成功を実現するための"魔法の効果"

本書では「良い選択＋努力＋習慣化＋複利効果＝目標達成」という考え方が基本となる。その最重要ポイントは、複利効果を利用する点。複利を日々の生活に取り入れて習慣化できれば、自ら革命的な変化を起こせるのだ。良い選択＋努力＋習慣化に複利効果を加えた事例も示され、生活習慣の改善で成功を目指すあなたには最高のヒントとなる一冊。

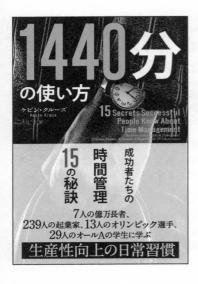

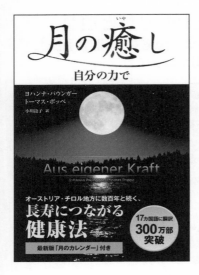